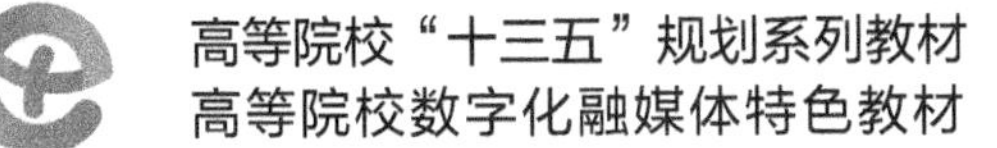

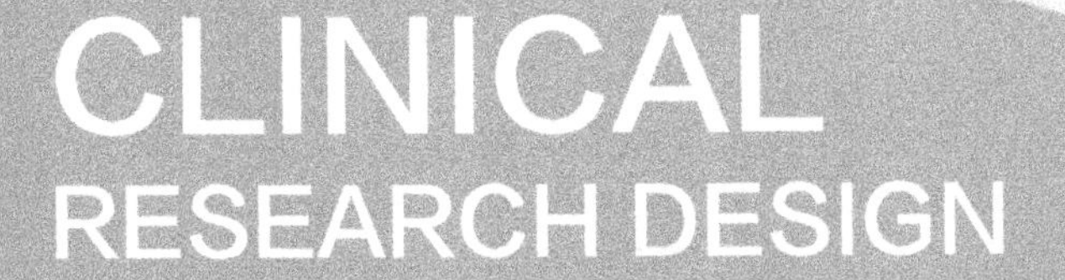

临床科研设计

陈 坤 / 主编

ZHEJIANG UNIVERSITY PRESS
浙江大学出版社

高等院校“十三五”规划系列教材
高等院校数字化融媒体特色教材

临床科研设计

编委会名单

主　　编　陈　坤

副 主 编　朱益民　苏　虹　杨新军　吴思英
　　　　　范春红　贾存显

编　　委　（以姓氏笔画为序）
　　　　　马晓光（浙江大学）
　　　　　王建炳（浙江大学）
　　　　　朱益民（浙江大学）
　　　　　苏　虹（安徽医科大学）
　　　　　杨新军（温州医科大学）
　　　　　吴思英（福建医科大学）
　　　　　余运贤（浙江大学）
　　　　　陈　坤（浙江大学）
　　　　　范春红（杭州医学院）
　　　　　金明娟（浙江大学）
　　　　　贾存显（山东大学）

编写秘书　王建炳（兼）

前　言

医学研究是在医学专业理论的指导下，围绕人类身心健康，对尚未研究或尚未深入研究的健康相关事件、现象进行探讨，旨在揭示矛盾的内部联系与客观规律，从而比较客观、正确地提出新的观点、理论、技术和方法，并对其功效进行评价。医学研究是提高对疾病、健康的认识和比较各种医疗保健方法效果的重要途径，其目的是为不断改进医疗和保健措施等提供科学依据。临床科研设计则是针对有关临床(实践)的问题所进行的现象描述、规律探索、因果判断以及效果评价等的未来行动方案的计划。

医学模式已经经历了单纯医学模式→生物医学模式→社会、心理、生物医学模式等三个阶段。人类健康理念已由单纯的无病，到社会、心理、身体的完美状态，再到社会、心理、身体、智力、环境的全面健康方向转变。医疗卫生服务范围正不断扩大。大卫生观念、三级预防保健得到了更多的提倡；健康管理逐步平民化、个体化；加强环保意识、提倡合理膳食和适当运动的良好生活习惯等已成为现代健康领域的重要内容。医学科研工作也朝这一模式转轨，无论是从宏观观察还是从微观分析都需顺应这种模式的转变。临床科研设计涉及选题、方案抉择、实施、数据处理与分析等多个环节，为了提高医学工作者的科研思想和理论水平，更好地开展临床研究工作，我们编写了《临床科研设计》一书。

本教材以习近平新时代中国特色社会主义思想为指导，全面贯彻落实党的二十大精神，以培养高素质应用型专业人才为宗旨，以落实立德树人为根本任务，全面贯彻价值塑造、知识传播和能力培养的育人理念，为高质量发展提供人才支撑。

本书共分为十一章，从临床研究的一般理论扩展到各类研究方案的设计、实施和评价等方面逐一作系统介绍。内容主要包括绪论(第一章)，临床科研资料的来源、整理和分析(第二章)，临床科研设计的基本要素与原则(第三章)，临床研究的各类设计方法(第四、五、六章)，病因研究方法(第七章)，临床诊断试验的评价(第八章)，疾病预后研究(第九章)，临床研究中的误差与偏倚(第十章)，以及循证医学与Meta分析(第十一章)。

参加本书编写的人员都是正在从事医学科研设计和方法教学的教师,他们不但自身都有医学领域的科研经历,而且在平时教学和科研活动中积累了大量材料。

在编写过程中,我们力求语言表达通俗易懂,内容贴近临床科研实际需要。本书不仅可作为医药卫生各专业学生的教材,也可作为中高级医务人员继续教育和科研实践中的参考书。

由于编写时间仓促和水平有限,书中难免会有错漏、疏忽之处,敬请读者批评指正,以便我们在今后的修订中予以改正和完善。

编　者

2023年8月于紫金港

目　录

二维码 1-1
教学 PPT

第一章 绪 论

医学研究是在医学专业理论的指导下，围绕人类身心健康，对尚未研究或尚未深入研究的健康相关事件、现象进行探讨，旨在揭示矛盾的内部联系与客观规律，从而比较客观、正确地提出新的观点、理论、技术和方法，并对其功效进行评价。医学科研是提高对疾病、健康的认识和比较各种医疗保健方法效果的重要途径，其目的是为不断改进医疗和保健措施等提供科学依据。

医学科研设计是根据具体的研究目的，遵循随机化、对照、盲法和重复的原则，对研究因素、研究对象和研究的效应指标进行抉择所形成的未来行动方案的过程。

第一节 医学与医学研究

20 世纪 70 年代中期，计算机技术、通信技术等的飞速发展，引起了以信息技术为主的新技术革命，使产业结构、经济结构和社会结构发生了深刻的变化。“人类基因组计划”的实施和推进促进了生命科学和信息科学等学科的结合，使医学的环境进一步发生了巨大的变化，21 世纪以来，健康大数据、人工智能等新的发展浪潮正日益向我们逼近，对医学科研提出了新的挑战。临床研究是医学科研范围内的一个重要方面，其主要针对临床问题展开探索。

一、医学模式的改变与临床研究

医学模式是在医学的发展和医学实践活动中逐步形成的，是医学科学发展的历史总结，也是医学科学思想的高度概括。在不同的历史阶段，由于受当时哲学思想的影响，在特定医学发展水平以及人们对健康和疾病的认识状况的基础上逐步形成了观察和处理医学领域中有关问题的基本思想与方法，于是形成了历史上的各种医学模式。医学模式是医学科学发展的结果，同时又对医学科学的发展产生重大的影响。

医学模式已经经历了单纯医学模式→生物医学模式→社会、心理、生物医学模式等三个阶段。近年又有人提出生物、心理、社会、生态环境医学模式。相应地，临床医疗模式也由经验模式→循证医学(evidence-based medicine，EBM)模式转变；护理模式由生理护理→责任制护理→系统化整体护理模式转变；模式的转变也必然引起健康观念的扩展，由无病即健康发展到社会、心理、身体的完美状态，再到社会、心理、身体、智力、环境的全面健康。医疗卫生服务范围也不断扩大。大卫生观念、三级预防保健得到了更多的提倡；医疗不仅要进行生理服务，还要重视心理服务；社区医疗服务和全科医学崛起；健康管理逐步平民化、个体化；加强环保意识、提倡合理膳食和适当运动的良好生活习惯；等等。以上这些均已成为现代健康领域的重要内容。医学科研工作也朝向这一模式转轨，无论是从宏观观察还是从微观分析，都需顺应这种模式的转变。

直接或间接针对临床问题所提出的医学研究风起云涌。近年来，临床随机对照试验(randomized controlled trial，RCT)依然受到推崇，人群队列、临床专病队列和母婴队列的建设正在全国遍地开花，临床科学研究正处于一个繁荣的时代。

二、医学科研的基本要求

医学外环境的巨大改变，对医学科研的发展产生了深刻的影响，也对医学科研提出了更高的要求。

(一)创新思维

研究应求新、求异、求真，要有独到的见解。因此，创新性是科学研究的灵魂，没有创新，就没有科研的生命力。创新体现科研的真正价值，一项研究如果没有创新，就不能算作真正意义上的科学研究，只是重复前人的工作。创新分为两大类：一是原始创新，即在所研究领域中建立或突破基本概念、建立新方法或向新的领域拓展。基础研究主要属于这一类。二是次级创新，即对现有概念、理论或方法等的补充和改良。大部分应用研究属于这一类。创新从立意途径上说有以下七种情况：否定成说、补充前说、提出新观点、宣布新发现、开辟新领域、采用新角度、运用新方法。也就是说，创新既可以是在前人研究的基础上，超越前人的观点、技术，也可以是否定、修正或补充前人的观点、技术，更可以是独辟蹊径，另选研究方向，通过坚持不懈的刻苦钻研，最终得到全新的研究成果。

要在科学上有所创造、有所发现，就要培养创新思维。一是具有前沿意识，时刻关注所从事学科、领域的研究特点和学术动态，把握最新研究成果。二是重视学术积累，即要有知识(专业及相关学科)、资料研究能力与研究方法的积累。三是善于思考，培养想象力，不迷信书本、权威。四是善于发现，尤其对无意中观察到的偶然现象要及时抓住，还要能捕捉灵感，把握机遇，如青霉素的发现就是一个很偶然的机遇。五是转变科研思路，如可将注意力从中心转向边缘，从主流转向支流，从经典学科转向交叉学科。

创新思维本身并不是一种具体的思维方法。创新思维最需要的是对世界、对事物保持一种追问的态度，是一种思的状态。应当培养这种追问的兴趣和勇气。

(二)科学思维

所谓科学思维，即在科学研究中应以唯物辩证的观点来思考问题，坚持社会普遍联系论、社会发展论和辩证法。

逻辑思维是科学的思维方式，应遵循严格的逻辑规律和规则，在概念与概念之间、概念与命题之间、命题与命题之间进行推演，证明或否定概念或命题。遵循逻辑思维的基本规律是人们正确思维的必要条件。任何科研成果都是正确进行思维的结果。医学概念、医学判断本身就具有较强的逻辑性，所以在医学科研中逻辑思维极为重要。

归纳、演绎和类比是逻辑思维的三大主要推理模式。归纳推理是从个别推出一般，其显著特征是“以一推全”或“以少推全”；演绎推理是从普遍性的前提推出特殊性的结论，是应用最广的一种推理，其显著性特征是“以全推一”；类比推理是从特殊到特殊的一种推理，其显著特征是“以一推一”。归纳和演绎构成了一个“从个别到一般，从一般到个别”的辩证思维过程。

逻辑思维贯穿在医学科研的整个过程中，主要体现于假设形成和假设验证的过程中。假设(hypothesis)是根据已掌握的事实材料和科学原理对某一未知事物及其发展规律所作出的一种推测、一种科学解释。在假设形成过程中需要综合运用归纳和类比推理；而在假设的验证过程中，则需要通过对医学统计的描述和推断，发挥演绎推理的作用。

三、临床科研设计课程的演变

临床科研设计(clinical research design)课程的演变，与临床流行病学的发展密切相关。20世纪30年代，John R. Paul提出了“临床流行病学”的概念；30年后，David L. Sackett将流行病学、卫生统计学原理和方法与临床医学有机结合，在临床医生中开展科研设计、测量与评价(design，measurement and evaluation，DME)的实践；1980年，四名国内著名临床专家在洛氏基金会的资助下参加了临床流行病学的培训学习，从此临床流行病学被引入我国。1989年，在首届全国临床流行病学学术会议上，中国临床流行病学网(China Clinical Epidemiology Network，China CLEN)宣告建立，该网站的建立成为我国临床流行病学发展史上的里程碑事件；20世纪90年代，随着循证医学这一临床决策方法学的系统发展，临床诊治水平不断提高，临床流行病学变革与发展也出现了新的契机。

临床流行病学(clinical epidemiology)是一门采用近代流行病学、生物统计学、卫生经济学和医学社会学的原理和方法去设计、测量和评价临床医学问题的医学交叉学科。也就是说，临床流行病学是以临床疾病和病人为基础，探索其所属群体中疾病分布的特征、可能致病因素、转归以及评价防治措施的效果和效益，为改进医疗和保健措施等提供依据的科学。

二维码 1-2
延伸阅读

临床流行病学与临床科研设计既有一定的联系，又有一定的区别。临床流行病学的实质是临床研究的方法学，强调临床科学研究中的设计、测量与评价，是流行病学在临床科学研究中的应用，所以，也可将其看作临床医学中的科研方法学。临床科研设计课程内容主要包括如何选题、如何确定研究方案、如何采集研究数据和分析数据，以及如何就研究结果作出解释这样一个全过程。目前，在有关医学科研方法的课程设置中，临床流行病学作为本科生的课程，是临床科研训练的基础，进入研究生阶段后则设置了临床科研设计课程，以更系统和全面地进行科研训练。

第二节 临床科研的基本步骤

与其他学科研究的过程相似，临床科研也由5个阶段组成：科研选题、科研方案设计、科研方案实施、数据统计与分析、总结等。各个步骤环环相扣，紧密相连。其中科研选题、科研方案设计是关键的两个步骤，确定一个有创意、设计周密、指标合理、科学性强又切实可行的实施方案是取得高新成果的根本保证。

一、科研选题

医学科研的选题就是确定所要探索的题目。它是科研的起点，也是关系到科研成败和成果大小的关键性问题，其基本程序为：原始想法的形成或问题提出→文献评价→假设形成

二维码 1-3
延伸阅读

→选题确立。选题需要遵循创新性、科学性、可行性和实用性等原则。选题来源广泛,包括疾病的病因、诊断、治疗、预防和预后。治疗又包括手术改进、药物选用、疗效评价、新技术的应用、技术革新等。

二、科研方案设计

科研方案设计是对科学研究具体内容与方法的设想和计划安排,它是整个科研过程的纲领。科研方案设计的好坏不仅直接影响到科研的创新性、科学性和可行性,而且还决定了完成课题的速度与经费的开支等。科研方案设计主要包括专业设计和统计学设计。专业设计是运用专业理论和知识及技术来进行课题研究方案、研究内容和研究对象的取舍与安排等;统计学设计是运用数理统计学理论和方法来进行样本量、数据描述和分析的统计学方法等的科学安排。

三、科研方案实施

按照研究对象属性和实验场所的不同,医学科研实施方法一般可分为观察、实验和理论三大类型。这个阶段,也就是通常所说的资料收集阶段。

四、数据统计与分析

在大多数情况下,医学科研是在研究对象的总体中随机抽取部分即样本来进行研究的,通过样本的结果来推断总体的参数。这就需要运用医学统计学方法,它包括统计描述和统计推断。在医学科研中,研究者不仅应具备丰富的专业知识,还需具备流行病学和医学统计学等知识。

统计描述是指运用如统计表、统计图、统计指标等各种统计学手段对观测数据的数量特征进行客观的描述和表达,如集中趋势和离散程度、百分比(率)等。需要注意的是,这时描述的结果仅为局部(样本)的结果。

统计推断是指根据观测数据(样本)所提供的信息,对未知总体作出具有一定概率保证的估计和推断,包括假设检验和参数估计两个方面。在实际应用中要根据推断目的、资料的性质、实验设计的类型以及样本的大小,选择正确的统计方法。例如,成组设计的两样本均数比较可选用 t 检验,成组设计的多样本均数比较则选用 F 检验,对两组或两组以上计数资料的样本率比较需选用 χ^2 检验等。

五、总结

总结是科研过程中的最后一个步骤,即根据研究事实与统计分析结果,运用综合、归纳与演绎等方法,把感性认识上升为理性认识,得出科研结论。总结的基本形式是撰写科研论文和课题结题报告。在总结中,应注意两点:①推理要基于已有的研究数据。既要尊重研究证据和客观公理,不可天马行空、凭空捏造,又要不拘泥于传统观念,敢于怀疑,推陈出新。②重视研究对象的固有特征,即只能推断出科研设计的总体特征,切不可轻易外延推断。

第三节　临床科研的类型

一、医学科研的分类

医学科研类型由于不同的科研目的，有多种不同的分类方法。例如，按科技活动类型不同，医学科研分为基础研究、应用基础研究和应用研究；按照医学中各专业的属性不同，医学科研可分为基础医学科研、临床医学科研、预防医学科研、社会医学科研（包括卫生事业管理和医学心理学）；按照研究对象的不同，医学科研也可分为实验室研究、临床研究和社区研究等；从科研设计角度，医学科研可分为观察性研究、实验性研究和理论（数理）研究。

二、临床科研设计的基本方案

（一）观察性研究

医学研究由于其对象的特殊性，在很多科研中，研究者不能主动地控制研究因素。这种在自然状态下观察疾病发生发展过程中表现出来的特点和规律，以阐述疾病的分布特征，认识疾病的病因和影响因素的研究方法，称为观察性研究（observational study）。观察性研究分为描述性研究和分析性研究两大类。

1. 描述性研究

（1）横断面研究（cross-sectional study）：也称现况研究、患病率研究，是研究特定时点与特定范围内人群中的有关变量（因素）的现状及其与疾病或健康状况的相互关系。其特点是研究过程中没有人为施加干预措施，而是客观地观察和记录某些现象在某个时间断面上的现状和特征。根据研究对象的纳入范围，横断面研究可分为普查、抽样调查和典型调查。

普查：对特定范围的人群（研究对象）中的每一位成员均于某一特定时间内进行调查。普查可了解全貌，避免抽样误差，但较为费时费力。

抽样调查：在研究对象（subject）的总体中随机抽取一部分有代表性的对象（样本）进行调查或检测，通过样本的结果来估计总体的参数。这是以局部估计总体的研究方法，一般而言，可节省人力、物力和时间；但对样本的代表性要求较高，实施和数据分析比较复杂。

典型调查（case study）：又称案例调查，指在对事物做了全面分析的基础上，选择特征典型、集中的观察单位进行进一步的调查，有利于更深入了解事物的特征。但典型调查由于没有经过随机抽样，观察单位不能代表总体，故不能用于估计总体的特征。

（2）常规资料分析报告：常规资料一般指医疗卫生系统的工作原始记录，是医疗机构不断积累并长年保存的可供随时查阅、提供医学科研信息、评价防治工作效果的资料，包括日常填写的工作记录和定期整理归档的统计报表等。如传染病登记报告，医院病案门诊登记资料，疾病监测资料，职业病、地方病防治资料和健康检查资料等。其实，任何一个部门都有自己的经常性资料，如各级统计部门有人口资料或国民经济发展资料，公安部门有人口出生、死亡、交通事故等资料，气象部门有气象资料，环境部门有环境污染及其治理资料等。医疗卫生部门的医院信息系统、居民健康档案系统目前也正日益形成了健康“大数据”的雏形。医学科研工作者可根据自己的需要，向相关部门索取或查阅，将之与疾病资料结合应用。

(3)生态学研究(ecological study):指在搜集疾病或健康状态以及某些因素的资料时,不是以个体为分析单位,而是以群体为分析单位。它描述的是疾病或健康状况、各种特征或暴露因素在群体中所占的比例,分析群体中疾病或健康状况与群体中哪个特征分布相关,故也称相关性研究。由于生态学研究是以群体为单位的研究,缺乏个体数据,所以只是一种粗线条的描述性研究,只能提供因果联系的线索。

2.分析性研究

(1)病例-对照研究(case-control study):又称回顾性研究、病例比较研究等,指根据研究目的,选定患有某病(病例)或未患某病(对照)的样本作为研究对象,分别调查其既往是否受过某种或某些致病因素的影响以及影响程度(即暴露于某个或某些危险因素中的情况和程度),从而推测判断所暴露的因素与疾病在统计学上的相关性和关联程度,主要用于探索疾病的危险因素,是对病因假设进行检验的一种方法。它是一种"从果到因"的回顾性调查研究,需设立对照组。病例对照研究方法要求的样本含量较少,省时、省人力、省财力,一次调查可研究多个因素与疾病的联系,适用于罕见病的危险因素的研究。

(2)队列研究(cohort study):又称定群调查、前瞻性研究,指选择两组人员进行追踪观察,其中一组人处在所研究危险因素影响中(暴露组),另一组人除了不处于这个危险因素影响中以外,其他方面应尽可能与前一组人相同(非暴露组),两组对象在入组时都不患所要研究的疾病。通过分析这两组人发病率的差异,来判断危险因素与发病有无关联以及关联程度。队列研究是"由因及果"的前瞻性研究,可直接获得所研究的事件的发生率,并可同时研究多种疾病与暴露的关系。

(3)巢式病例-对照研究(nested case-control study):又称套叠式或嵌入式病例对照研究,指以队列中所有的病例为病例组,再根据病例发病时间,在队列研究的非病例中随机匹配(按年龄、性别、民族等)一个或多个对照,组成对照组,其本质是病例对照研究。它的研究对象都从同一个全队列(即通常所说的队列研究)中选取。相对于队列研究而言,具有省时间、省人力、省财力的特点;相对于病例对照研究而言,由于暴露资料的搜集在疾病发生之前,因果关系明确,所以不存在暴露与疾病之间的时间顺序问题,观察偏倚可以得到有效控制。

(4)病例-队列研究(case-cohort study):也称病例参比式研究,指搜集全部研究对象(全队列)中的一个随机样本(子队列)和所有发病者的资料进行分析。该设计吸取了病例对照研究和队列研究的许多优点。

(5)单病例研究(case-only study):研究对象均为患病的病例,不另设非患病者为对照,而是直接在不同临床类型或具有不同标志的病例亚组之间进行比较,并按病例对照研究的方式处理数据,因而又称为病例-病例对照研究(case-case control study)。

(二)实验性研究

实验性研究(experimental study)是一种在人为控制一些条件和因素的基础上,主动给予研究对象某种干预措施,继而观察或观测由此引起的结构、功能、生化或疾病过程的变化,通过对相应效应指标的分析,揭示客观事物发生发展规律的研究方法。其特点是:研究者能人为设置处理因素;研究对象接受处理因素的种类或水平由随机分配决定,因而能较好地排除外界因素的干扰,有效控制误差及偏倚,从而获得更为可靠的科学数据。广义的实验性研究包括动物实验、临床试验和社区试验。

1. 动物实验

动物实验(animal experimental study)是把动物作为研究对象，在动物身上施加处理因素，并对其效果进行评价，再根据实验结果，逐步过渡到人体的实验性研究。动物实验是临床试验的基础。动物实验容易随机化分组，设立对照组，研究者可根据研究目的设计较为理想的实验条件。

2. 临床试验

由于人比动物情况复杂得多，动物实验的结果不能简单地外推到人，还需进行针对人的临床试验(clinical trial)。临床试验是一种经过精心设计的、局限于对研究对象的身心健康无伤害的实验研究方法。临床试验只能是造福于人的实验，即须是评价临床疗效的研究，如研究药物、手术、理化因素的效应，营养、护理等辅助措施与预防措施的作用，也可以是对一整套治疗方案或某种特定形式的治疗措施的研究。临床试验应当遵循随机化、设立对照和盲法观察等基本原则。常见的临床试验设计类型包括随机对照试验、随机自身交叉同期试验、半随机同期对照试验、单个病例的随机对照试验、自身前后(阶段)对照试验和交叉试验。

3. 社区试验

社区试验(community trial)指在某一特定人群中，通过药物、健康教育、饮食或环境改变等干预措施，干扰某些致病因素或施加某些保护性措施，观察其对人群产生的效果，从而对这些干预措施进行考核的一种试验。例如，观察疫苗接种、预防药物的效果，饮水中加氟预防龋齿的效果，某些营养食品对儿童身体发育的作用等。由于社区干预试验难以将研究对象进行完全随机分组，因此又称为类试验研究(quasi experimental study)。

上述三种设计方法并非彼此完全独立，在某些医学科研中，需要两种或三种互相紧密结合，如新药的开发必须经过低等动物→高等动物→人体(包括急性慢性毒性实验、伦理学评估和临床Ⅰ期、Ⅱ期、Ⅲ期等)试验三个阶段。

(三)理论性研究

理论性研究多指数学模型(mathematical model)研究，指抽象地用不同符号代表有关病因、机体与环境的各项因素，当有足够的资料把所掌握的某病规律性地用各种符号组成的数学公式反映出来，且能经受客观实际的考验时，就建立了数学模型。理论性研究可用于预测疾病的发生。

第四节　医学科研的伦理与道德

一、医学科研的伦理学原则

伦理即道德理论，伦理和道德有相通之意，都是指人们处理相互关系时所应遵循的行为准则。医学科研道德是医务人员和医学科研工作者在医学科研活动中调整与他人和社会之间相互关系的行为准则。健康所系，性命相关。由于医学科研的对象及目的的特殊性、研究过程的高度复杂性以及研究结果的不确定性，在各种科研活动中，医学科研涉及的伦理道德历来引人注目，因

二维码 1-4
延伸阅读

二维码 1-5
延伸阅读

此应有比较完备和严格的道德标准。

随着现代医学科技的进步，研究生命延长、优生优育、行为控制、器官移植、基因工程、人工生殖等高新医学技术带来的伦理问题以及安乐死、医学公正、生态环境保护等重大社会医学伦理问题层出不穷。医学科研的发展，其目的在于造福人类；而医学道德是为了医学更好地为人类健康服务。所以从本质上讲，医学科研的发展与医学道德的进步是同步的，它们互相促进、互相渗透、互相制约。

医学科研道德体现在医学科研的整个过程中，主要表现在科研选题、科研方案设计、资料搜集、动物实验、人体试验、科学发现的优先权、科学的社会关系调节以及科学管理等方面。提倡良好的医学伦理道德，必须严肃对待各种违反医学伦理道德的做法。医学科研道德规范主要有以下内容。

1. 追求真理、造福人类是医学科研应遵循的首要的道德准则

(1)医学目的原则：医学科研的直接指向和目的是在宏观和微观上发展医学，积累医学知识，为人类的健康服务。马克思曾说过："科学绝不是一种自私自利的享乐。有幸能够致力于科学研究的人，首先应该拿自己的知识为人类服务。"科研人员在医学研究中应避免为获取医学知识而不顾研究手段与方法的正确性、道德性和科学性，避免不合医学目的的、违背人道的、危害社会和人类进步的科学研究。

(2)医学知情同意、自主原则：主要指人体研究中尊重研究对象的知情权和自主权，强调患者的依从意愿。医患关系观念的转变、公民权益意识的提高、相关法律条文的明晰和可操作性是知情同意、自主原则实施的必要条件。

(3)人道主义原则：爱因斯坦告诫人们："关心技术本身是不够的，首先应当关心人本身。"医学科研工作者必须具有高度的社会责任感和预见性，人体试验须严格遵守《赫尔辛基宣言》，做到有利无害；实验进行中应强调受试对象的依从意愿，一旦出现不利现象，应认真分析，及时采取相应处理措施，确保受试对象的安全。动物实验也要遵循有关使用实验动物的准则。

2. 勇于探索，合理怀疑

科研的灵魂在于不断创新，勇敢探索。科学研究是创造性的活动，研究者首先应是一个具有首创精神的创造者。不迷信、盲目、墨守成规，科学的想象有助于拓宽思路，寻求科研突破口；研究者除了应具有独创性、开拓性、先导性外，还要善于学习，充分汲取前人的知识成果。科学具有继承性，学习是创新的前提，知识是进取的先导。

3. 树立实事求是、坚持真理的科研道德，摒弃弄虚作假的陋习

医学科研工作的对象和性质决定了医学科研工作者要有严肃的科学态度，严谨的科学作风，严格的科学方法，严密的科学思维，在科研活动中始终坚持实事求是的科学精神。科研选题要严肃认真，注重实效；科研实施要尊重客观，精确可靠；科研成果的鉴定、推广、应用要公正诚实，对社会负责；要团结协作，尊重他人，保护知识产权，打击剽窃行为，促进良好学风的建立；另外，还要坚持真理，百折不挠，具有敢于修正错误的勇气。

4. 审慎对待国家主权、人权和肖像权问题，严守科研秘密，维护国家利益与发明者的专利权

二、学术不端及其防范

二维码 1-6
延伸阅读

二维码 1-7
延伸阅读

学术不端(academic misconduct)一般被界定为高等学校等机构及其教学科研人员、管理人员和学生,在科学研究及相关活动中发生的违反公认的学术准则、违背学术诚信的行为。教育部颁布的《高等学校预防与处理学术不端行为办法》中明确的六种学术不端行为包括:剽窃、抄袭、侵占他人学术成果(plagiarism);篡改他人研究成果(fabrication or alteration of research results);伪造数据或捏造事实(data falsification);不当署名(inappropriate authorship);提供虚假学术信息(providing false or misleading information);买卖或代写论文(academic paper selling or ghostwriting)。近年来,国际、国内屡屡爆出学术不端事件,2017 年 4 月,斯普林格出版社的《肿瘤生物学》杂志宣布撤销中国学者的 107 篇论文,涉及 500 多名医务人员;2018 年,哈佛大学医学院宣布撤回 31 篇涉嫌造假的心肌干细胞相关的顶级论文,震惊了整个学术界。学术不端行为违背了科学精神和道德,阻碍学术进步,给科学和教育事业带来了严重的负面影响。2013 年,在第三届世界科研诚信大会上提出的《关于跨界科研合作中的科研诚信蒙特利尔声明》强调了在涉及不同国家、机构、领域的科研合作中各方应承担的责任和要注意的问题,大会提供了各种预防学术不端行为的对策,值得借鉴。

小　结

本章从医学发展、医学模式转变的角度论述了临床科学研究的基本模式、基本步骤以及临床科研设计的基本类型。对医学科研的伦理学原则、学术不端及其防范则单列一节进行了讨论。科研诚信体系的建立和完善是建设创新型国家的重要组成部分。

思考题

二维码 1-8
测验题

1. 临床科研的本质是什么?
2. 如何理解研究假设具有的科学性特征和假定性特征?
3. 医学科研要遵循的伦理学原则有哪些? 医学科研伦理委员会的职能是什么?

(陈坤编,苏虹审)

二维码 2-1
教学 PPT

第二章 临床科研资料的来源、整理和分析

收集资料是指从研究对象及其他地方获得数据和资料的过程，是科研过程中非常重要的一个环节。资料的真实性、准确性直接影响到科研结果的可靠性，因此正确的资料收集方法是研究者必须掌握的基本技能。

第一节 临床资料的来源与管理

一、资料的来源与种类

(一)资料的来源

临床资料范围很广，其中主要有疾病诊断、治疗及患者个体特征、医疗服务等方面的资料。按其来源可分为常规资料和专题研究资料。

1. 常规资料

(1)日常医疗卫生工作记录：如医院门诊病历、住院病历、健康检查记录、各种物理学检查及医学检验结果、有关科室的工作记录等。

(2)疾病监测资料：主要包括传染病报告卡、非传染病报告卡(如恶性肿瘤发病报告卡、地方病报告卡、职业病报告卡等)、疾病行为危险因素监测、环境监测、药物不良反应监测、计划生育监测等。

(3)统计报表：包括医疗卫生工作(如传染病的旬、季、年报表)和非医疗卫生工作(如气象等)统计报表两大类。统计报表是了解居民健康状况的基本资料，可为拟订医疗卫生工作计划和措施，检查、总结工作提供科学依据，也是科学研究的主要资料来源。

(4)健康体检资料：目前，在中国一些医院已相继设立了健康检查中心，积累了大量人群的健康体检资料；另外在一些建立职工健康档案的单位，也保存有定期体检资料。此外，还有参加人寿保险时的健康检查资料以及孕产妇的围产期保健资料等。随着我国医疗卫生体制改革的逐步深入，国内成立了大量的社区卫生服务中心，相继建立了以电子健康档案为核心的健康管理信息系统。此外，国内设立的健康查体专门机构，可以发现新的、早期病例和近来备受关注的临床前期者，是实现疾病防治结合的一个平台。这些健康体检资料成为一些专题研究和随访研究较理想的资料来源。

(5)人口资料：流行病学研究离不开运用人口统计学的资料，正确地收集、掌握人口资料是保证流行病学研究工作成功的重要环节。人口资料来源于常规资料(通过户籍制度获得，如出生、死亡资料等)和一时性资料(如通过人口普查获得)。

2. 专题研究资料

(1)现场调查：现场调查也称观察性调查。临床科研经常需要借助现场调查探索某病病因或评价某疗法远期效果等。在现场调查中，需制订调查计划，设计调查问卷，研究者只是被动地观察研究对象，不对其施加任何干预措施。鉴于调查对象数量大，参与调查的工作人员又多，为使调查结果可靠，在正式调查前，应对调查问卷的可行性、效度和信度进行分析，同时培训调查人员，以规范程序和统一标准；调查结束后，还需认真审核调查问卷，评价调查质量，并实施可靠性分析。

(2)临床试验：临床试验是指任何在人体(病人或健康志愿者)进行药物疗效或不良反应及预后的研究，以证实或揭示研究药物的作用、不良反应及(或)研究药物的吸收、分布、代谢和排泄规律，目的是确定研究药物的疗效与安全性。临床试验属于干预性研究，需要设计专门的病例报告表(case report form，CRF)，全面系统地收集相关资料。

二维码 2-2
延伸阅读

(3)动物实验：指以动物为研究对象的一种实验性研究。在实验研究中，研究者可以主动地安排实验因素，控制实验条件，从而排除非实验因素的干扰。任何新药、制剂、器械在广泛应用于临床之前，应先进行动物实验，证明其安全性和有效性，然后在健康的志愿者中进行一个剂量或一个疗程的耐受试验，证明人体能够耐受，并给出临床上能应用的安全剂量，最后在患者身上进行试验并观察。

(二)资料的种类

根据资料来源的不同，资料可分为一手资料和二手资料；根据资料的不同属性，资料又可以分为量性资料和质性资料。

1. 一手资料和二手资料

(1)一手资料：又叫原始资料，是指研究者根据研究目的和研究计划，通过不同的资料收集方法，对研究对象直接进行测量、观察、问卷调查或访谈获取的资料。

(2)二手资料：研究者在其他已经完成的资料基础上，对一个或多个一手资料进行分析、摘要、重组后总结得出的资料。

2. 量性资料和质性资料

(1)量性资料：指数字形式的资料，通过生物医学测量法、问卷或量表等方法进行采集。

(2)质性资料：指文字、图像、声音等非数字形式的资料。如临床研究中收集研究对象的录音资料、脑电图、心电图等图像资料。

二、临床资料的采集与整理

(一)临床资料的采集与测量

临床研究中收集资料的方法很多，常用的方法有问卷法、档案记录收集法、查体法和生物医学测量法等。研究设计的类型、变量的类型、研究对象的特点和收集资料方案的可行性等因素决定了资料的采集方法。

1. 问卷法

问卷法是指研究者运用问卷或量表向研究对象收集资料或数据的一种方法。问卷法已经成为应用最广的收集资料的方法之一。问卷是研究者围绕研究内容所提出的问题(或条目)的集合，问题可以是封闭式的，也可以是开放式的，其对信度和效度的要求不高。量表是一种由一组封闭式问题组成的，以评分方式衡量态度、认识、感受等特征在人群中的水平的

二维码 2-3
延伸阅读

测量工具。量表的构架须有理论依据支持，且必须对其信度和效度进行严格的检测。

2. 档案记录收集法

档案记录收集法是指通过查询现有记录和档案文件收集资料的方法。常见的资料来源包括病历、个人健康档案、流行病登记表等，属于二手资料。该方法经济、方便。

3. 查体法

查体法是通过望、闻、叩、听、触、摸等方式收集相关临床资料。

4. 生物医学测量法

生物医学测量法是借助相应的临床仪器设备和技术来测量数据、收集资料的一种方法，包括机体测量和体外标本测量。机体测量是指直接在生物活体上对机体的生理指标、组织结构和功能状态进行测量，如血压、脉搏、心电图等；体外标本测量是指对离体的血、尿、唾液、毛发、组织等标本进行化学、生化、微生物、血清学、免疫学等指标的测量，如血糖、血脂等，测量时要注意保持标本的生物活性。在相同条件下有多个测量工具可供选择时，应优先选择受主观因素影响最小的测量工具。

（二）临床资料采集的原则

临床研究原始资料的采集内容包括临床医疗记录和各种检测结果。临床医疗记录包括病史、体检情况、病情变化情况和治疗记录等；各种检测结果包括实验室检查项目和 B 超、X 线、CT 等辅助检查报告单。资料采集时应遵循以下 4 个原则：

1. 时效性

临床中为了能动态观察病情变化，一直强调及时记录患者的信息，根据需要及时调整治疗方案。在临床研究中，同样强调对患者当时情况的真实观察与记录，因此必须按照观察表格中规定的时点观察并填写各项数据。

2. 完整性

完整性包括两方面，一方面是收集和填写所有项目的数据，另一方面是收集全部研究对象的资料，不能对分组后的病例进行取舍。应加强质量控制，及时核对和纠正，避免调查内容漏项，这是保证资料完整性最有效的办法。

3. 准确性

临床研究数据记录的准确性是正确反映病情的关键，是最终研究结果能正确分析论证的基本保证。应及时检查和核对，保证资料的准确性。

4. 真实性

真实性即调查研究所获得的数据资料与实际情况符合的程度。真实性要求资料能反映出疾病或所调查研究事件的实际情况。临床研究的结论建立在数据真实性的基础上，因此观察表格的填写最好能在病床边进行，以保证记录真实地反映病情，提高原始数据的质量。

除此之外，还应该注意可比性问题。可比性是使不同组间具有的条件基本一致，要求有统一的标准、统一的方法和判定指标（如 ICD 编码、疾病诊断标准等）。

（三）临床资料采集的关键环节

于临床研究而言，研究设计的科学性和研究数据的可靠性决定了研究质量。就数据质量而言，临床研究过程的多个环节都可能对研究数据的质量构成重要影响。其中，临床数据收集过程是影响数据质量最主要的环节之一。

数据收集阶段是获得原始数据的过程。获得准确的第一手资料对于保证整个研究的数据质量具有重要意义。为了提高数据收集的准确性，以下几个方面值得研究人员借鉴：

第一，加强研究者培训。数据收集工作看似简单，实际上需要研究人员准确地把握研究目的，熟悉研究方案，明确病例报告表的填写要求，这样才能尽可能地减少数据项的错填、漏填。同时，按照纳入、排除标准筛选病例，遵循访视计划，并严格执行治疗方案，从而获得高质量研究数据以论证科学命题。以上目标的实现，有赖于研究开始前的沟通和培训。只有当所有参研人员均对研究目的有充分的了解，熟悉研究流程及病例报告表的填写要求时，才有可能高质量地完成数据收集工作。

第二，引入临床监察员和临床协调员。临床一线医务工作者往往是在完成临床医疗任务的同时完成临床研究的数据收集工作的。当医生面对繁重的工作时，临床监察员和临床协调员可以在数据质量方面起到一定的辅助作用。在数据收集阶段，临床监察员的职责在于监察实验方案的执行情况和实验进程，审核实验数据，确保数据报告真实、客观。临床协调员则可以参与完成受试者招募工作，并严格执行纳入、排除标准以提高数据质量；通过安排合理的访视时间、适时提醒等方式协助研究者减少方案偏离情况的发生，同时提高患者依从性。

此外，临床资料收集还应当把握以下环节：

(1)满足临床研究对科学性的要求。

(2)在临床研究的可操作性方面，包括患者和研究者的依从性、临床工作习惯等。

(3)与数据库接口的平顺性。

(4)将收集资料方案嵌入临床常规等。

医生熟悉临床研究和临床工作两方面的情况和要求，可以在两者之间寻找共同点，寻找化解矛盾的途径和方法，寻找合适的平衡点，使实施方案既满足临床研究的需要，又能在临床实施。

(四)临床资料的整理

在资料采集过程中获得的原始资料是庞杂而无序的，需要经过整理和加工，使之系统化、条理化，这就是资料的整理过程。资料的整理是资料采集工作的延续，也是统计分析的前提。通常可采用以下方法进行整理：

1. 数据的手工整理

先要识别资料性质与设计类型。在资料核查后，清点有关人数，设计出一整套整理表，如频数表、交叉表。必要时可进行数据转换，如将数值变量转化为等级资料，对性别、受教育程度等实施量化等，为进一步统计分析做准备。

2. 数据的计算机整理

数据的手工整理现已被计算机整理所取代。计算机整理工作往往与统计分析同步进行，但数据转换、指标数量化需在分析前完成。常用的软件有 EpiData、Access 及其他专业软件。其中 EpiData 最为常用，它是一个免费的数据录入和数据管理软件，占用空间小而实用性强，数据录入功能强大，识别错误能力强(数据录入质控、数据双录入后的一致性检验)，它还可以导出 Excel、SAS、SPSS、Stata 等多种数据格式。

三、临床资料的管理及质量控制

(一)临床研究资料的管理

临床研究资料的管理一般借助计算机完成。对收集到的临床研究数据,为方便管理,常借助现成的数据库管理软件,如 Visual Foxpro、Access 以及 Excel 等。

建立数据库应首先构建数据库结构,统一定义字段及属性。字段又称变量,反映了研究对象的某种共同属性,如患者的年龄、性别、身高、体重、血压等。定义字段包括确定字段名、字段属性(如字符型或数字型等)与字段大小。

数据库结构建好后,就可开始录入数据。通常将一个研究对象的所有字段信息称为一个记录,n 个记录就构成了一个数据库。数据经过以上检查无误后即可实施统计分析。建好的数据库可用光盘、移动硬盘等储存,便于汇总交流、查询、补充、修改、传输等。对于特别重要的数据文件应打印保存。

研究资料的保留年限有明确规定,例如,研究者应保存临床试验资料至试验终止后 5 年,申请者应保存临床试验资料至试验药物被批准上市后 5 年。

(二)临床资料的质量控制

1. 资料收集过程中影响临床资料质量的因素分析

质量控制应贯穿于临床资料的收集、整理全过程。在资料收集过程中,许多因素(如研究对象、研究人员、测量工具或仪器等)会影响数据的质量。

(1)研究对象:在信息收集时,由于某些原因研究对象未能客观地报告真实信息,会出现报告偏倚或回忆偏倚;同时,研究对象的依从性也会影响资料的质量,如没有严格遵循实验安排而影响结果的准确性。

(2)研究人员:研究方案设计不合理或不明确、没有对资料收集人员进行严格的培训、研究方案的修改没有及时沟通、未关注敏感问题和选择客观指标等均可影响数据的质量。所以研究人员丰富的知识储备、严谨的工作作风和科学的态度是获取高质量资料的十分重要的因素。

(3)测量工具或仪器:仪器设备校正不准确、试剂不符合要求、测定方法的标准或程序不统一、分析测试的条件不一致及操作人员的技术水平较差等均可导致不正确的测量结果,使测量结果偏离真值,直接影响结果的真实性。

2. 临床资料的质量控制

(1)设计阶段质量控制:

1)围绕研究目的,从实际出发,严密设计研究的总体方案。

2)明确定义研究对象,正确划分观察范围。避免遗漏研究对象或包含非研究对象而产生抽样误差。如采取配对或随机区组设计可减少混杂偏倚。

3)正确选择观察指标,明确定义观察项目和调查问题。临床研究通常是在研究目的和工作假说基础上构建一个因果关系模型,指标体系的设计可以从因果关系模型切入。与“因”有关的指标和与“果”有关的指标构成指标体系的基础。设计指标体系有一个“由简单到复杂,由复杂到简单”的过程,核心是避免遗漏,只纳入应收集的指标。先“堆积”指标,然后用各种方法筛选指标,保留有价值并可以在临床收集到的指标。

4)预研究,通过试点,对方案进行可行性评估,考察设计方案是否合理可行,能否达到预期目的，以便为减少误差提供实践经验，及时修改研究计划。

（2）资料收集阶段质量控制：

1）研究人员的选择与培训：一线研究人员应具备一定的文化知识，诚实勤奋、严谨认真、作风踏实。对一线研究人员要统一培训，使每一位都能准确理解研究目的和技术要求。对不易判断的分类变量，可用同一批对象两位观察者判定结果的一致性指标如 Kappa 指数来评价数据的质量。

2）盲法观察结果：盲法是指观察者或研究对象不知道研究的分组情况，目的是避免观察者或研究对象的主观因素对研究结果和结果评价的影响。盲法包括：①单盲：只有研究对象不知道分组情况；②双盲：研究对象和观察者均不知道分组情况；③三盲：研究对象和参与干预或结局评估的研究人员以及负责资料收集和分析的人员均不了解试验分组情况。理论上试验过程中“盲”的人越多，结果越可靠，但在临床研究中，如果治疗方案有不良反应，那么“盲”的人多则不易及时处理。

3）定期检查研究记录：在研究实施过程中，项目管理者可抽样监督观察人员的工作。例如，某课题要收集研究对象的血压值，规定用每日清晨以同一血压计重复测量三次的平均值作为报告，不能仅报告单次测量结果。

4）检查研究对象的依从性情况：在实验性研究中，要采取有效措施减少研究对象的失访，提高其依从性。在观察性研究中，应尽量选择调查对象方便的时间；如果调查的应答率太低，需要对影响应答的因素进行分析，了解应答者和无应答者的差异，以便对调查结果的可靠性进行评价。

（3）资料整理与分析阶段质量控制：

1）研究问卷的核对：包括核对问卷的登记与编码，重复与遗漏的问题，资料的完整性、正确性。

2）数据录入质量控制：利用一定的计算机程序对已录入的数据做逻辑性检查，数据二次录入核对是保证数据录入质量的有效措施。EpiData 软件通过建立一个核查文件（.chk）对数据录入过程进行质量控制，如对变量设置录入格式、合法值、有效范围、在一定条件下跳转等，若录入格式或范围错误，系统会弹出提示对话框；在数据双录入完成后，利用 EpiData 软件可进行数据一致性检验，核查数据录入质量。当对某些数据的准确性存有疑问时，需做进一步检查——稽查。数据稽查一般随机抽查 10% 的病例或对照或观察例数，并逐一核对观察值。一般要求主要观察指标不能有错，次要指标错误率控制在 0.3% 以下。若差错率超出允许范围，则要打开已锁定数据文件，重新校验所有数据。

第二节　问卷编制

人们常用调查问卷（questionnaire）或调查表记录观察内容。例如，临床试验中的病例报告表（CRF）和生存质量（quality of life，QOL）测定量表等。调查问卷含有几个领域（domain），每个领域含有几个方面（facet），每个方面含有几个条目（item）。每个分析条目都应与研究目的相关，必须逻辑严谨，通俗易懂，避免专业术语；每一个分析条目都要考虑相应的统计方法。除供分析用的条目外，调查问卷还包括少数备查条目。分析备查条目是直接计算调查指标或分析时排除混杂因素影响所必需的内容；备查条目是为了保证分条目完整、正确，便于核查、补填和更正而设置的，通常不直接用于分析。

一、问卷的一般结构及设计原则

（一）调查问卷的一般结构

1. 调查问卷的标题

标题应简明扼要，概括说明调查的主题。避免采用“问卷调查”这样简单的标题，否则容易引起回答者不必要的怀疑而拒绝回答。

2. 调查问卷说明

在问卷开头或封面，常有简短的封面信或卷首语，旨在向被调查者说明调查的目的、意义等。自填式调查问卷还可有填表须知、交表时间、交表地点及其他说明事项。通过它可以使被调查者了解调查目的，消除顾虑，并按照一定的要求填写调查问卷。有的调查问卷说明还可进行一定的宣传，以引起被调查者对调查问卷的重视。

3. 被调查者基本情况

被调查者基本情况指被调查者的基本人口社会学特征，如性别、年龄、民族、文化程度、婚姻状况、职业、家庭人口等。这些项目一般用于对调查资料进行分组从而探讨这些因素对调查的主要结果的影响。在实际调查中，应根据调查目的仔细选择这些基本信息，并非多多益善。

4. 调查主要内容

这是调查问卷中最重要的部分，是根据调查目的必须进行调查的项目，并根据这些项目计算出分析指标。它主要以提问的形式提供给被调查者。

5. 编码

编码包括调查问卷编号、调查项目编号和回答选项编号。随着信息技术的迅速发展，电子问卷使用广泛，此时后台项目和选项的编码对后期数据的处理和分析尤为重要。

6. 作业证明的记载

在调查问卷中，常需附上调查员的姓名、访问日期、时间等，以明确调查人员完成任务的情况。如有必要，还可写上被调查者的姓名、单位或家庭住址、电话等，以便于审核和进一步追踪调查。

（二）问卷的编制原则

调查问卷的编制必须遵循目的性、可接受性及选项穷尽原则。

1. 目的性原则

问卷调查是基于向被调查者询问相关问题进行的，所以询问的问题必须与调查主题密切关联。这就要求在设计问卷时重点突出，避免可有可无的问题，并把主题分解详细，即把它分别做成具体的询问形式供被调查者回答。

2. 可接受性原则

调查问卷的设计要容易让被调查者接受。被调查者参加调查是自由的，可以合作，也可以拒绝。因此，能否得到被调查者的合作就成为设计问卷中一个十分重要的问题。在问卷导语中，将调查目的明确告诉被调查者，让对方知道该项调查的意义和自身回答对整个调查结果的重要性。问卷用语要亲切、温和，提问部分要自然、有礼貌和有趣味，必要时可以采用一些物质奖励，并替被调查者保密，以消除心理压力，使被调查者自愿参与、认真填好问卷。

3. 选项穷尽原则

调查问卷中条目的应答项在逻辑上是排他的，在可能性上又是穷尽的，即条目的应答项齐全且无重复。例如，“您的最后学历是什么”的备选答案有“A. 中专　B. 本科　C. 硕士研究生”三个，显然没有穷尽学历类型。有的题目应提供中立或中庸的答案，例如“不知道”“没有明确态度”等，这样可以避免被调查者在不愿意表态或因不了解情况而无法表态的情况下被迫回答。

（三）问卷编制的基本要求

问卷编制除了要遵循以上基本原则，还应该注意以下基本要求：

1. 问卷设计要简明扼要

设计问卷时内容要简明扼要，主要体现在以下几个方面：

（1）调查内容要精简，没有价值或无关紧要的问题不要列入，同时要避免出现重复，力求以最少的项目设计必要的、完整的信息资料。

（2）调查时间要简短，问题和整个问卷都不宜过长。一般答卷时间应控制在 20 分钟内。

（3）问卷设计的形式要简明易懂、易读。

2. 条目排序要合理清晰

要讲究问卷的排列顺序，使问卷条理清楚，顺理成章，以提高回答问题的效果。问卷中的问题一般可按下列顺序排列：

（1）容易回答的问题放在前面，较难回答的问题放在中间，敏感性问题放在后面，关于个人情况的事实性问题放在末尾。

（2）封闭性问题放在前面，开放性问题放在后面。这是由于封闭性问题已由设计者列出备选的全部答案，较易回答，而开放性问题需要被调查者花费一些时间考虑，放在前面易使被调查者产生畏难情绪。

（3）要注意问题的逻辑顺序，如可按时间顺序、类别顺序等合理排列。

3. 调查问卷用语要适合调查对象身份

调查问卷中题目的语言风格和用语应该与调查对象的身份相称，问卷难度也要与调查对象的文化水平相适应。因此在编拟题目之前，研究者要考察调查对象的情况，如果对象身份多样，则在语言上尽量大众化，避免专业术语；如果调查对象是儿童、少年，用语要活泼、简洁、明快；如果调查对象是专家、学者，用语应该科学、准确，并可适当运用专业语言。

二、问卷编制的基本步骤及注意事项

（一）问卷编制的基本步骤

1. 明确调查目的

根据调查目的确定调查内容，从而选择已有的、公认的调查问卷或者重新制定调查问卷。如果现成调查问卷已被广泛认可，且内容可以涵盖本次调查内容，则选择现成调查问卷；如果现成调查问卷并未得到广泛认可，且缺乏信度和效度的证据，或调查问卷内容无法涵盖本次研究内容，则在该调查问卷基础上进行修订或重新制定调查问卷。如果进行跨文化研究或采用国外引进的问卷或量表，那么必须进行问卷或量表的跨文化调适。

二维码 2-4
延伸阅读

2.提出调查项目

根据调查目的设立由相关人员组成的工作组负责调查问卷的制定。根据专业知识和个人经验等提出调查项目，也可以借用已有的同类调查问卷的项目，形成调查项目池。对调查对象的特征分析是拟定调查问卷的基础，包括分析调查对象的文化程度、理解能力、社会阶层等特征。

3.项目筛选

对提出的调查项目进行分析及筛选，以便精简调查项目。可采用专家咨询或专题小组讨论的方法。项目筛选应考虑的方面包括调查问卷时长、被调查者回答负担、避免重复、相似项目前后一致、项目在调查问卷中的排序等。

4.确定项目的提问形式

一般调查项目可以采用开放性和封闭性两种提问形式。

开放性问题(open-ended question)对所提出的问题没有列出可能的答案，由被调查者自由作答，如"您为什么没去看病?"等。其优点是被调查者可以充分地按自己的想法和方式回答问题和发表意见，所得到的资料往往比较丰富。但缺点是难以进行资料的整理和分析，还可能因被调查者表达能力的差异形成调查偏倚。由于时间关系或缺乏心理准备，被调查者往往放弃回答或答非所问。开放式问题主要适用于询问一些答案很多或很复杂的问题，或尚未弄清各种可能答案的问题，或探索性调查等。开放性问题无固定的回答选项，留下一定的空白供被调查者回答即可，如"您的每月工资收入是____元"。

封闭性问题(closed-ended question)事先设计了各种可能的容案，被调查者只需从中选定一个或几个现有答案即可。封闭性问题回答方便，利于提高调查问卷的回收率，易于进行各种统计分析。缺点是被调查者只能在规定的范围内回答，可能无法反映其真实想法。回答者的猜答或随意选答、对问题的误解、调查员代答等问题不易被察觉。封闭性问题设计比较困难，一旦出现设计缺陷，被调查者就可能无法正确回答问题，从而影响调查质量。封闭性问题应列出各种可能的答案，并按一定顺序编号，如文化程度可以是：①文盲；②小学；③中学；④大专及以上。

在实际调查中，两种类型的问题往往结合使用，如封闭性问题中，在列出答案的最后，增加一个开放性选项"其他(详述)"，让回答者有表明自己意见的可能。甚至在同一个问题中，也可将两者结合起来使用。例如：

您最近两周生过病吗?

①否　②是　　若是，生的什么病?

5.预调查及评价

预调查是在正式调查前进行的小范围用于验证正式调查方案可行性的手段和方法，以便发现正式调查中可能出现的问题。预调查数据对于正式调查需要的样本量计算可以提供参考，如估计失访比例和预测效应值大小等。预调查对于在新的人群、新的地区开展的调查项目尤为重要，有时候预调查的质量可以影响正式调查的成败。

将筛选出的调查项目按一定的逻辑顺序排列，形成初步的调查问卷，可采用专家评价和小组讨论等方法进行初步修改并完善。初步形成的调查问卷需要进行小范围的预调查，并对调查问卷的信度和效度进行评价。

6.修改完善

在上述基础上作进一步修改完善，形成最终调查问卷。最终调查问卷也可能在实际应用中发现问题或需要完善的地方。

(二)设计调查问卷注意事项

(1)调查问卷的拟制者应该十分清楚需要解决的问题有哪些，这些问题通过调查哪些项目便可得以清楚解决，这些项目就是调查问卷中所要包含的内容。

(2)在拟制前，拟制者应做好充分的准备，须查阅有关文献资料及征询有关人员意见，同时有必要先进行预调查和试用，不断增减和修改完善项目内容，以防在正式调查时再行项目的增减或更改。

(3)调查问卷所列项目内容的多寡，应以达到调查目的所需信息资料的最低限度为宜。原则上讲，必要的项目一项都不应遗漏，不必要的项目一项也不必列出。缺少必要的项目会遗漏掉宝贵的信息资料，给资料的统计分析造成困难；过多的不必要项目会增加无效的工作量。

(4)拟表者应能充分了解调查资料的性质，并能预见到在资料分析时每一个调查项目所起的作用。调查问卷中的每一项内容都应有明确意义，不是可有可无的，在资料的整理统计分析时都是不可缺少的重要内容。

(5)调查问卷中所列项目的含义、定义、标准必须明确，不致使人误解，以保证结果的统一。如调查儿童甲状腺肿时，应首先定义清楚什么是生理肿大，什么是Ⅰ度肿大。这些都应预先规定好标准，以便于对结果的统计分析和做出正确的解释，得出正确的结论。

(6)调查问卷中所列项目内容在资料统计分析时要求既能定性，又能定量。定性或半定量项目，如良、中、劣，多与少，经常、不经常、偶尔等，都必须给出明确的界定。

(7)调查问卷中所列项目的用词应简明扼要，易于被调查者理解和回答。避免使用专业术语，应适合不同文化水平的被调查对象。

(8)调查问卷中提出的问题应尽可能确切、细致、针对性强、清晰、明确，避免出现含糊不清、笼统多变、模棱两可的问题，以免被调查者产生误解或多解，或分析时出现困难。对问题的回答，最好列成选择式或打分式，以便于统计。

(9)避免提出双重性问题，即一个问题不能同时包括两个或两个以上的问题，否则可能给分析制造困难。

(10)调查问卷中列出的项目应避免带有诱导性或强制性的提问，避免隐含某种假设或期望的结果，以免所获得的资料信息出现偏倚，或令被调查者反感，使所获得的资料信息失真。例如："作为教师，您认为素质教育能够更好地促进学生的健康成长吗？"

(11)调查敏感性问题宜采用随机应答技术(randomized response technique，RRT)，可以克服无应答偏倚或故意说谎偏倚。随机应答技术是指在调查过程中使用特定的随机化装置，使被调查者以一个预定的基础概率从两个或两个以上的问题中选择一个问题进行回答，除被调查者以外的所有人(包括调查者)均不知道被调查者的回答是针对哪一个问题，以便保护被调查者的隐私，最后根据概率论的知识计算出敏感问题特征在人群中的真实分布情况的一种调查方法。所谓敏感性问题，是指高度私人机密性或大多数人认为不便在公开场合表态及陈述的问题，例如吸毒、卖淫、酒后驾驶、逃税、灰色收入、婚前性行为、性病、艾滋病、考试作弊、同性恋等。

(12)注意问卷的编码。在问卷调查中,调查资料的统计汇总工作十分繁重,借助于编码技术和计算机则可大大简化这一工作,便于调查后的资料整理与分析。

三、问卷信效度资料的收集和分析

对调查问卷或量表的考评主要包括信度、效度和可接受性。

(一)信度

信度(reliability)主要评价问卷或量表的精确性、稳定性和一致性,即测量过程中随机误差造成的测定值的变异程度的大小。常用的信度指标有重测信度、评价者间信度、复本信度、折半信度、内部一致性信度和组合信度。

1. 重测信度和评价者间信度

重测信度(test-retest reliability)是指采用一个问卷由同一人在同一群体中测量两次,评价两次测量的相关性。一般而言,重测信度系数能达到 0.70 以上即可。评价者间信度(inter-scorer reliability)指采用一个问卷由不同的评价者在同一群体中进行测量,从而计算不同评价者间的一致性,误差主要来源于评价者对问卷理解的差异及其对研究对象的影响,如果测量工具是自评而不是他评,则不需要计算评价者间的一致性。

重测信度又称稳定性系数,使用同一测量工具,在不同时间对同一群体施测两次,两次测量分数的相关系数。根据所测定特质的数据表现方式,可采用积矩相关系数、等级相关系数和列联系数等来表示。

评价者间信度的考察方法有多种,当评估的变量是分类变量时,可用 Kappa 系数来评估。Kappa 系数是一种计算分类精度的方法,主要用来评估分类一致性的程度。一般来说,Kappa 系数大于 0.75 表示重测信度极好,在 0.40～0.75 表示较好,而低于 0.40 表示较差;如果是等级资料,可以用肯德尔和谐系数来表示;如果是连续变量或等级变量,则用内部相关系数(internal correlation coefficient,ICC)来评价,它是衡量评价者间信度和复测信度的指标之一,等于个体的变异度除以总的变异度,其值在 0～1。一般来说,ICC 大于 0.75 表示极好,ICC 在 0.60～0.75 表示较好。

2. 复本信度

复本信度(equivalent-form reliability)也称替代信度或平行信度,是让同一组被调查者一次填答两份等效问卷,计算两份问卷测定结果的相关系数。复本信度法要求两份问卷除表述方式不同外,在难度、内容、形式和对应题项的提问方向等方面要完全一致。该法可弥补重测信度的缺陷,但在实际应用中,很难得到两份等效问卷,因此采用这种方法者较少。

3. 折半信度

折半信度(split-half reliability)是将调查项目分为两半,计算两半得分的相关系数,进而估计整个问卷或量表的信度。此法要求两者方差齐性,且折半的方式不同得到的相关系数值亦不同。折半信度属于内部一致性系数,测量两半题项得分间的一致性。

这种方法一般不适用于事实式问卷(如年龄与性别无法相比),常用于态度、意见式问卷的信度分析。进行折半信度分析时,如果问卷或量表中含有反意题项,应先将反意题项的得分作逆向处理,以保证各题项得分方向的一致性,然后将全部题项按奇偶或前后分为尽可能相等的两半,计算两者的相关系数(即半个量表的信度系数),最后用斯皮尔曼-布朗(Spearman-Brown)公式计算出整个问卷或量表的信度系数。

4. 内部一致性信度

内部一致性信度(internal consistent reliability)是目前比较流行的信度评价方法，是分半信度的推广，反映了条目间相关的程度，这些条目应该反映同一独立概念的不同侧面。根据 Cronbach 公式计算的为克朗巴赫 α 系数，根据 Kuder-Richardson 公式计算的为 K-R 系数，后者是前者在 0、1 二分变量情况下的特例。

当一份量表包括几个互不相关的内容，即几个不同的分量表时，应分别计算每个分量表的内部信度，否则会降低问卷的内部信度。α 系数越大表示条目间相关性越好。一般而言，α 大于 0.8 表示内部一致性极好，α 在 0.6～0.8 表示内部一致性较好，而低于 0.6 表示内部一致性较差。

5. 组合信度

组合信度(composite reliability)是指一个组合变量/潜在变量(由多于一个变量的总和做成的新变量)的信度，组合信度大于 0.5 满足信度要求。

(二)效度

效度(validity)主要评价问卷或量表的准确度、有效性和正确性，即测定值与目标真实值的偏差大小。效度意在反映某测量工具是否有效地测定了它所打算测定的内容，即实际测定结果与预想结果的符合程度。由于无法确定目标真实值，因此效度的评价较为复杂，常常需要与外部标准作比较才能判断。常用的效度指标有表面效度、内容效度、结构效度、准则关联效度、区分效度和聚集效度等。

1. 表面效度和内容效度

表面效度(face validity)是指条目书面表达的意思是否为真正要测定的内容，这是一个主观指标，常由专家评阅确定。有时为了避免应答者回答的“社会期望偏倚”，获得真正的信息，常常需要掩饰条目的真正目的，这时就要牺牲表面效度而提高其他效度。

内容效度(content validity)是指问卷或量表的各条目是否测定其希望测量的内容，即测定对象对问题的理解和回答是否与条目设计者希望询问的内容一致。与表面效度一样，内容效度也是一个主观指标，一般通过专家评议打分进行，必要时用内容效度比(content validity ratio，CVR)这一指标来衡量。

2. 结构效度

结构效度(construct validity)又称构想效度或特征效度，说明问卷或量表的结构是否与制表的理论设想相符，测量结果的各内在成分是否与设计者打算测量的领域一致，因而结构效度是最重要的效度指标之一。结构效度可采用相关分析、因子分析、结构方程模型来评价。最常用的统计方法是因子分析，所得公共因子的意义类似于组成“结构”的领域，因子负荷反映了条目对领域的贡献，因子负荷值越大，说明条目与领域的关系越密切。

3. 准则关联效度

准则关联效度(criterion-related validity)也称效标效度(criterion validity)，是以一个公认有效的量表作为标准，检验新量表与标准量表测定结果的相关性，以两种量表测定得分的相关系数表示，相关系数越大表示问卷的准则效度越好。根据效标获取的时间可将效标效度分为同时效度(concurrent validity)和预测效度(predictive validity)。同时效度是指量表得分与当前效标间的相关性，比如用运动速度反映躯体功能的高低等。同时效度的效度系数通常较低，多在 0.20～0.60，很少超过 0.70。预测效度是指量表得分与将来的效标(某种结果)的相关性,比如量表得分与将来疾病复发、恶化、死亡等结果的关联。在心理、教育和生命质量测定中大部分仅考察同时效度,由于预测是复杂且不标准的,所以预测效度已很少应用。此外,如果缺乏金标准,可用一种较流行的量表得分为效标。

4.区分效度和聚集效度

区分效度(discriminative validity)也称判别效度或辨别效度,表示不同特质和内涵的测量结果之间不应有太大的相关性;聚集效度(convergent validity)也称聚合效度或收敛效度,表示对同一特质的两种或多种测定方法间应该有较高的相关性。对区分效度和聚集效度的评定,通常采用 Campbell 和 Fiske 所提出的多特征-多方法(multitrait-multimethod,M-M)矩阵法分析。此外,还可通过比较问卷或量表各维度得分与总得分间的相关性、各条目得分与其所属维度得分间的相关性,以及各条目得分与其他维度得分间的相关性,来评价问卷或量表的聚集效度和区分效度。一般来说,各维度得分与总得分间的相关系数均大于各维度得分间的相关系数,各条目得分与其所属维度得分间的相关系数均大于它们与其他维度间的相关系数,则说明问卷或量表的聚集效度和区分效度较好。相关系数大于 0.7 为强相关,0.3～0.7 为中度相关,小于 0.3 为弱相关。

(三)可接受性

可接受性(acceptability)是指被测定者对问卷或量表的接受程度。如果调查对象不愿意接受,再好的问卷也难以施行。问卷的可接受性主要取决于以下几个因素:

(1)问卷的简单性(simplicity),问题少且容易理解。

(2)问卷的内容为被调查者所熟悉,并认为有意义(与其生活及健康相关)。

(3)问卷容易填写,看完简短的“填表说明”后即知道如何完成。

(4)完成问卷所需的时间较短,一般认为 5～30 分钟较适宜。临床使用的问卷最好在 15 分钟内可以完成,一般人群评价的问卷可稍长,但也不宜超过 30 分钟,否则被调查者会感到厌烦而不愿完成,或随意填写。

具体可通过接受率、问卷回收率、问卷合格率(事先确定合格的标准,比如所有条目均有回答者)和填表所需平均时间等来评价。

(四)信度与效度的关系

信度是效度的基础。一方面,信度是效度的必要条件但不是充分条件:信度低,效度必低,信度高,效度未必高。另一方面,效度是信度的充分条件但不是必要条件:效度高,信度必高,效度低,信度未必低。

为了保证问卷的可靠性和有效性,在形成正式问卷之前,应当对问卷进行试测,并对试测结果进行信度和效度分析,根据分析结果筛选问卷题项,调整问卷架构,从而提升问卷的信度和效度。

(五)考评标准

信度与效度的考评大多是计算各种相关系数,因此其取值越接近 1 越好,越接近 0 越差,但还没有公认的判断标准,一般来说,0.9 以上为很好,0.7～0.9 为好,低于 0.4 为差。但有些测量的结果变异较大,适当低一些也可接受。对于调查问卷的回收率、合格率和完成调查问卷的平均时间也没有公认的标准,一般回收率在 70%以上,合格率在 90%以上,完成调查所需平均时间在 5～15 分钟比较好。

第三节　临床科研资料的统计分析概要

一、临床研究资料的分析前准备

在资料收集过程中所获得的原始资料和数据是庞杂且无序的，需要经过整理和加工，使之系统化、条理化。资料的整理是统计分析的前提。

（一）赋值与定量化

资料整理的重要环节就是赋值与定量化。对于数值变量资料，像血脂、血糖水平本身就已被准确测量，不存在赋值和定量化问题，只是当有缺失值时，才需做相应处理。对于分类变量资料，则需要重新赋值。如对有序多分类资料，可根据实际测量尺度采用等间距或非等间距赋值（例如，临床疗效分类中，无效为0，有效为1，显效为2，痊愈为3）；面对无序多分类资料，就要复杂一些，需采用哑变量方法赋值，分析时做哑变量处理。例如研究中涉及未婚、已婚、其他（分居、离异或丧偶等）三种婚姻状况，不能直接将未婚、已婚、其他依次赋值为1、2、3，这是因为三种婚姻状况并没有等级之分，但在赋值后反而人为出现不同级别。对此，可通过设置两个哑变量加以解决，如规定凡是未婚，哑变量1的赋值为1，其他两种婚姻状况在哑变量1上的赋值均为0；凡是已婚，哑变量2赋值为1。其他两种婚姻状况在哑变量2上的赋值均为0；那么当两个哑变量的赋值都为0时，代表婚姻状况为“其他”。转换结果见表2-1。

表 2-1　转换结果

原来分类	哑变量赋值	
	哑变量 1	哑变量 2
未婚	1	0
已婚	0	1
其他	0	0

哑变量的设置个数为分类个数减1，如ABO血型包括A、B、AB、O四种类型，需要设置3个哑变量。

（二）数据质量的评价

统计分析前，需要从整体上把握数据的基本特征以及质量，发现有无极端值与异常值等。

1. 极端值、异常值与缺失值

极端值（extreme value）又称离群值，是指那些远离大多数测量值的极端数值，要么极大，要么极小。这些值会直接造成结果不稳定，甚至夸大或歪曲结果，得到错误结论。特别是在小样本的临床研究中，极端值的作用尤为明显。异常值（outlier）常为临床专业知识无法解释的测量值，判断极端值是否为异常值，需结合专业知识。

缺失值（missing value）是指因种种原因不能得到观测指标的具体测量值，出现数据缺失。评判临床研究中数据缺失的影响大小，应视缺失属性而定。缺失主要分两种，一种称为随机性缺失，如临床试验中试验组与对照组均可能出现缺失值，缺失比例相近，缺失与临床干预措施无关，若缺失比例不超过10%，对结果影响不大；另一种则称为非随机性缺失，例如药物的毒副反应过大，造成患者的大量失访，此时试验组与对照组的缺失比例会不同。若缺失与干预措施有关，会对结果造成较大的影响。

2. 如何发现与识别极端值、异常值

发现与识别极端值、异常值通常使用统计描述的方法，如定量描述、统计图表等，既可以清晰揭示数据资料的基本特征与变化趋势，同时结合临床专业知识，又可以发现与识别其中的极端值、异常值。若根据一般常识与临床病理生理学知识，发现数据资料中极端值不合常理，则应高度重视。如在一项临床研究中患者的收缩压在 400mmHg 以上，则应视为异常值；又比如某些观察值与平均值的偏差超过两倍标准差，则说明观察单位间变异较大，应进一步核实，判断是否为异常值。另外，使用统计图表也可直观地发现极端值。

二、临床研究资料的常用统计描述方法

统计描述是对数据包含的信息加以整理、概括和浓缩，用适当的统计指标和统计图表来表达数据的特征或规律。统计描述也是统计推断的基础。

(一)定量资料的统计描述

对于定量资料(也称数值变量资料)集中趋势的描述，可以选用算术均数、几何均数、中位数等。具体应用哪一个指标，应考虑资料本身满足何种方法的适用条件(表 2-2)。

表 2-2 数值变量资料集中趋势的描述指标

指 标	意 义	适用条件
算术均数	平均数量水平	正态或近似正态分布
中位数	位次居中的观察值水平	偏态、分布未知、两端无界
几何均数	平均增(减)倍数	对数正态分布、等比资料

描述集中趋势时，除了以上常用指标外，还有截尾均数(trimmed mean)、众数(mode)、调和均数(harmonic mean)等几个较少使用的指标。截尾均数指所有观察值排序后，按照一定比例去掉两端的数据后求得的均数。截尾均数适用于描述两端有极端值的资料的集中趋势，通常使用 5%截尾均数。众数指所有观察值中出现次数最多的观察值，适用于描述单峰对称资料的集中趋势。调和均数指所有观察值倒数的算术均数的倒数。

集中趋势只反映了分布的一个特征，各观察值之间的变异程度(离散程度)如何也必须了解，只有将两者结合起来才能全面反映资料的分布规律。对于定量资料，其离散趋势的描述，可以选用极差、四分位数间距、标准差、方差、变异系数等。具体应用哪一个指标，应考虑资料本身满足何种方法的适用条件(表 2-3)。

表 2-3 数值变量资料离散趋势的描述指标

指 标	意 义	适用条件
极差(R)	变量最大值与最小值之差	偏态或分布类型未知
四分位数间距(Q_U-Q_L)	百分位数 P_{75} 与 P_{25} 之差	偏态、分布未知、两端无界
标准差(S)	标准差：方差的算术平方根	正态分布或近似正态分布
变异系数(CV)	标准差与均数的比值	几组资料间的变异大小比较

无论是集中趋势还是离散趋势，其描述指标选择应结合数据资料的具体分布类型。然而大量的研究表明，有相当一部分数据资料在不符合正态或近似正态分布的情况下仍错误

地选用均数±标准差来进行描述。

(二)定性资料的统计描述

医学研究与实践中，大量资料都是按照事物的特征或属性进行分类的，这类资料称为定性资料，也称分类变量资料或计数资料。如性别、HIV 感染情况、病情轻重等都属于分类变量资料。对于这类资料，其绝对数往往不便于进行相互比较，此时需要采用相对数指标进行统计描述。相对数是两个有关联的数值之比，常用的相对数指标有率(rate)、构成比(proportion)和相对比(ratio)三种(表 2-4)。

表 2-4　分类变量资料的常用描述指标

指　标	表达方式	意　义
率	事件发生例数/观测总例数	分析事件发生的强度和频率
构成比	单类事件发生例数/多类事件的例数总和	总事件数中各类事件所占比重
相对比	两个相关指标之比	说明两个指标之间的比例关系

(三)统计图表

统计表(statistical table)和统计图(statistical chart)可直观、形象、清晰地描述统计数据，是统计描述的重要方法，也是科研论文中数据表达的主要工具。

1. 统计表

统计表以表格的形式，有条理地罗列出数据的分布及其统计结果，方便阅读、比较和计算。

(1)统计表的基本结构与要求：统计表通常由标题、标目、线条、数字、备注等部分组成。①标题。标题是每张统计表的名称，高度概括表的主要内容，一般包括研究的时间、地点和研究内容，左侧加表序号，置于表的正上方。②标目。标目分为横标目和纵标目，分别说明表格每行和每列数字的意义。横标目位于表头的左侧，代表研究的对象；纵标目位于表头右侧，表达研究对象的指标，应标明指标的单位。③线条。统计表中的线条力求简洁，多采用三线表，即顶线、底线、纵标目下横线。其中，表格的顶线和底线将表格与文章的其他部分分隔开来，纵标目下横线将标目的文字区与表格的数字区分隔开。部分表格可再用短横线将合计分隔开，或用短横线将两重纵标目分割开。其他竖线和斜线一概省去。④数字。用阿拉伯数字表示。同一指标小数点位数一致，位次对齐。表内不留空项，无数字用“－”表示，缺失数字用“…”表示，数值为 0 者记为“0”。⑤备注。如果有必要对表中的某些文字或数字进行解释或说明，可在表中相应位置用“＊”等符号标出，并在表的下方加以注释。

(2)绘制统计表的注意事项：首先，统计表要重点突出，即一张表一般只表达一个中心内容，不要把过多的内容放在一个庞杂的大表里；其次，统计表要层次清楚，即标目的安排及分组符合逻辑，便于分析比较；最后，统计表应简单明了，表中文字、数字和线条都应尽量从简。制表过程中最常见的问题是受篇幅所限，研究者希望尽可能用较少的表格表达尽可能多的内容，导致统计表内容过繁，条理不清晰。

(3)统计表的种类：统计表按分组标志多少可分为简单表(simple table)与组合表(combinative table)。统计表若只有一个分组标志，称为简单表，如表 2-5 所示；有两个或两个以上的分组标志，则称为组合表或复合表，如表 2-6 所示。一般来说，一个表格分组标志不宜超过 3 个，如果超过 3 个分组标志，可以拆分为多个表格描述。

表 2-5　不同性别老年人的高血压患病率

性别	高血压患病率/%
男	18.3
女	16.5

表 2-6　不同性别、年龄组老年人的高血压患病率

性别	60～70 岁		>70 岁	
	观察例数	患病率/%	观察例数	患病率/%
男性	2002	17.5	1025	18.5
女性	2103	15.7	1130	16.8

2. 统计图

统计图是用点的位置、线段的升降、直条的长短、面积的大小等来表达统计数据的一种形式。

(1)统计图的制作原则：制作统计图首先应该根据资料性质和分析目的正确选用适当的统计图。例如，描述某连续型变量的频数分析宜选用直方图，比较相互独立的统计指标的数值大小宜选用条图，分析某指标随时间或其他连续变量变化而变化的趋势宜选用线图，描述或比较不同事物内部构成用圆图或百分条图等。其次，除圆图外，一般用直角坐标系的第一象限的位置表示图域(制图空间)。最后，绘制图形应注意准确、美观，给人以清晰的印象。

(2)常用统计图：统计图的种类很多，一般根据资料类型和分析目的，选择不同种类的统计图。常用的有直条图、圆图、百分条图、直方图、箱式图、线图、散点图、统计地图等，近年来热图、火山图等也越来越多应用在医学研究中，这里将结合图例较为详细地介绍热图和火山图。

1)直条图(bar chart)：用相同宽度、长短不同的直条表示相互独立的某统计指标值的大小。通常直条图的横轴是几个独立的组别或事物，纵轴是某统计指标，所比较的统计指标可以是绝对数，也可以是相对数。直条图有单式(具有一个统计指标，一个分组因素)和复式(具有一个统计指标，两个分组因素)两种。绘制时表示指标数值大小的坐标尺度必须从 0 开始，一般为等间距，中间不能折断，否则会改变直条长短的比例。

2)圆图(pie chart)：适用于构成比资料，以圆形总面积作为 100%，将其分割成若干个扇面表示事物内部各构成部分所占的比例。圆内各部分按事物自然顺序或百分比的大小排序，一般以时钟 12 点位置作始点，顺时针方向排列。圆周 360°，每 1%相当于 3.6°，将百分比乘以 3.6 即得各构成部分应占的圆周角度数。绘制时各构成部分的扇形可用不同颜色或花纹区别，必要时用图例加以说明。

3)百分条图(percent barchart)：适用于构成比资料，以矩形总长度作为 100%，将其分割成不同长度的段表示各构成的比例，用于表示事物内部各部分的比重或所占比例。绘制百分条图时，先绘制一个标尺，尺度为 0～100%，标尺可绘制在直条的上方或下方。再绘制一直条，长度与标尺一致，以直条的长度表示各部分所占的百分比。直条各部分用线分开，各段需用不同颜色或花纹表示，并标出所占的百分比，必要时需用图例说明。若有两种或两种以上性质相同的资料，在同一标尺上可绘制两个或两个以上直条，以便于分析比较。

4)直方图(histogram)：适用于连续型定量变量的频数分布，以直方面积描述各组频数的多少，面积的总和相当于各组频数之和。直方图的横轴尺度是数值变量值，纵轴是频数[或频率(各组段观察频数除以总观察频数)、频率密度(各组段频率除以组距)]。注意：如各组的组距不等，要折合成等距后再绘图。

5)箱式图(box chart)：使用最小值、下四分位数、中位数、上四分位数和最大值 5 个统计量反映原始数据的分布特征。箱式图的箱子两端分别是上四分位数和下四分位数，中间横线是中位数，两端连线分别是除异常值外的最小值和最大值，另外标记可能的异常值。箱子越长，数据变异程度越大。中间横线在箱子中点表明分布对称，否则不对称。箱式图特别适合多组数据分布的比较。

6)线图(line chart)：线图是用线段的升降来表示数值的变化，适合于描述某统计量随另一连续性数值变量变化而变化的趋势。线图最常用于描述统计量随时间变化而变化的趋势。如果横轴和纵轴都是算术尺度，称为普通线图；横轴是算术尺度，纵轴是对数尺度，称半对数线图(semi-logarithmic linear chart)。普通线图描述的是绝对变化的趋势，半对数线图描述的是相对变化趋势，在比较几组数据的变化速度(相对比)时，特别是两组数据相差悬殊时，宜选用半对数线图。

7)散点图(scatter plot)：散点图是相关分析过程中常用的一种直观的分析方法，将样本数据点绘制在二维平面或三维空间上，根据数据点的分布特征，直观地研究变量之间的相关关系以及相关强弱程度。就两个变量而言，如果变量之间的关系近似地表现为一条直线，则称为线性相关；如果变量之间的关系近似地表现为一条曲线，则称为非线性相关或曲线相关；如果两个变量的观测点很分散，无任何规律，则表示变量之间没有相关关系。

8)统计地图(statistical map)：主要用于表示某种现象在地域空间上的分布，根据不同地方某种现象的数值大小，采用不同密度的线条或不同颜色绘在地图上，有助于分析该现象的地理分布特征，为进一步研究提供线索。

9)热图(heat map)：用不同的颜色(或深浅)表示观测值的大小，常用来表示疾病的空间与时间分布。生物信息学中也常用热图描述基因表达谱。

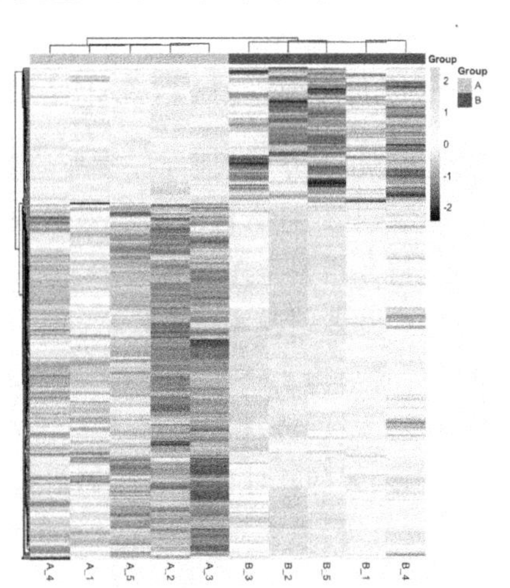

图 2-1 冠心病病例组与对照组外周血中长链非编码 RNAs 差异表达的热图

例如，对 5 对匹配的冠心病病例组(A)和对照组(B)的外周血进行了长链非编码 RNAs 基因芯片表达谱检测，绘制热图反映长链非编码 RNAs 在两组的分布特点。图 2-1 中每一列表示一个样品，每一行表示一个基因的表达程度；图中灰色表示表达相对上调的长链非编码 RNAs，黑色则表示表达相对下调的长链非编码 RNAs。从图中不难看出两组之间存在较好的聚类，提示长链非编码 RNAs 表达水平在病例组与对照组中存在统计学差异。

10)火山图(volcano plot)：火山图的本质是散点图，因其形状像火山喷发而得名，它是一类用来展示组间数据差异的统计图，常用于芯片、测序等检测技术的结果分析。

火山图是由差异分析得到的 P 值和差异倍数(fold change)两个因素共同绘制而成的。图 2-2是图 2-1 中冠心病病例组与对照组差异长链非编码 RNAs 的火山图，图中横坐标为差异倍数的对数值，即 $\log_2$(fold change)，纵坐标为校正后的 P 值的负对数值，即 $-\lg$(P value)，左右两条线表示差异倍数为 2 的线；左边三角形表示发生下调的基因，右边三角形表示发生上调的基因，圆点表示无显著差异的基因。

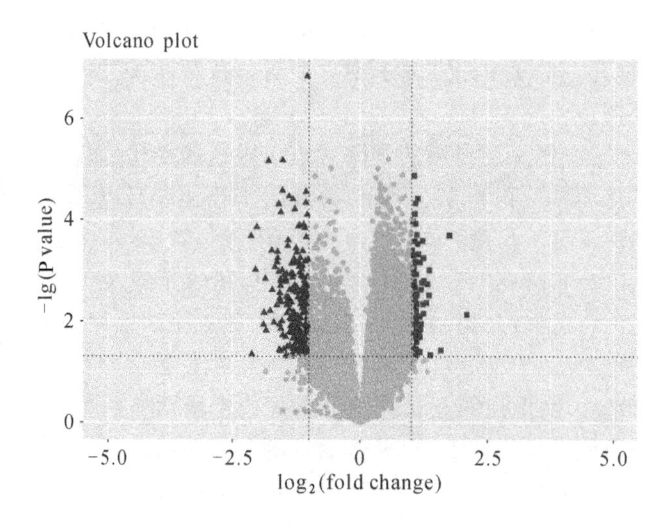

图 2-2 冠心病病例组与对照组外周血中长链非编码 RNAs 差异表达的火山图

三、临床研究资料的统计推断

在实际应用中，如何选择恰当的统计方法分析资料，常常是最为重要也是最为棘手的问题。正确选择统计方法的基本思路和原则是要综合考虑研究目的、设计类型、资料类型、数据特征、对比组数及样本含量等基本要素。但在实际工作中，遇到的问题可能并非如此简单，须结合专业问题和所要分析的具体内容加以综合考虑和仔细判断，有时需对各种统计方法加以综合运用。

对于定量资料，根据是否满足参数检验的条件选择统计方法。当满足参数检验条件时，比较组间差异的统计分析方法包括单样本 t 检验、配对样本 t 检验、两独立样本 t 检验、单因素方差分析等；当不满足参数检验条件时，可采用秩和检验比较组间差异（表 2-7）；对于无序的定性资料，通常采用 χ^2 检验、Fisher 精确检验、正态近似法（u 检验）等比较组间构成比或率的差异，而等级资料通常可采用秩和检验比较组间的效应强弱（表 2-8）。

表 2-7 定量资料组间差异比较的分析方法小结

数据特征	单组设计	完全随机设计		配对或配伍设计	
		两 组	多 组	两 组	多 组
正态、方差齐	样本与总体均数比较的 t 检验	两样本 t 检验	单因素方差分析	配对 t 检验	随机区组设计方差分析
非正态和/或方差不齐	Wilcoxon 符号秩和检验	t'检验、Wilcoxon 秩和检验	Kruskal-Wallis H 秩和检验	Wilcoxon 符号秩和检验	Friedman M 秩和检验

相关分析（correlation analysis）常用于衡量两个变量之间的相关关系的强度和方向。如果满足参数检验的条件，可采用 Pearson 线性相关分析，否则采用 Spearman 秩相关等非参数相关分析；在研究多变量情况下，控制其他变量影响后探讨两个变量间的线性相关程度，可采用偏相关分析。

表 2-8　定性资料组间差异比较的分析方法小结

数据特征	单组设计	完全随机设计		配对或配伍设计	
		两　组	多　组	两　组	多　组
无　序	二项分布直接计算概率法、正态近似法(u 检验)	χ^2 检验、Fisher 确切概率法、u 检验	$R \times C$ 表资料 χ^2 检验、Fisher 确切概率法	配对四格表 χ^2 检验	配对 $R \times R$ 列联表 χ^2 检验
有　序	—	Wilcoxon 秩和检验	Kruskal-Wallis H 秩和检验	—	—

回归分析(regression analysis)是确定两种或两种以上变量间相互依赖的定量关系的一种统计分析方法。回归分析依照涉及的自变量的多少,可分为一元回归分析和多元回归分析;依照自变量和因变量之间的关系类型,可分为线性回归分析和非线性回归分析;根据连接函数的不同,又可将线性回归进一步分为一般线性回归和广义线性回归。在实际应用中根据不同的结局指标类型选择合适的回归模型,在临床研究中常用的回归分析是多重线性回归(连续型变量)、Logistic 回归(二值变量、多值有序变量和多值名义变量,二项分布)、Poisson 回归(计数型变量,Poisson 分布)、负二项回归(计数型变量,负二项分布)和 COX 模型回归(生存资料)。

小　结

资料的收集是一个有计划的过程,是关系到能否正确回答研究问题、证实研究假设的重要步骤。临床研究常用的收集资料的方法有问卷法、档案记录收集法、查体法及生物医学测量法等。决定资料收集方案的关键因素主要有研究设计的类型、变量的类型、研究对象的特点及收集资料方案的可行性等。不管采用何种方法收集资料,都需要自始至终地进行严格的质量控制,以确保资料的真实性和客观性。如果是采用问卷法进行资料收集,应该注意问卷编制的基本原则和注意事项,并对问卷法的测量工具进行必要的信度和效度分析。最后应根据研究目的和资料的性质,选用恰当的统计方法对资料进行分析,并对统计结果进行正确的解释,从而找出变量之间的规律性。

思考题

1. 临床研究中收集资料的常用方法有哪些?

2. 问卷编制中调查项目采用开放性提问的优缺点各有哪些?

3. 常用的量表的效度考评指标有哪些?

4. 在临床资料的统计分析中,定量资料集中趋势的统计描述指标有哪些?

二维码 2-5
讨论文献

二维码 2-6
测验题

(吴思英编,朱益民审)

二维码 3-1
教学 PPT

第三章 临床科研设计的基本要素与原则

第一节 概 述

在临床科研项目实施之前，需要对某一项研究的具体内容和方法做周密安排，因此需要先做研究设计。以人为主要研究对象的生物医学研究比较复杂，影响因素很多，为了达到研究目标，获得可靠的研究结果，需要有科学的研究方法和合理的研究设计来控制主要的影响因素，以获得可靠的研究结果。如果在研究设计中存在重大的缺陷（如样本代表性差、各组间缺乏可比性、资料准确性差等），就可能影响研究结果的真实性和研究价值。另一方面，还要考虑研究对象（样本）的数量，样本量过少可能导致假阴性结果，样本量过多又会增加系统误差，并增加人力、物力和财力的消耗。

第二节 临床科研设计的基本要素

临床科研设计的重要内容是明确和合理安排研究的基本要素，即研究因素（study factor）、研究对象（subject）和研究效应（effect），通常称之为科研三要素。

一、研究因素

研究因素是指人为施加给研究对象或者研究对象本身具有的、与研究结局可能有关的因素。在实验性研究中，通常称之为处理因素或干预因素；在观察性研究中，经常称之为影响因素或暴露因素。

（一）研究因素的分类

1.按照性质分

研究因素可分为自然环境因素（物理因素、化学因素、生物因素）、社会环境因素和个体因素等。

（1）物理因素：如温度（高温或低温）、湿度、气压、噪声、振动、电磁和电离辐射等。

（2）化学因素：如各种化疗药物、各种化学性毒物（如苯、联苯胺、铅、铬等）和各种化学品（如化妆品、食物添加剂等）。

（3）生物因素：如细菌、病毒、真菌、衣原体、立克次体和螺旋体、寄生虫等各种病原微生物，也包括各种生物传播媒介，如蚊子、钉螺和松毛虫等。

（4）社会环境因素：如社会制度、医疗保健制度等。

（5）个体因素：包括年龄、性别、免疫、营养、心理、行为生活方式（如吸烟、饮酒、饮食和运动等)以及遗传因素等。

也可能是混合性因素,如大气污染或PM2.5可能包含物理、化学因素甚至是生物因素。

2.研究因素与非研究因素

影响疾病发生和预后的因素是很多的,但是在某一次研究中无法把所有相关因素都作为研究因素,往往根据研究目的的不同选择一个或几个因素作为研究因素,明确它们的效应或影响效应大小的因素,而把其他因素作为非研究因素。例如把需要探讨与疾病发生和预后的关系以及其效应大小的因素作为研究因素,而把与结局有关,但是不需要直接探讨其效应大小的因素作为非研究因素。因此,研究因素的确定主要是根据研究目的。在分析某一研究因素与效应的关系时,非研究因素产生的影响是需要控制的,否则无法了解研究因素的真实效应。

3.单因素与多因素、单水平与多水平

在一项研究中,研究因素可以是一个(单因素),也可能是多个(多因素),取决于研究目的和所采用的研究方法。每个因素可设置不同水平,如二水平(如吸烟/不吸烟、用药/不用药等)或多水平(如阴性、低、中、高剂量组)。如欲分析暴露与效应的剂量反应关系,则需要设立多个水平。随着统计技术和计算机技术的发展,多因素和多水平设计成为医学科研中重要的设计方法。

(二)研究因素的标准化

一旦入选作为研究因素,每个研究因素的定义、标准、测定和评价方法应在整个研究过程中保持一致,称为研究因素的标准化。例如在实验性研究中,某一干预因素如药物的名称、生产批次、给药的剂量、给药时间和方法、测量方法等在所有的研究对象中应一致。

二、研究对象

研究对象也称为受试对象或实验对象(干预研究),是指被调查或实验的人、动物和器官、组织、细胞等。

(一)以人作为研究对象

在临床人群研究中,以患者作为主要研究对象。根据研究要求选择研究对象。大多数临床研究是样本研究,在确定研究对象(样本)时,首先要明确目标人群(总体)的特征,目标人群(总体)是由样本研究的结果需要推论的那个人群。在目标人群中选择有代表性的研究对象(样本),需要建立适当的入选标准(inclusion criteria)和排除标准(exclusion criteria),实例见二维码3-2。样本代表性是研究结果外推到目标人群的基础,否则可能会影响研究的外部真实性。

二维码3-2
延伸阅读

同时需要考虑研究对象的依从性,即研究对象按照研究设计方案接受相应措施的合作程度,依从性高低影响研究结果的可靠性。因此,在实验性研究中需要提高研究对象(实验组和对照组)的依从性,采用各种方法对依从性进行监测。

由于涉及人群的研究比较复杂,人的生命是最为宝贵的,因此需要进行医学伦理审查,并且对参加试验或调查的研究对象进行知情同意。科研项目的伦理审查和知情同意方法请查阅相关参考书。

(二)以动物为研究对象

从保护人的健康和医学伦理的角度考虑，在很多情况下，不能直接以人作为实验对象，因此，动物经常用来替代人，作为实验对象应用于医学研究之中。整体动物实验能综合反映体内各种生理、生化等方面的功能性和病理性变化，在一定程度上能反映实际情况，动物实验是生命科学研究中不可缺少的部分。

常见的实验动物有大鼠、小鼠、豚鼠、兔子、果蝇、斑马鱼、猴、犬等。要根据研究内容和动物的生理生化特性选择实验动物。例如，研究人类移植瘤，可用缺乏免疫排异反应的动物（如裸鼠）作为实验动物。研究呕吐反应时，可选用呕吐反应比较敏感的动物，如犬、鸟等。动物的选择首先选择成本低、繁殖快的小动物，如大鼠、小鼠。目前线虫、果蝇、斑马鱼已被广泛应用于医学研究之中。对于大型动物，如猴等灵长类动物应该严格限制。在选择一种动物时还要考虑动物的品系、年龄、性别、窝别、体重等。

在做动物实验时，要考虑受试动物对研究因素的敏感性以及人和动物之间的种属差异。动物和人一样也是生命体，也应善待和尊重，因此动物实验也应进行伦理审查。

(三)器官、组织、细胞等作为实验对象

利用人体器官、组织、细胞等离体材料，可以直接观察研究因素对相应组织、器官和细胞等生理和生化等的改变，使临床研究的深度不断推进，发现更多新的生物标志物，阐明疾病作用机制，验证人群研究中发现的结果。但是由于没有整体的神经、体液和内分泌调节，离体实验的结果有时和体内实验结果出现不一致的情况，在结果外推时要谨慎。

另外还需要考虑研究对象的数量，即样本量。样本量估计方法见本章第二节中重复原则部分。

三、研究效应

研究效应是指研究因素作用于研究对象所引起的结局(outcome)，包括试验效应或反应(response)，通过具体指标表示。这些指标可分为定量指标、定性指标和半定量指标。

在研究效应指标选择时要考虑如下 4 个方面：

1. 客观性

由于主观指标影响因素很多，因此要优先选择客观指标。如果目前还缺乏客观指标，需要建立统一的评价方法和标准，采用盲法观察，并对参加评价的工作人员进行培训等。

2. 特异性

特异性是指能准确反映研究因素效应本质的指标。

3. 灵敏性

灵敏性是指能反映效应变化的最小数量或最小水平。灵敏性低的方法或指标难以检出特别细微的变化，但是灵敏性过高，往往受到干扰较大。

4. 精确性

精确性包括精密度和准确度。精密度是指多次测量结果的一致性，可用方差或标准差表示。准确度是指测量值和真实值接近的程度，可用误差来评价。

效应指标的调查或测定要标准化，观察时应避免偏性，最好采用盲法。

第三节　临床科研设计的基本原则

为了获得可靠的研究结论，有效控制临床研究中的各种偏倚，需要进行合理的研究设计。在医学研究设计中必须遵循四项基本原则：随机化（randomization）、对照（control）、盲法观察（blind observation）和重复（repeat）。

一、随机化原则

随机化的核心是机会均等。随机化是医学研究中的一项重要原则。在医学研究中，随机化包括两方面内容：随机化抽样和随机化分组。通过随机化选择研究对象，可以得到一个有代表性的样本。当存在未知或不可控制的非处理因素时，随机化分组将研究对象随机分配到实验组和对照组之中，使这些非处理因素在实验组和对照组的分布一致。因此，随机化是实验性研究中保证组间均衡、可比的重要手段。

（一）随机化抽样和常用方法

随机化抽样是指总体或目标人群中的每个个体都有相同机会被抽中作为研究对象（样本）。在医学研究中，由于时间、人力、物力限制，通常不能把所有人群都作为研究对象，而只能选取其中一部分作为研究对象（样本）。对一组（或几组）研究对象（样本）进行调查或实验，获得原始数据，经过数据整理和统计分析得到样本信息（如均数、率等指标），并以样本的信息来推断总体人群的特征（图 3-1）。实现这一推断的前提条件是所采用的研究对象（样本）要有代表性，即能代表目标人群，否则，就不能实现这一推断。获得一个有代表性样本的常用方法是采用随机化抽样来选择研究对象，即目标人群中每个个体被选中的概率相等。这样获得的样本称为随机样本。"随机"不等于"随意"。医学研究的结果一般都需要推论，因此都需要采用随机化抽样的方法选择一组有代表性的研究对象。随机化抽样也是数据能统计分析和推断的前提。社会学、新闻传播学常用典型调查，其调查结果反映一部分（特殊人群）的特征，不能推论到普通人群。

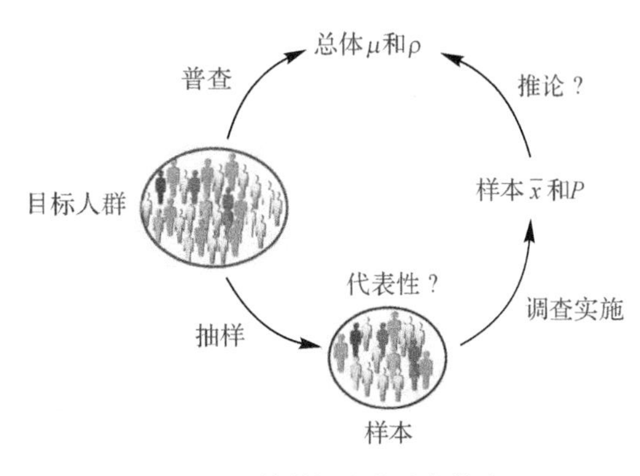

图 3-1　抽样调查的基本模式

【例 3-1】 为了解某地居民购房需求，某机构在最佳人居环境展览会现场采用随机抽样方法选择调查对象，并进行问卷调查。共发放调查问卷 1200 份，回收有效问卷 1182 份，其中有住宅购买意向的问卷 1010 份。该调查显示，该地居民住宅需求比较旺盛，需求率达到 1010÷1182×100％＝85.45％。问该结论是否正确？

在人群研究中常见的随机化抽样方法有单纯随机化抽样（simple random sampling）、系统抽样（systematic sampling）、分层抽样（stratified sampling）、整群抽样（cluster sampling）以及多阶段抽样（multistage sampling）方法。

1. 单纯随机化抽样

单纯随机化抽样也称为简单随机化抽样，是一种最简单、最基本的抽样方法。其基本原理是，从总体 N 个对象中采用随机方法（如随机数字）抽取 n 个，构成样本。基本原则是总体中每个对象被抽到的概率相等（均为 n/N）。常见的随机方法有抽签或抓阄、掷骰子、掷硬币（50%的概率）和随机数字法。随机数字表是根据概率论的原理编制的一种统计表，是获得随机数字的常用工具，见表 3-1。使用时首先随机地确定所用表的起始行数、列数，然后逐行、逐列按次序连续选取若干随机数，其结果比抽签方法更理想。

表 3-1　随机数字表

10 27 53 96 23	71 50 54 36 23	54 31 04 82 98	04 14 12 15 09	26 78 25 47 47
28 41 50 61 88	64 85 27 20 18	83 36 36 05 56	39 71 65 09 62	94 76 62 11 89
34 21 42 57 02	59 19 18 97 48	80 30 03 30 98	05 24 67 70 07	84 97 50 87 46
61 81 77 23 23	82 82 11 54 08	53 28 70 58 96	44 07 39 55 43	42 34 43 39 28
61 15 18 13 54	16 86 20 26 88	90 74 80 55 09	14 53 90 51 17	52 01 63 01 59
91 76 21 64 64	44 91 13 32 97	75 31 62 66 54	84 80 32 75 77	56 08 25 70 29
00 97 79 08 06	37 30 28 59 85	53 56 68 53 40	01 74 39 59 73	30 19 99 85 48
36 46 18 34 94	75 20 80 27 77	78 91 69 16 00	08 43 18 73 68	67 69 61 34 25
88 98 99 60 50	35 95 79 42 94	93 62 40 89 96	43 56 47 71 66	46 76 29 67 02
04 37 59 87 21	05 02 03 24 17	47 97 81 56 51	92 34 86 01 82	55 51 33 12 91
63 62 06 34 41	94 21 78 55 09	72 76 45 16 94	29 95 81 83 83	79 88 01 97 30
78 47 23 53 90	34 41 92 45 71	09 23 70 70 07	12 38 92 79 43	14 85 11 47 23
87 68 62 15 43	53 14 36 59 25	54 47 33 70 15	59 34 48 40 35	50 03 42 99 36
47 60 92 10 77	88 59 53 11 52	66 25 69 07 04	48 68 64 71 06	61 65 70 22 12
56 88 87 59 41	65 28 04 67 53	95 79 88 37 31	50 41 06 94 76	81 83 17 16 33
02 57 45 86 67	73 43 07 34 48	44 26 87 93 29	77 09 61 67 84	06 69 44 77 75
31 54 14 13 17	48 62 11 90 60	68 12 93 64 28	46 24 79 16 76	14 60 25 51 01
28 50 16 43 36	28 97 85 58 99	67 22 52 76 23	24 70 36 54 54	59 28 61 71 96
63 29 62 66 50	02 63 45 52 39	67 63 47 54 75	83 24 78 43 20	92 63 13 47 48
45 65 58 26 51	76 96 59 38 72	86 57 45 71 46	44 67 76 14 55	44 88 01 62 12
39 65 36 63 70	77 45 85 50 51	74 13 39 35 22	30 53 36 02 95	49 34 88 73 61
73 71 98 16 04	29 18 94 51 23	76 51 97 85 86	79 93 96 38 63	08 58 25 58 94
72 20 56 20 11	72 65 71 08 86	79 57 95 13 91	97 48 72 66 48	09 71 17 24 89
75 17 26 99 76	89 37 20 70 01	77 31 61 95 46	26 97 05 73 51	53 33 18 72 87
37 48 60 82 29	81 30 15 39 14	48 38 75 93 29	06 87 37 78 48	45 56 00 84 47

也可以利用计算机数据库软件中的随机函数(RAND(X))和取整函数(INT(X))产生任意位数的随机数字。例如,利用以下公式可以产生1～100的随机数字:

$$\mathrm{INT}(\mathrm{RAND}(X)\times 100)+1 \tag{3-1}$$

利用随机数字进行单纯随机抽样的基本步骤如下:

(1)确定目标人群的特征。

(2)将目标人群中的每个个体编号、排序。

(3)给每个个体分配一个随机数字。

(4)预先确定选择研究对象的方法。如欲抽取50%的人群作为样本,则可以按照随机数字是偶数或奇数来确定。如欲选择1/3的人群,则可以把随机数字除以3后,根据余数选择样本。也可以根据随机数字的大小来选择样本。

单纯抽样方法是在总体单位数不大,各个单位之间变异较小的情况下经常采用的抽样方法。如总体数量较大,则抽样过程比较麻烦,被抽到的个体比较分散,资料收集困难,可行性不大。如总体变异大,即使采用单纯随机抽样,获得样本的代表性也不一定好。

单纯随机抽样的标准误按资料性质可用式(3-2)和式(3-3)计算。

均数的标准误计算公式:

$$S_{\bar{x}}=\sqrt{\left(1-\frac{n}{N}\right)\frac{S^2}{n}} \tag{3-2}$$

率的标准误计算公式:

$$S_p=\sqrt{\left(1-\frac{n}{N}\right)\frac{p(1-p)}{n-1}} \tag{3-3}$$

式中:S为样本标准差,p为样本率,N为总体含量,n为样本量,其中n/N为抽样比,若小于5%可以忽略不计。

2. 系统抽样

系统抽样也称为机械抽样或等距抽样,指按照总体一定顺序,机械地每隔若干单位抽取一个研究对象组成样本的方法(图3-2)。

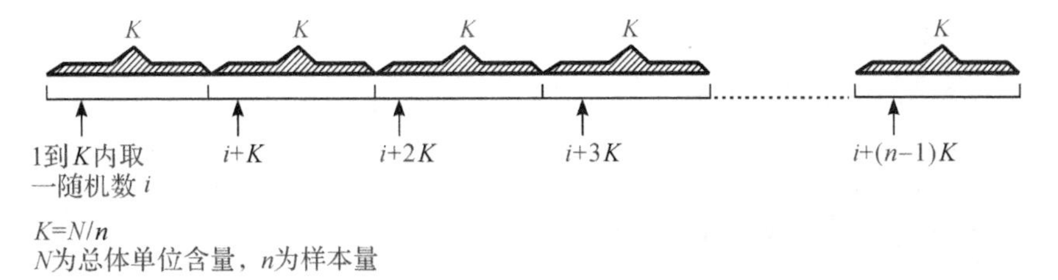

图3-2　系统抽样示意

系统抽样的基本步骤如下:

(1)确定目标人群的特征。

(2)将目标人群中的每个个体排序、编号,如从1～N相继编号。

(3)确定抽样间隔:$K=N/n$。根据抽样间隔,把总体依次分成K个抽样单位。

(4)在第一抽样单位人群(即从第1到K号人群)中,用随机抽样方法抽取1个体作为第一个抽样单位的研究对象,如选i号作为第一个抽样单位的研究对象。然后加上K作为第二组的样本号，即第二个抽样单位的样本为 $i+K$。以此类推，第 j 组内被抽中的样本号为 $i+(j-1)\times K$，以此来确定所有样本人群。

系统抽样的优点：①事先不需知道总体内的单位数；②容易在人群现场进行抽样，特别是总体人数比较多时，也容易进行；③所得到的样本均匀分布在总体各个部分，一般代表性较好。

系统抽样的缺点：假如总体各单位的分布呈周期性趋势，而抽样间隔刚好是其周期的倍数，则可能使样本产生很大的偏性。

系统抽样标准误的计算可用单纯随机抽样公式估计。

3.分层抽样

如果总体中各个单位间的变异比较大，采用单纯随机抽样的方法获得样本的代表性并不很好。如需对总体进行抽样，可以采用分层抽样的方法。分层抽样即把总体按某种特征（往往是影响变异最大的因素，如年龄、性别、文化水平、疾病程度等）分为若干层，然后分别从每一层内（变异变小）进行单纯随机抽样，组成一个样本，把所有层内的样本合并成总样本（图 3-3）。

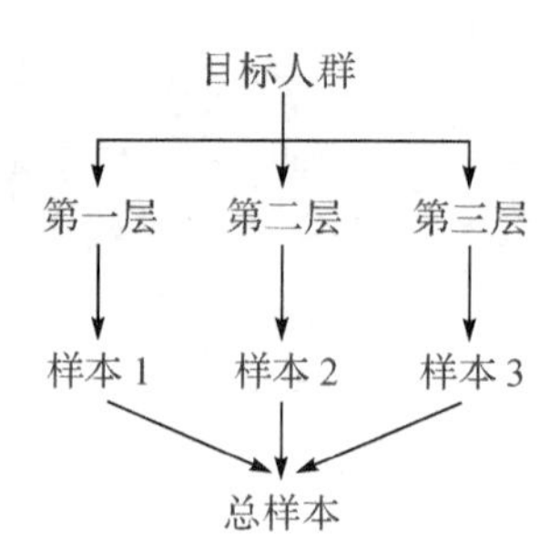

图 3-3　分层抽样示意

通过分层，把内部变异很大的总体分成若干内部变异较小的层，分层后应使每一层内个体变异越小越好，而层间变异则越大越好。分层可以提高总体指标估计值的精确度，比单纯随机抽样所得到的结果准确性更高，能保证总体中每一个层都有个体被抽到。分层调查除了能估计总体的参数值，还可以分别估计各个层内的情况。

如果各层内的样本数 n_i 按总体中各层单位数（N_i）的比例分配，即

$$n_i = n \times \frac{N_i}{N} \tag{3-4}$$

式（3-4）中 n 为总样本数，N 为总体单位数，N_i 为各层内单位数，这种设计称为按比例分配的分层抽样，其标准误的计算公式如下：

均数的标准误计算公式：

$$S_{\bar{x}} = \sqrt{\left(1-\frac{n}{N}\right)\left(\frac{1}{n^2}\right)\sum S_i^2 n_i} \tag{3-5}$$

率的标准误计算公式：

$$S_{\bar{p}} = \sqrt{\frac{1}{n^2}\cdot\left(1-\frac{n}{N}\right)\cdot\sum\frac{n_i^2}{n_i-1}\cdot p_i(1-p_i)} \tag{3-6}$$

若各层内样本数 n_i 按下列公式计算：

率的抽样：

$$n_i = n\cdot\frac{N_i\sqrt{p_i q_i}}{\sum N_i\sqrt{p_i q_i}} \tag{3-7}$$

均数抽样：

$$n_i = n\cdot\frac{N_i\sigma_i}{\sum N_i\sigma_i} \tag{3-8}$$

上两式中 σ_i 为总体第 i 层的标准差；p_i 为总体第 i 层的率，$q_i = 1-p_i$。

在这种情况下所获得的样本均数或样本率的方差最小，称为最优分配的分层抽样，其标准误的计算公式如下：

均数的标准误计算公式：

$$S_{\bar{x}} = \frac{1}{N}\sqrt{\sum N_i^2\left(1-\frac{n_i}{N_i}\right)\frac{S_i^2}{n_i}} \tag{3-9}$$

率的标准误计算公式：

$$S_{\bar{p}} = \frac{1}{N}\sqrt{\sum N_i^2\left(1-\frac{n_i}{N_i}\right)\frac{p_i(1-p_i)}{n_i-1}} \tag{3-10}$$

4. 整群抽样

采用单纯随机抽样等方法获得的研究对象可能包含在总体中的每一个部分。虽然这种调查覆盖面较大，但是调查所花的人力、物力将很大，在现场也不容易组织实施。如先将总体分成若干群组（如不同的居民区、班级等），以这些群组为基本单位，随机抽取部分群组作为观察单位而组成样本，这种抽样方法称为整群抽样。如被抽到群组中每个个体都作为研究对象，则称为单纯整群抽样。若对被抽到群组再用随机方法选择部分个体组成研究对象，称为二阶段抽样。

整群抽样的特点：①容易组织与实施，节省人力、物力。②群间差异越小，抽取群数越多，代表性越好。③与单纯随机抽样相比，抽样误差较大。因此，整群抽样调查的样本量比其他方法要增加 1/2 左右。

整群抽样设计要求各群组之间的变异不能太大，否则抽样误差比较大。

5. 多级抽样

在大型流行病学调查中，常常将上面几种抽样方法综合使用。如先从总体中抽取范围较大的单元，称为一级抽样单元（如县、区、市），再从每个抽中的一级抽样单元中抽取范围较小的二级抽样单元（乡镇、街道），以此类推，逐级抽取其中范围更小的抽样单元（如村、居民区）作为调查单位（图 3-4）。

每个阶段的抽样可以采用单纯随机抽样、系统抽样或整群抽样等方法。多级抽样可以充分利用各种抽样方法的优势，克服各自的不足，并能节省人力、物力。

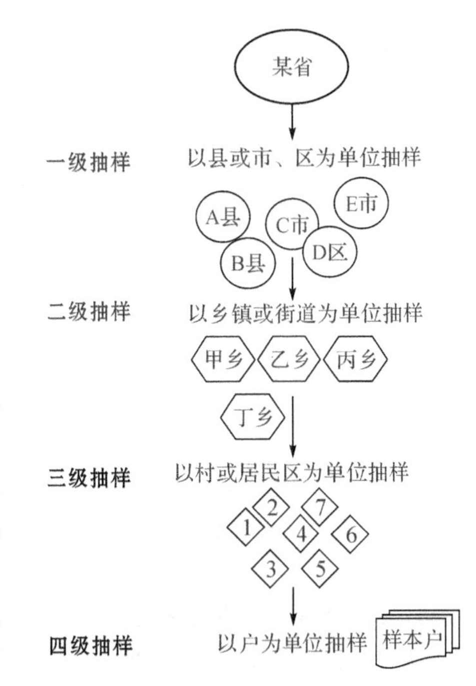

图 3-4　多级抽样示意

（二）随机化分组和常用方法

在实验性研究中，除了干预因素外，实验组和对照组在非研究因素的分布上一致，这样才能消除这些因素对实验结果的影响。通过随机化分组，可以获得有均衡性的实验组和对照组。常用的随机化分组方法有简单随机化（simple randomization）、区组随机化（block randomization）、分层随机化（stratified randomization）和整群随机化（cluster randomization）等。

1. 完全随机化

完全随机化就是用抽签或随机数字表等方法直接对实验单位或调查人群进行随机化分组，分组后各组的单位数可以相同也可以不同。若为小样本资料，当组间个体数目差异较大时，需重新随机分组，直至两组样本量相近为止。完全随机化简单易行，是实施其他随机分组方法的基础，但当样本量较大时，工作量较大，不易实施。完全随机化的基本步骤如下：

(1)将每个研究对象排序。

(2)给每个对象依次分配一个随机数字，随机数字可从随机数字表或随机函数获得(见本节第二部分)。

(3)事先确定分组的方法。如根据随机数字的单、双数分成两组；或把随机数字除以3后的余数分成三组。

(4)根据随机数字进行分组。

【例3-2】 将12只小鼠用完全随机化的方法分成3组。

(1)将12只小鼠依次编号1～12。

(2)从随机数字表(表3-1)中的任一行任一列开始，如第四行第一列开始，依次读取两位随机数分配给每只小鼠。

(3)将随机数字除以3后记录余数，并规定余数为0为B组，1为C组，2为A组。

(4)根据余数和选择方法，确定各小鼠的分组。

分组结果见表3-2。

表3-2 完全随机化分组方法

编号	1	2	3	4	5	6	7	8	9	10	11	12	13	14	15
随机数字	88	56	53	27	59	33	35	72	67	47	77	34	55	45	70
除3余数	1	2	2	0	2	0	2	0	1	2	2	1	1	0	1
组别	B	C	C	A	C	A	C	A	B	C	C	B	B	A	B

2. 区组随机化

区组随机化设计是把影响变异较大的某一非研究因素作为区组因素，将该因素分布相同或相近的受试对象组成一个区组或配伍组，每个区组内受试对象数目等于处理因素水平数(分组数)。各区组间的受试对象不仅数目相等，而且也较均衡。区组随机化设计缩小了组间差别，提高了实验效率。

【例3-3】 将12只小鼠按区组要求设计，分成3个处理组。分组步骤如下：

(1)将12只小鼠按照性别相同、体重相近的原则分成4个区组，每个区组内有3只小鼠。

(2)给每一只小鼠分配一个随机数字。

(3)在每个区组内，根据随机数字的大小分至甲、乙、丙3组中。

分组结果见表3-3。

3. 分层随机化

当研究对象变异较大，如按照完全随机化方法进行分组后，各组间的某些混杂因素如年龄、性别等可能分布不均而降低可比性。如按影响研究对象变异最大的因素如年龄、性别、种族、文化程度、居住条件等先进行分层，在每层内分别随机地把研究对象分配到不同组间，这种方法称为分层随机化分组。分层设计可以更好地保证各处理组间达到良好的均衡性，提高检验效率。分层随机化的基本步骤如下：

(1)根据研究对象的某个非处理因素(混杂因素)对样本进行分层。

(2)在每一层内进行随机化分组，分成实验组和对照组。

(3)各层实验组研究对象合计组成实验组，各层对照组研究对象合计组成对照组(图 3-5)。

表 3-3 区组随机化分组方法

	区组 1			区组 2			区组 3			区组 4		
按体重高低排序	1	2	3	4	5	6	7	8	9	10	11	12
分配随机数字	31	57	24	55	6	88	77	4	74	47	67	21
按随机数字大小分组	乙	甲	丙	乙	丙	甲	甲	丙	乙	乙	甲	丙

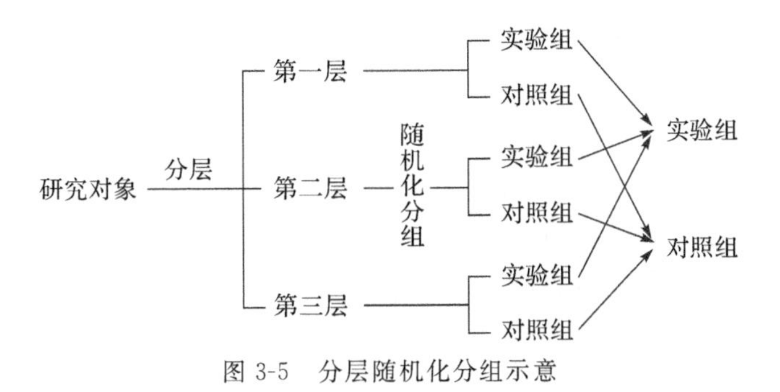

图 3-5 分层随机化分组示意

4.整群随机化

按社区或一群组为单位分配，即以居民区、班级、村庄、医院、家庭等为单位进行随机分组、不直接涉及区组内的研究对象。例如，把 10 个班的大学生，以班级为单位随机分成 2 组(图 3-6)。

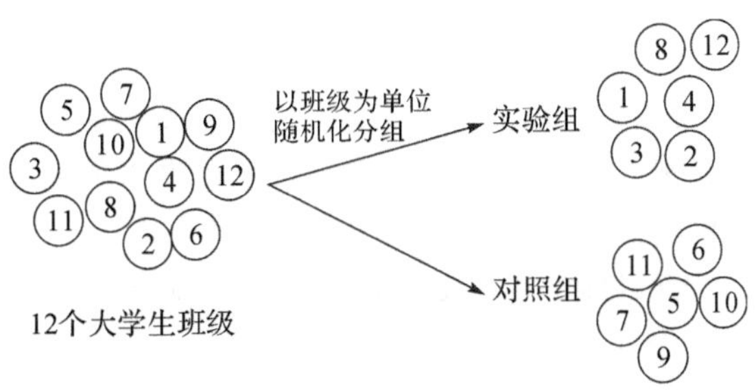

图 3-6 整群随机化分组示意

该方法容易实施，可以节约人力、物力，适用于大规模调查和研究，但抽样误差较大。实施整群随机化分组要求各群组内变异较小、同质性高。

二、对照原则

有比较才有鉴别。在医学研究中，除了有研究因素或接受处理因素的暴露组或实验组外，还应同时设立对照组。对照组是指除了不接受实验组的干预措施外，其他非研究因素的分布与实验组完全一致的研究对象。通过与对照组的比较，才能评价研究因素的真实作用，并消除其他非研究因素的影响。

(一)设立对照的意义

与其他自然科学相比,生物医学研究更具复杂性。除了研究因素与研究效应有关外,还有其他许多非研究因素影响研究结果(图 3-7)。这些因素可以分为 4 个方面。

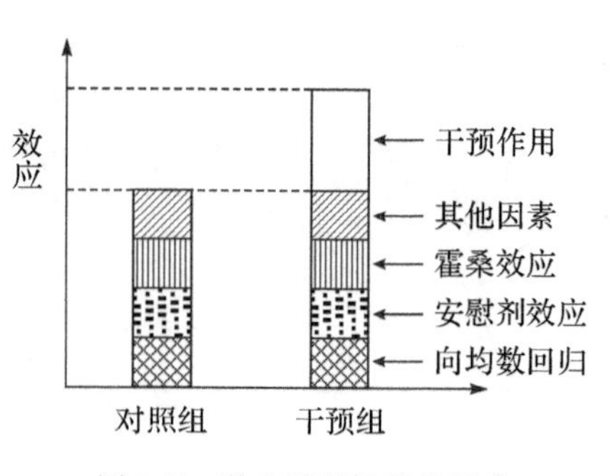

图 3-7 影响干预结果的因素

1. 不能预知结局的因素

像狂犬病患者的死亡率几乎百分之百,如有新疗法可以治愈该病,可以不需要设立对照。但是,大多数疾病的预后或结局不易预测,个体人口学特征和其他生物学因素如年龄、性别、职业、饮食习惯、营养、免疫、精神心理、种族、遗传因素等都会对研究结局产生影响。研究对象的效应是研究因素和众多非研究因素共同作用的结果。对于流行性感冒、缺铁性贫血等自限性疾病,即使不经特异治疗,病情也会好转或痊愈。如果不消除这些因素的影响,很难分析研究因素的真实效应。

2. 霍桑效应

霍桑效应(Hawthorne effect)是指研究对象由于成为研究中受关注的目标而改变其行为并产生一定的效应,这些效应与所接受的干预因素无关。如对医院或医生的信任,对治疗产生有利效应;反之,如果不信任,则对治疗会产生不利的效应。

3. 向均数回归

向均数回归(regression to the mean)是临床上见到的一种现象,即一些极端的临床症状或体征或化验指标的病人,即使不进行治疗处理,在其后的连续测量中,这些指标也有向正常值趋近的现象。例如血压水平处于高限 5%的人,即使不治疗,过一段时间再测血压,血压值可能会降低。

4. 安慰剂效应

安慰剂(placebo)是指不具有特异性治疗或致病效应的制剂,与干预药物在外形、颜色、大小、气味、味道等方面没有差别。安慰剂常用乳糖、淀粉和生理盐水制成。使用安慰剂作为对照的措施,要注意安慰剂效应。安慰剂效应是指由于安慰剂的使用产生的一些非特异效应,包括类似于干预因素的效应。

要消除这些非研究因素的影响,把研究因素的真实效应表现出来,必须设立对照。

实验组:$F + F_{11} + F_{12} + \cdots + F_{1n} \Rightarrow E_1$ (3-11)

对照组:$\overline{F} + F_{01} + F_{02} + \cdots + F_{0n} \Rightarrow E_2$ (3-12)

F 因素的真实效应:$\Delta E = E_1 - E_2$ (3-13)

上式成立的前提条件是:$F_{11} = F_{01}, F_{12} = F_{02}, \cdots, F_{1n} = F_{0n}$,即对照组的研究对象,除了研究因素之外,其他非研究因素的分布与实验组一致,即实验组和对照组在主要非研究因素上具有均衡性。有均衡性,才有可比性,这种对照称为有效的对照。只有正确设立对照,才能把处理因素的效应充分暴露出来,平衡非处理因素对试验结果的影响,有效控制各种混杂因素。均衡性也是研究设计中的一项基本要求,在有些论著中把它独立于对照,作为一项医学研究设计的基本原则。通过比较实验组和对照组的研究效应,反映研究因素真实的效应和效果。在医学科研中，尤其是在一些效应随季节变化(如慢性支气管炎的发病或疗效)、自限性疾病(如甲型病毒性肝炎、流行性感冒等)、以主观感觉或心理效应作为主要观察指标的研究中，必须设立严格的对照。例如，20 世纪 60 年代出现的卤碱疗法、鸡血疗法等，都没有严格设计对照，虽轰动一时，最终却造成了许多不良影响。

(二)常见的对照形式

1. 空白对照

空白对照即无干预措施，对照组不加任何处理措施，常用于干预试验，排除自然因素或自愈因素对试验结果的影响。如观察某种新疫苗预防某种传染病的效果，实验组儿童接种该疫苗，对照组儿童不接种任何免疫制品，最后比较两组的血清学和流行病学指标。在对感冒、皮炎等有自愈倾向的疾病进行防治效果研究时，空白对照可以很好地说明疾病的痊愈是防治的效果还是自然痊愈。

空白对照的缺点是由于不给予患者任何治疗措施，在一些疾病的治疗试验中可能会违背医学伦理原则。此外，由于不能实施盲法观察，故无法排除心理因素对结果的影响。

2. 安慰剂对照

安慰剂对照即给予对照组安慰剂。使用安慰剂对照主要是为了避免心理因素等非实验因素对试验结果的影响；也可消除疾病自然进程的影响，观察到试验药物的真正作用。考虑到伦理学原则，安慰剂对照一般用于所研究的疾病尚无有效的防治措施或使用后不会影响对照组研究对象的健康。同时，应用安慰剂对照时要注意安慰剂效应的影响。

3. 实验对照

为了有效地控制影响试验结果的非研究因素，仅采用空白对照是不够的，此时可以使用实验对照，即对照组的操作条件与实验组一致。例如青霉素过敏试验，以青霉素溶媒为实验对照，可排除由溶媒引起的过敏反应。再如观察某中药预防学生流感的效果，实验组服用该中药，同时每天进行教室的消毒、换气；对照组不服用该中药，但和实验组一样每天进行教室的消毒、换气。

4. 标准对照

在临床试验中，考虑到要保护对照组人群的健康不受损害，有时不宜设立安慰剂对照或空白对照。这时可以采用目前公认有效的药物或治疗方法作为对照组的措施，即标准对照。采用标准对照，一方面可以起到比较的作用，即消除非研究因素对研究效应的影响；另一方面，也能保护对照组人群的健康，不违背伦理学原则。

在标准对照下，与实验组比较后的统计学检验结果(P 大于 0.05 或小于 0.05)的实际意义与安慰剂对照就不相同了。

5. 自身对照

自身对照是指对照和实验在同一研究对象中进行。研究对象在前后两个阶段分别使用两种不同的干预措施，比较干预的效果，或者某种方法治疗前后的比较。自身前后对照设计简单，但其运用前提是如果不给这些研究对象(如患者)以有效的治疗药物，其效应指标(如病情)将保持稳定不变。对于自限性疾病，如流行性感冒、甲型病毒性肝炎等，不宜设置自身对照。

自身对照还有一种形式是同一个人不同部位、器官的比较，如左眼与右眼、左手与右手。

6.历史对照

用过去研究的结果作为对照称为历史对照。历史对照不是同期对照，由于时间不同，试验条件不同，往往缺乏可比性，一般不建议使用。但是对于有明确结局或由于伦理等原因无法设立同期对照的情况，以历史对照作为参比。

此外，还有交叉对照等，此不赘述。

三、盲法原则

在科研设计中，研究对象和研究者的主观因素往往会影响到研究信息的真实性，产生信息偏倚。这种偏倚可产生于从设计到结果分析的任一环节。如在临床试验设计中，患者的心理因素和医务工作者的主观判断都可能干扰试验结果，产生偏倚。采用盲法试验可避免这种偏倚。所谓盲法，是指参加试验的研究者或受试者一方或双方都不知道试验对象被分配在哪一组，接受试验措施还是对照措施。盲法可以有效避免受试者或试验者的主观影响。根据盲法设置对象不同，一般分为单盲（single blind）、双盲（double blind）和三盲（triple blind）（表3-4）。

表3-4　盲法观察的类型

	设盲对象		
	研究对象	研究者	资料收集与统计者
单盲	√	×	×
双盲	√	√	×
三盲	√	√	√

（一）单盲

研究中只对研究对象设盲。如在新药试验中，患者不知道自己的分组情况和具体的用药情况，而参加试验的医护人员知道，操作时一般采用安慰剂。该设计方法简单，易操作，可以消除受试者心理因素的影响，同时研究者可以较好地观察研究对象接受不同处理措施后的效果，及时处理治疗中可能发生的问题，保障研究对象安全。缺点是在获得和分析各种研究资料，如结局的判断时，可能受到研究者主观因素的影响而产生偏倚。例如，因了解研究对象的分组情况，医务人员在判断疗效时对治疗组和对照组病人可能采用不同标准，或因为对照组没有得到治疗而有意无意地给对照组补偿性治疗等。

实施单盲时，对照组需使用安慰剂。当安慰剂不利于患者病情时，可使用标准药物。

（二）双盲

研究设计者安排和控制整个试验，研究对象和给予干预或结局评估的研究人员均不了解试验分组情况。双盲可以避免研究者和研究对象的主观因素影响带来的偏倚，提高研究的真实性。如在临床试验中患者和执行医疗措施的医务人员均不知道患者接受何种治疗，可使医生在检查、询问患者时一视同仁，不带主观偏见。该法的缺点是操作难度大，一旦出现意外很难及时处理，因此不适用于治疗过程中疗效变化大的试验和危重症患者的治疗。

双盲设计要求有一整套完善的代号，如全部受试者、相关记录、使用的药物或安慰剂以及化验单都要使用代码。保密是双盲设计的关键，若试验结束前盲底泄露或退出试验的研究对象超过20%，则双盲试验失败。另外应预先制定一些观察指标，以明确停药或更换药物的指征。在盲法实施过程中要注意避免出现违背医德的现象。当研究对象出现严重的副反应、治疗无效或病情加重时，应中止盲法，给予相应的处理。

(三)三盲

该方法可避免资料分析人员带来的偏倚,设计更为合理,但方法复杂,实际操作困难。

总的来说,盲法适用于疗效评价依赖于患者或医生的药物试验,可根据研究情况具体选择方法。例如,主要根据患者的主诉来决定药效的试验可用单盲法;主要由医生主观判断决定药效的试验须用双盲法。当然,并不是所有的临床研究都需要或能够采用盲法设计。例如,比较手术疗法与放射疗法治疗乳腺癌的效果,就不必、也无法采用盲法,试验在公开状况下进行,即研究对象和研究者均知道每个研究对象的分组情况和具体干预措施,这类研究称为公开试验。如评价某疾病手术、饮食和其他公共卫生干预措施的效果,都属于公开试验。公开试验适用于有客观观察指标的试验,例如以客观的疾病或健康指标为评价效果的试验或改变生活习惯的干预措施等。

对于观察性研究,盲法原则要求我们在收集资料(疾病的结局或暴露史)时,对每个研究对象(病例或对照,暴露组或非暴露组)采用同样的方法收集资料、给予同等程度的重视。或者在资料收集时,调查员不知道所调查对象的分组情况,以便客观收集资料。

四、重复原则

重复是指在相同条件下研究结果的一致性,以评价科研的科学性和可靠性。

(一)重复的含义

重复包括两方面含义。

1. 样本量重复和观察次数重复

在一次实验或调查中,需要有足够的观察样本量和观察次数,以避免实验结果的偶然性,突出其必然的规律。狭义的重复即样本量重复。观察次数重复是指对同一试验对象进行多次观察或测量,以提高观测结果的精确性。一般要求对某项指标至少观测三次。

2. 研究结果的重复

研究结果的重复即重复实验,以验证相同条件下结果的重现性,保证结果的可靠性。结果无法重现的研究是没有科学意义的。例如,在一些危险因素或生物标志物筛选中,先以一个人群作为初筛人群,初步筛选相关生物标志物(即发现阶段),然后在其他的独立人群中进行验证(replication),如果初筛的结果能够在验证人群中得到重复,那说明研究结果的可靠性较好,这也是重复性的体现。对于多个同类研究的不同研究结果,可以采用 Meta 分析方法进行定量综合,以获综合效应。Meta 分析采用特定的统计学方法,将多个独立的、针对同一医学问题、可以合成的研究结果综合起来进行定量分析。Meta 分析也称为定量系统评价,又称荟萃分析、元分析、文献资料统计结果的再分析。例如,在图 3-8 中,有 9 项研究对正常代谢肥胖的远期风险进行前瞻性研究,但是每一项研究结果不尽相同,有 2 项统计学阳性结果,其余 7 项呈现统计学阴性结果。采用 Meta 分析后,正常代谢肥胖的远期事件风险是 0.55,95%的可信区间是 0.40～0.71。Meta 分析的原理和方法见二维码 3-3 延伸阅读或参考相关书籍。

二维码 3-3
延伸阅读

(二)样本量的影响因素和估计方法

由于生物医学研究影响因素多,变异较大,因此单个研究需要有足够的样本量。从统计

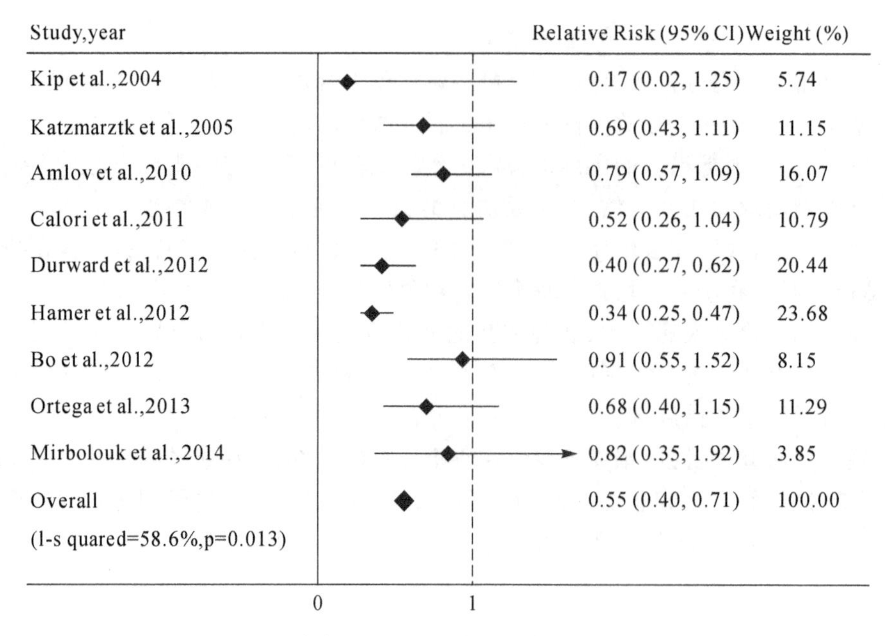

图 3-8　正常代谢肥胖的远期风险研究的 Meta 分析

学原理知道，样本的抽样误差，即标准误可以通过下列公式计算：

计量资料：

$$S_{\bar{x}} = S/\sqrt{n} \tag{3-14}$$

计数资料：

$$S_p = \sqrt{p(1-p)/n} \tag{3-15}$$

从以上两式可以看出，抽样误差与样本量平方根成反比，样本量越大，抽样误差越小，样本量越小，抽样误差越大。因此，为了能够精确估计总体的参数，需要有足够的样本量。

另外，在统计学检验时，样本量越大，检验效能越高，假阴性可能性越小。但是，还需要考虑到研究成本和费用(时间、人力、物力和财力)，样本量也不是越大越好，而且大样本可能会增加系统误差。因此，我们需要在满足统计学要求情况下的最小样本量，即最适样本量。

一项研究的样本量与以下因素有关：

(1)α 水平：α 越小，要求样本量越大，一般为小于 5%。

(2)β 水平：β 越小，要求样本量越大，一般要求检验效能$(1-\beta)$大于 75%。

(3)预期均数和标准差或预期患病率：研究对象变异越小(即标准差越小)，或预期患病率越高，所需的样本量越小。

(4)比较两组的效应(如均数或率)差值：差值越大，所需的样本量越小。

(5)研究方法和设计方法，如病例对照、队列或实验研究，成组设计、配对或配伍设计。

每一项研究中上述指标都不完全一样，因此研究所需的样本量也不同，需要在设计时做估计，估计方法如下：

(1)根据不同的研究设计，采用不同的样本量估计公式，用手工方法计算，公式可以参见本书中每一种研究方法具体介绍部分。

(2)查阅相关参考书籍中样本量估计的统计表。

(3)采用统计软件,如离线统计软件有 SAS、Stata、Epical 2000 或 nQueryAdvisor+nTerim 等。在线样本量估计的统计软件如 Power And Sample Size(http://powerandsamplesize.com/Calculators/)、网站 http://www.dssresearch.com/toolkit/spcalc/power_p2.asp,以及微信公众号"临床流行病学和循证医学"(微信号为 bysyrcce)有样本量估计模块。

小　结

合理的研究设计是获得可靠研究结果的前提条件。临床科研三个基本要素包括研究因素、研究对象和研究效应,简称三要素。在研究设计时,根据研究目的的不同,需要明确和合理安排好这三个基本要素,并遵循四个基本原则,即随机化、设立对照、盲法观察和重复原则。随机化包括随机化抽样和随机化分组。设立有效的对照可以控制非研究因素的影响。盲法观察可以排除研究者和研究对象的主观因素影响。重复要求单个研究需要有足够的样本量以及多次相同条件下研究结果的重现性。

思考题

1. 临床科研设计的基本原则是什么?

2. 试述盲法观察的基本含义。盲法观察可以控制什么偏倚?

二维码 3-4
讨论文献

二维码 3-5
测验题

(朱益民编,苏虹审)

二维码 4-1
教学 PPT

第四章 描述性研究

描述性研究(descriptive study)是临床科研设计中常见的类型之一。其主要研究内容包括描述特定人群中疾病或健康状态及其相关因素的分布情况,分析其相关关系,提出病因假设。描述性研究的常见类型主要有现况研究、个案调查、病例报告与病例系列分析、随访研究和生态学研究。本章将重点介绍现况研究、个案调查、病例报告与病例系列分析。

第一节 概 述

一、概念

描述性研究是指利用各种常规记录或通过专门调查获得的数据资料,按照不同地区、不同时间、不同人群特征进行分组,描述特定人群中有关疾病或健康状态以及有关特征和暴露因素的分布状况,或在此基础上进行比较分析,进而获得病因线索,提出病因假设的一种观察性研究方法。描述性研究往往是进行病因研究的起点。该研究是以观察为主要研究手段,一般不预设对照组,相关因素与疾病或健康状态的时间先后关系往往难以确定,但可为后续研究如分析性研究和实验性研究提供线索。

二、用途

1. 描述疾病或者健康状态的分布

描述疾病或健康状态在特定人群中的分布及其特征,为疾病防治或健康促进对策与措施的制定提供科学依据。

2. 描述疾病的发生发展的规律

通过描述性研究,可以获得人群中从健康、亚健康、亚临床到临床状态、相关结局(死亡、痊愈、病原携带)等的情况,从而获得疾病发生发展的规律;也有助于对疾病早期患者进行早发现、早诊断和早治疗。

3. 获得进一步研究的病因线索

不同地区、不同时间、不同人群的疾病或健康状态的分布存在差异时,其相关因素的分布不是随机的。通过描述性研究,进行各组的比较分析,可以获得影响疾病或健康状态的相关因素,为后续研究提供病因假设。

三、类型及定义

1. 现况研究

现况研究又称为现况调查,是指按照事先设计的要求对某一特定人群,在某一个时点或相对较短的时间内，同时收集暴露与疾病或健康状况的资料，对其三间分布特征进行描述或对暴露与疾病或健康状况进行相关分析，获得病因线索。现况研究是对某特定人群疾病或健康状况以及相关因素的一次“快照(snapshot)”。由于其时间相对较短，短到甚至可以是某一时点，所以又称为横断面调查(cross-sectional survey)或横断面研究(cross-sectional study)。又因其获得的反映疾病或健康状态的主要指标为患病率，所以又称为患病率研究。

2. 生态学研究

生态学研究(ecological study)又称相关性研究，是指在群体水平上研究某种因素与疾病的关系，以群体为观察和分析单位，通过描述不同人群中某因素的暴露状况与疾病的频率，分析该暴露因素与疾病之间的关系。以群体为观察和分析单位，这是生态学研究的最基本特征。由于缺乏个体的暴露与疾病的信息，群体水平上获得暴露因素与疾病的联系可能并不与个体的真实情况相符，所以生态学研究易发生生态学谬误(ecological fallacy)。根据比较的疾病频率是在不同人群间还是在同一人群的不同时点，将生态学研究分为两类，即生态比较研究和生态趋势研究。

3. 随访研究

随访研究(follow-up study)或称纵向研究，是指通过定期随访，观察疾病、健康状况或卫生事件在一个特定人群中随着时间推移的动态变化情况。不同于现况研究对某个时点或某段时间内特定人群中疾病或暴露分布特征的描述或分析，随访研究是对特定人群中各变量随时间变化的动态分布特征的描述或分析。如在医院中常常进行健康查体，若是对同一人群不同时期(年)的查体资料进行描述或分析，则属于随访研究；若是对不同人群在不同时期(年)的查体资料的描述或分析，则不属于随访研究。随访研究的随访时间间隔依据不同的研究内容和目的而不同，可以按半年、一年等随访一次。随访研究能显示出暴露与疾病或健康状态之间的时间先后顺序，结果说服力强于现况研究。需要注意的是，随访研究与分析性研究中的队列研究尽管都属于前瞻性研究，但两者主要的区别在于：①随访研究无事先设计的对照组，而队列研究具有事先设计的对照组(非暴露队列)，并与暴露组(暴露队列)做比较；②随访研究可提供病因线索，但不能验证病因假设，而队列研究是在具有病因假设或初步检验的基础上开展的，其目的是验证病因假设。

4. 个案调查

个案调查(case investigation)又称个案研究，是指对发生的个别病例、病例的家庭及周围环境进行的流行病学调查。研究对象一般为传染病患者，也可以是非传染病患者或病因未明的病例。不同于病例报告关注病例的临床特殊情况和其相对简单的分析方法，个案研究是对单个病例的全面而又深入的调查分析与总结，其信息获取的途径多样，分析资料方法多种，往往是定性资料和定量资料分析方法的综合运用。

5. 病例报告与病例系列分析

病例报告(case report)指对临床上某种罕见病或首次发现的单个病例或少数病例的详细介绍。通过病例报告，可以使新出现的或罕见的疾病或疾病不常见的表现得到医学界的关注，有助于形成新的假设。病例系列分析(case series analysis)则是对一组相同病例的临床资料进行整理、统计、分析、总结并得出结论，它是临床医生在大量临床实践积累的基础上，有意识地开展对该类疾病的系统总结，据此可以获得该类疾病的共同特征和提出病因线索。

第二节　现况研究

一、概述

(一)特点

1.在设计阶段不必预先设置对照组

在设计阶段,根据研究目的确定研究对象,然后通过调查或收集相关资料描述在某一时点或时期内的暴露和疾病分布状况。事先无须按暴露或疾病状态进行分组,然后再收集相关信息。但现况研究在资料处理与分析时,可根据不同暴露水平或疾病状态进行分组比较。

2.强调特定时间

现况研究旨在探讨某一特定时点或时期内特定人群中暴露与疾病分布状况或有无关联。如对某市三级甲等医院住院患者 2018 年 9 月 1 日的医院感染状况进行调查,强调的是该医院住院患者在 2018 年 9 月 1 日的医院感染状况。现况研究的调查时间应尽可能短,如上例,可调查该医院当日 12 时的医院感染状况。一般较大规模的现况研究可能会持续数周或更长时间,此时,需要注意所研究的疾病状态或暴露因素可能会随时间的变化而发生变化,从而影响调查结果。通常,时点患病率的精确性要高于期间患病率。

3.所获指标主要是患病率

一次现况研究获得的是某一特定时点或时期内特定人群的新、旧病例情况,因而所获得的反映疾病频率的指标为患病率。但有时开展定期重复进行的现况研究,也可以获得两次调查间隔期内某病的近似发病率,但这已不是一次现况研究的目的范畴了。

4.对暴露与疾病的时间先后关系常常不清楚

这是现况研究在判断暴露与疾病的因果联系时的不足之处。其原因为现况研究获得的是某一时点或一时期内的暴露与疾病的关系,暴露与疾病孰先孰后往往不清楚,所以无法说明暴露导致疾病这一因果联系。例如,一项现况研究显示低血清胆固醇水平与糖尿病具有统计学关联,但不能说明低血清胆固醇水平出现在糖尿病发病之前还是发生糖尿病后,即现况研究只能提示两者有关联,但不能提供时序关系。

5.往往不能进行因果推断

现况研究中获得的病例往往是那些病程长的,一些病程短的或很快死亡的病例则很难获得,故代表性受到一定限制;在分析疾病与暴露因素的关系时,既有影响其发病的因素,又有影响其存活的因素,不易说清疾病的真正发生原因;另外,病例一旦得到确诊,患者往往改变其以往的暴露,一般不清楚所获得的疾病与暴露的关系是在暴露改变前的还是在改变后的;再者,疾病与暴露在调查时共同存在,其时序关系往往不清楚,因而,现况研究获得的疾病与暴露的关系往往只能为病因假设提供线索,而不能据此进行因果推断。

(二)用途

1.描述疾病或者健康状况的分布情况

通过现况研究可以获得疾病或者健康状况在不同人群、不同时间、不同地区上的分布情况，为当地医疗卫生部门了解辖区内居民疾病种类及其严重程度、重点疾病等提供数据，从而做到"心中有数"，据此制定适宜的预防对策或卫生规划。如了解到本地区的高血压患病率以及不同人群、不同地区的分布情况，就可以在规划医院数目以及是否设立高血压专科医院、确定医院床位数、所需医生和护士人数以及配备药品等方面提供指导或参考依据。

2. 分析暴露与疾病或健康状况的联系

通过现况研究，可以初步分析暴露因素与疾病或健康状况的关系，为后续研究提供病因线索，形成初步的病因假设。

3. 确定高危人群

通过描述疾病或健康状况的危险因素在不同人群、不同时间、不同地区的分布情况，确定高危人群(high risk population)，并采取适宜的干预措施，从而减少降低其危险因素的暴露水平。

4. 可用于研究疾病的自然史

现况研究通过人群调查和检查，获得人群中不同疾病时期的患者、亚临床者、健康者的分布情况，从而了解某种疾病的自然史。

5. 评价疾病防制措施的效果

对同一人群进行实施干预措施前后的现况研究，可以评价该预防控制措施的效果。

(三)类型

根据涉及研究对象的范围可分为普查和抽样调查。

1. 普查

(1)概念：普查(census)即全面调查，是指为了了解某种(些)疾病的患病或人群中的健康状况，在特定时点或时期内对特定范围内的全部人群(总体)中的每一成员所做的调查或检查。这里的"特定范围内的全部人群(总体)中的每一成员"，可以是某个地区或某个乡村全部人群中的每一个人，也可以是这个地区或这个乡村下面的几个年龄组构成的全部人群中的每一个人，关键是对"特定范围内的全部人群"给予一个明确的界定。特定时点是指研究者规定的某时点，同时意味着时间较短，如某天的某一时点，某几天或1～2周。时间一般不要太长，以免人群中疾病或健康状况随时间的变动对结果带来影响。另外，实际中往往把几种疾病的普查结合在一起进行。如对某社区全部成年人群既测量个体血压又对其血标本进行血糖检测，从而获得该人群的高血压和糖尿病患病现况，就是两种疾病普查的结合，这样可以大大节省成本。

(2)目的：①可以获得特定人群的疾病状况，为疾病防治服务。通过普查，可以获得特定人群中全部的疾病患者信息，进而对其进行治疗与社区管理，延缓病情发展，促进康复，提升生命质量；可以发现早期患者，进而进行早诊断与早治疗；可以获得疾病的高危人群信息，据此采取针对性的干预措施。普查获得的结果，亦为医疗决策提供依据。②可以全面了解疾病及其暴露因素的分布情况。据此，可以初步分析疾病与暴露的关系，获得进一步开展病因研究的线索。③可以了解人体各类生理生化指标的正常值范围，如青少年身高、体重、血压、血脂测量等的正常值范围。④可以普及医学知识。普查需要对"特定范围内的全部人群(总体)中的每一成员"进行问卷调查或体格检查，在整个过程中，可以对其开展健康教育。另外，普查本身就是一次医学知识的普及工作。

(3)注意事项：①明确普查范围和统一普查时点。普查范围一定要明确，并获得确切的人口学资料。普查时点尽量统一，并尽快完成，尤其是在大型的普查中，否则，各调查点调查时点不一致，会影响调查结果。②普查的收益要高。为使收益高，所普查疾病的患病率在该人群中应该较高，所用的诊断方法应简便易行，且灵敏度与特异度高，这样可发现较多的真正患者，避免较多的假阳性者。③普查的可行性要强。普查的调查方法或检查方法简便易行，易被群众接受，并有足够的人力、物力、财力保证；现场有一定的组织基础和卫生设施，群众配合。④尽量减少漏查率。漏查率一般不应超过5%，若漏查率太高，如超过30%，则无实际的代表意义。⑤统一培训调查员。普查，尤其是大型的普查，所用调查人员多，普查前必须进行统一培训，使其严格按统一的标准与方法进行调查。

(4)优缺点：

1)优点：①可以获得该人群的全部病例，达到普查普治的目的。②可以较为全面地描述疾病与暴露在人群中的分布与特征，亦可以开展疾病与暴露因素的关系研究，为病因学研究提供线索。③可以普及医学卫生知识。④确定调查对象简单，无抽样误差。

2)缺点：①普查不适用于患病率低或诊断技术复杂的疾病。②普查所涉及的人群范围相对较大，调查期限短，易发生漏查，也可能存在一些漏诊或误诊，因而所获资料比较粗糙，准确性较差。③因参加调查人员多，调查技术与方法掌握程度不一致，组织工作难度大，不易保证调查质量。④一次普查不能得到发病率资料，只能获得患病率。

2. 抽样调查

(1)概念：抽样调查(sampling survey)指通过随机抽样的方法，对特定时间、特定范围内人群的一个代表性样本进行调查，以样本的统计量来估计总体参数的范围，即用有代表性的样本结果来估计总体的情况。如果研究或调查目的不是为了早期发现、早期治疗患者，只是对疾病的分布状况进行描述，而且样本量合适，就可以采用抽样调查，而无须开展普查。

(2)目的：①描述特定人群的疾病或健康状况的分布特征。利用抽样调查，可以获得该样本人群的疾病或健康状况，描述其分布特征，为医学实践服务。②提供病因研究的线索。通过抽样调查，能够获得欲研究疾病及其暴露因素的分布状况，并进行组间比较分析，可以获得疾病与暴露因素间的关系，据此提出病因假设，提供进一步研究的线索。③考核、评价预防措施的效果。在人群中就一项预防措施实施前后开展抽样调查，获得相应统计学指标，可考核或评价其预防措施的效果。④检查和衡量调查研究或常规资料的质量。如在一次调查研究中检查某位调查员的调查问卷填写质量，可以采用抽样调查的方法抽取其总量的10%进行检查。

(3)优缺点：

1)优点：①样本量小，调查范围小，调查工作易做得精细，应答率较高，调查质量容易得到保证，调查结果相对准确。②省时间、省人力和省物力资源等。

2)缺点：①不适用于患病率较低疾病的调查。若研究疾病在人群中的患病率较低，为获得足够的病例数就需要较大的样本量，这样会影响整个调查的可行性，若样本量大到总体的75%，则普查更适宜。②抽样调查的设计、组织实施与资料分析等工作都比较复杂。③不适用于一些变异大的变量研究，因所调查的样本只是总体的一部分，所以对于那些变异大的变量，样本量小时可能无法提供足够的信息。④不易发现重复和遗漏的资料。⑤无法满足普查普治的设计要求。

二、研究设计方法与步骤

现况研究是医疗卫生工作实践中应用频率很高的方法。为了保证调查研究的质量和获得预期的有价值的结果，必须有良好的研究设计。

(一)明确调查目的和类型

一项研究必须有明确的目的，目的越明确，工作越易开展。现况研究也需要根据实际工作的需要或研究所期望解决的问题，明确该次调查所要达到的目的。例如，了解 2 型糖尿病患者中同时患高血压的情况，或是了解 2 型糖尿病及其暴露因素(吸烟、缺乏体力活动、体重超重)的分布特征，进而探求它们之间的关系，或考核某种防制措施的效果等。

目的明确后，就要考虑采用何种类型的调查。现况调查有普查和抽样调查两种类型，根据该次调查的目的和普查与抽样调查的适用条件，确定两者中的一种。

(二)确定研究对象

应根据研究目的确定合适的研究对象，如规定调查对象的人群分布、地区分布及时间分布特征，并根据实际条件确定该特定范围内的全部人群或一部分随机抽样人群作为此次研究的调查对象。在现况研究中，如了解某地区农村成年人群的高血压流行状况，可选择该地区的农村且成年人群的全部人口或其随机样本进行调查。

(三)确定样本量和抽样方法

1. 样本量及其影响因素

抽样调查涉及样本量的问题。样本量应适当，若样本量过小，则达不到各组统计分析的要求，其代表性也会受到质疑；若样本量过大，则徒增人力、物力、财力的浪费，且工作量也增大。

影响样本量的因素较多，在现况研究中主要有：①预期疾病的现患率或健康事件的阳性率(P)。在一定范围内若预期现患率高，则需要的样本量小；反之，则需要的样本量大。②对调查结果精确性即对容许误差(d)的要求。容许误差越大，所需要的样本量就越小；反之，所需要的样本量就越大。③要求的显著性水平(α)。α 值越小，即要求的显著性水平越高，样本量就越大。④资料类型。一般而言，计量资料所需要的样本量小，计数资料所需要的样本量大。

从计数资料和计量资料考虑，样本量计算公式分别如下：

计量资料：

$$n=\frac{t_{\alpha/2}^{2}S^{2}}{d^{2}} \tag{4-1}$$

式中，n 为样本量；$t_{\alpha/2}$ 为 α 水平下的 t 值，如 $\alpha=0.05$，$t_{\alpha/2}=1.96\approx2$；$d$ 为容许误差；S 为总体标准差的估计值。

【例 4-1】 欲调查某体检人群男性血清胆固醇值，根据文献复习获知，某社区人群成年男性 $S=0.8$mmol/L，要求容许误差不超过 0.1mmol/L，并规定 $\alpha=0.05$，则该调查样本量为：

$$n=\frac{t_{\alpha/2}^{2}S^{2}}{d^{2}}\approx\frac{2^{2}\times0.8^{2}}{0.1^{2}}=256(\text{人})$$

计数资料：

$$n=\frac{t_{\alpha/2}^{2}PQ}{d^{2}} \tag{4-2}$$

式中，n、$t_{\alpha/2}$、d 意义同上；P 为总体率的估计值，$Q=1-P$。

【例 4-2】 欲对某医院住院患者医院感染率的情况开展调查，已知其他地区类似医院的住院患者医院感染率为 10%，要求显著性水平为 0.05，容许误差定为住院患者医院感染率的 10%，则该调查样本量为：

$$n=\frac{t_{\alpha/2}^{2}PQ}{d^{2}}\approx\frac{2^{2}\times10\%\times(1-10\%)}{(10\%\times10\%)^{2}}=3600(\text{人})$$

若要求的容许误差不超过其住院患者医院感染率的 20%，则该调查样本量为：

$$n=\frac{t_{\alpha/2}^{2}PQ}{d^{2}}\approx\frac{2^{2}\times10\%\times(1-10\%)}{(20\%\times10\%)^{2}}=900(\text{人})$$

由上可见，在其他条件一定时，所要求的容许误差越大，样本量越小。在实际工作中，可根据实际情况要求合适的容许误差，既达到要求的结果，又切实可行。

需要注意的是，上述公式适用于符合二项分布性质的资料，即当拟调查的疾病患病率不太小或不太大时适用。若拟调查的疾病患病率较高或较低即偏向两侧时，可以采用下式进行估计：

$$n=\left[\frac{57.3z_{\alpha/2}}{\arcsin(\delta/\sqrt{P(1-P)})}\right]^{2} \tag{4-3}$$

式中，$z_{\alpha/2}$ 为正态分布中累积概率，等于 $\alpha/2$ 时的 z 值，如 $\alpha=0.05$，$z_{\alpha/2}=1.96$ 或 $\alpha=0.01$，$z_{\alpha/2}=2.58$；δ 为容许误差；其他符号意义同上。

二维码 4-2
延伸阅读

一些疾病的现患率甚低，如肿瘤，往往以十万分之几或几十来描述，若其满足 Poisson 分布的要求，其样本量可以用 Poisson 分布期望可信限表来估计。

2. 抽样方法

抽样调查时，样本的代表性是其结果真实可靠的关键。为保证样本的代表性，需要注意：①必须遵循随机化原则，以确保整个研究人群中每个个体有同等被选入样本的概率。②注意样本量应适宜，尽管样本量不是越大越好，但至少应保证能够推断总体的样本量。

常用的抽样方法有单纯随机抽样、系统抽样、分层抽样、整群抽样和多阶段抽样。其定义和特点等内容详见第三章相关内容。其他抽样方法还有标准群组抽样方法、容量比例概率抽样等，具体可参照相关书籍。

(四)设计调查问卷

应用调查问卷收集与健康和疾病相关的信息，是医学研究中最直接和有效的手段之一。在编制调查问卷时，需要紧紧围绕研究目的和内容进行。调查问卷编制好后，需要开展预调查，并对其信效度进行评价。调查问卷详细内容见第二章相关内容。

(五)培训调查员

在调查研究中，有一支经过培训的有责任感并实事求是的调查员队伍是获得客观、真实信息的重要保障。在现况调查实施前，对选定的调查员必须进行统一培训，使其能够按照统一标准、统一方式对调查对象开展调查。只有经过培训并考核合格的人员才可以作为此次调查的调查员，按照实施计划开展调查。

（六）资料收集

在现况研究中有三种资料收集方法：①通过编制的调查问卷对研究对象进行调查，获得其疾病和暴露信息。②通过个体体格检查或实验室测定的方法获得有关暴露和疾病相关信息，如使用身高、体重计获取身高、体重信息；实验室中采用统一的仪器、试剂测定血标本以获取血糖、血脂等信息。③利用常规资料获得研究对象的相关信息，如疾病报告登记、体检记录、医疗记录或其他有关记录等。

在资料收集中需要注意：①在收集调查对象资料前，严格执行知情同意原则，避免调查中的伦理学问题。②在收集资料时，应严格按照现场调查工作手册或实施方案进行，不可随意变更，以保证整个研究过程前后一致和所获资料的同质性。如不可随意选择研究对象，使随机抽样变成随意抽样等。③在资料收集过程中，要注意疾病的标准和暴露（特征）的定义要明确和统一。④在资料收集后，应及时核查调查问卷，保证调查问卷质量。如调查员应在调查每个对象后及时核查调查内容，避免漏项、不清楚以及错误的填写内容等；调查核查员应在当地、当天及时地对上交的调查问卷进行核查，严格执行复检程序，一般要有 10%的复检率，避免在全部调查结束后再集中核查、纠正错误。⑤整个调查实施过程中，还需要及时核对时间进度和经费预算，合理安排调查人员和调查现场，避免不必要的人员、物力的浪费。

（七）资料整理与分析

1. 资料的整理

原始数据在录入计算机前，需要对其完整性、准确性进行认真、仔细的核查，以发现可能存在的问题，如缺项、漏项、重复以及可能错误的内容等，并采取相应的措施及时处理。如在调查问卷中发现有缺失的数据或逻辑错误的数据，可以通过电话再次访问研究对象或知情人、查阅有关的记录、再次调查或取样等弥补。还需要对调查问卷进行编码或核对已经编码的问卷，避免重复和遗漏。

原始数据核查完后，就要选用合适的计算机数据存储或分析软件进行数据的录入。在录入计算机过程中，保存的数据应尽可能与调查问卷原始记录一致。这也是保证调查研究准确性的重要环节。数据录入需要录入员。对录入员也需要进行必要的培训，以使得他们按照统一的录入规范客观、高效地录入数据。录入员的主要培训内容包括熟悉调查问卷的设计、编码规则和调查问卷的主要内容，熟悉录入程序以及掌握必要的录入技巧。在录入时，可以采用两遍单独录入的质量控制措施，以保证录入质量，避免录入错误。

在对数据进行统计分析前，仍然需要对计算机管理的数据进行整理。这是因为数据库中可能存在一些缺失值和不合理值。对于不合理值，应进行相应修正或处理。对于缺失值，可以进行数据填充。数据填充的方法有单一填补法（如均值填补、回归填补法等）、多重填补法、神经网络填补等。但不管用什么方法填补，当不合理值和缺失值所占比例比较高时，结果可能会不太理想。

经过数据整理后，数据锁定，才能对资料进行统一分析。

2. 资料的分析

现况调查的主要目的是描述特定人群中各种指标的分布特征以及不同特征间的差异比

较，资料分析方法也是紧紧围绕这两大目的开展。但不同的资料类型，所采用的统计分析方法不同，如对于连续变量的数据，需要了解数据的分布类型，若符合正态分布，可用参数检验的方法；若为非正态分布数据，此时就需要利用数据转换方法转变成正态分布数据，再采用参数检验的方法，若经转换后仍为非正态分布数据，则可考虑转化成分类数据，或采用非参数统计方法进行分析；对于量表中的数据，需要反向计分的应注意反向后再累加组成该量表总分或亚量表分再进行数据分析，然后选择合适的统计方法。对于分类数据，可采用 χ^2 检验的方法。对于疾病与暴露因素的关联分析，常采用多因素分析的方法，可以控制混杂因素的影响，也可以在多因素模型中对交互作用进行分析等。

(1)常用的分析指标：现况研究获得的主要指标是患病率性质的指标，如患病率、感染率、病原携带率等，以及某些暴露特征的流行率，如吸烟率、饮酒率、体力活动不足率等。对于一些数值变量资料，如身高、体重、血压值等，若符合正态分布，可用数据的均值、标准差等来描述；若不符合正态分布，可用中位数和四分位数间距等来表示。

(2)描述疾病分布：可以按时间、空间、人群特征进行描述。在现况研究中，根据研究对象的不同人群特征(如性别、年龄、职业、种族、文化程度、婚姻状况、社会经济地位、行为方式等)、地区特征(如城市、农村、城乡接合部、山区、平原或行政区划等)和时间特征(如日、月、季节、年)进行分组，采用适宜的指标如患病率、感染率、抗体阳转率、残疾率或均值和标准差来描述，必要时，要进行率的标准化，以便于不同特征间的比较。为了进一步了解组间各指标差异是否具有统计学意义，还需要根据资料类型选择适宜的统计学检验方法进行检验。

在实际中，常常是对疾病三间分布的综合描述，如按地区-时间、地区-人群、时间-人群或地区-时间-人群对疾病或健康状况分布进行描述和比较，从而更加全面地了解其现象和规律。

(3)分组比较分析：在现况研究中，不仅仅只是描述其组间分布特征，更多地还需要对组间差异性进行比较分析，这就需要根据资料类型选择适宜的统计学检验方法进行检验，看其差异是否具有统计学意义。以分类资料为例的资料整理表见表 4-1。

表 4-1　现况研究的资料整理表

暴露情况	患病人数	非患病人数	合计
+	a	b	$a+b$
−	c	d	$c+d$
合计	$a+c$	$b+d$	N

1)计算“率”：根据现况研究的资料整理表，可以计算有暴露的疾病患病率[$a/(a+b)$]和没有暴露的疾病患病率[$c/(c+d)$]，以及研究人群的疾病患病率[$(a+c)/N$]；也可以计算患病组的暴露率[$a/(a+c)$]和非患病组的暴露率[$b/(b+d)$]。

2)显著性检验：对于以上不同组间患病率或暴露率的差异分析，可用四格表 χ^2 检验或校正 χ^2 检验来说明差异是否具有统计学意义。若获得的“率”比较低，样本较小时，可采用直接概率法、二项分布检验或泊松分布检验。

3)效应估计：现况研究中得到的是不同暴露或特征的疾病患病率，通过对其比较可以获得疾病与暴露或特征的现患比(prevalence ratio，PR)或现患优势比(prevalence odds ratio，POR)。

①PR 是指暴露人群的疾病患病率与非暴露人群的疾病患病率之比，表明该因素暴露人群的患病率是非暴露人群患病率的倍数，间接推测暴露人群患病的危险性是非暴露人群的多少倍。

计算公式如下：

$$PR=\frac{a/(a+b)}{c/(c+d)} \tag{4-4}$$

若 $PR=1$，表示暴露人群与非暴露人群之间在疾病患病率上的差异无统计学意义，提示该暴露因素与患病无关；若 $PR>1$，表示暴露人群疾病患病率高于非暴露人群疾病患病率，且差异有统计学意义时，提示该因素可能对疾病具有危险效应；若 $PR<1$，表示暴露人群疾病患病率低于非暴露人群疾病患病率，且差异有统计学意义时，提示该因素可能对疾病具有保护效应。当 PR 值大于 1 时取值越大，或小于 1 时取值越小，暴露因素与疾病的关联越强，提示该因素成为疾病病因的可能性也就越大。据此，可以开展进一步的分析性研究。

②POR 是指患病人群的暴露比值与非患病人群的暴露比值的比，同样可推测暴露人群患病的危险性是非暴露人群的多少倍。

计算公式如下：

$$POR=\frac{\dfrac{\frac{a}{a+c}}{\frac{c}{a+c}}}{\dfrac{\frac{b}{b+d}}{\frac{d}{b+d}}}=\frac{\frac{a}{c}}{\frac{b}{d}}=\frac{ad}{bc} \tag{4-5}$$

POR 意义同 PR。需要注意的是，文献中关于现况研究暴露与疾病关联的分析上，经常直接用 OR。

4）剂量反应关系分析：有时可以根据不同暴露水平对现况研究资料进行不同暴露水平的率或效应值的分级比较和趋势 χ^2 检验，以判断暴露因素与疾病患病有无剂量反应关系。

5）多因素分析：在以上单因素分析的基础上，还可以进一步采用多因素分析的方法，如多元线性回归、Logistic 回归等进行分析，以控制可能的混杂因素或分析因素间的交互作用，从而更加客观、真实地揭示因素与疾病的关系。

（4）例题资料分析：以 Ferris 和 Anderson（1962）进行的一个关于慢性呼吸道疾病与吸烟、空气污染的现况研究资料为例（资料整理表见表 4-2），说明资料分析过程。

1）计算相应的“率”：根据表 4-2，可计算出吸烟组的慢性呼吸道疾病的患病率为 142/12142＝11.69‰，非吸烟组的慢性呼吸道疾病的患病率为 38/13138＝2.89‰；还可以计算慢性呼吸道疾病组和非慢性呼吸道疾病组中的吸烟暴露率，分别为 142/180＝78.89％和 12000/25100＝47.81％。

表 4-2　吸烟与慢性呼吸道疾病的现况调查资料整理表

吸烟情况	患病人数	非患病人数	合　计
＋	142	12000	12142
－	38	13100	13138
合计	180	25100	25280

2）显著性检验：对于 1）中获得的率差异有无统计学意义，可以采用 χ^2 检验进行分析。经 χ^2 检验，得到 $\chi^2=69.16$，查 χ^2 界值表，$\upsilon=(2-1)\times(2-1)=1$，$P<0.001$，表明慢性呼吸道疾病组和非慢性呼吸道疾病组中的吸烟暴露率差异具有统计学意义。

3)效应估计:可计算 PR 和 POR。

$$PR=11.69‰/2.89‰=4.04$$

结果表示,吸烟者慢性呼吸道疾病的患病风险是非吸烟者的 4.04 倍,提示吸烟对慢性呼吸道疾病的患病具有危险效应。

$$POR=142\times13100/(38\times12000)=4.08$$

结果同样表示,吸烟者慢性呼吸道疾病的患病风险是非吸烟者的 4.08 倍,提示吸烟对慢性呼吸道疾病的患病具有危险效应。此例 POR 与 PR 非常接近,显示出当患病率较低时,可用 POR 估计 PR。

(八)常见偏倚与质量控制

偏倚(bias),即系统误差。在现况研究中常见的偏倚主要为选择偏倚、信息偏倚;在因素与疾病关联分析时,也要考虑混杂偏倚。选择偏倚主要包括入院率偏倚、现患病例-新发病例偏倚、检出症候偏倚、无应答偏倚、易感性偏倚、失访偏倚等。信息偏倚主要包括回忆偏倚、暴露怀疑偏倚、诊断怀疑偏倚、说谎偏倚和诱导偏倚等。在调查中严格培训调查员,严格按照调查方案与统一方式开展调查,做好调查宣传工作,尽可能取得调查对象的配合与依从,采用匿名与客观性指标等可有效控制选择偏倚和信息偏倚。具体内容可参考本书第十章。

二维码 4-3
延伸阅读

三、优缺点

(一)优点

(1)现况研究可获得特定人群的患病率资料,为卫生决策、卫生规划的制定和实施以及医学实践服务。

(2)相对其他研究类型,现况研究实施的时间短,获得研究结果快,花费少。

(3)现况研究中的分组比较时,比较各组是来自同一目标人群的同期对照,可比性强。

(4)现况研究可同时观察一种或多种因素与一种或多种疾病的关系,为病因学研究提供线索。

(二)缺点

(1)一次现况调查不能得到疾病的发病率。现况研究调查获得的是某特定人群在某一时点或某一时期是否患病情况,得到的主要指标是患病率,一般不能得到疾病的发病率,除非在一个稳定的人群中,间隔一定时间后进行同样的现况研究。

(2)不适宜于患病率很低的疾病。若调查的疾病患病率很低,则需要的样本量很大或预期的阳性事件极少,在卫生经济学评价上不合理。

(3)无法确定因果关联。调查时暴露因素与疾病一般同时存在,难以确定先因后果的时序关系,因而一般不能确定暴露因素与疾病的因果关系。

第三节　个案调查

一、特点

1. 是对单个病例的全面了解

个案调查针对单个病例，对其发病、进展情况及其家庭、周围环境等进行全面的调查和了解，以获得其全貌。但需要注意的是，一项个案调查里面也可能会有几个同种病例的个案调查。

2. 需要到现场开展调查

个案调查为全面获得病例的相关资料或信息，需要到病例所生活的环境进行实地调查。个案调查需要摸清疾病发生的整个过程，或其“来龙去脉”，单纯靠文字记录所获得的信息远远不够，需要到现场访谈本人或知情人，观察其生活的环境，以及收集相关的实物等，综合分析后才有可能获得合理的结论。

3. 花费时间相对较长

为了摸清疾病病因，特别是对于一些未明原因的疾病病例的病因，需要深入病例的生活环境中仔细观察、全面调研、深入访谈、综合分析等，因此需要的时间相对较长。

4. 获得信息、分析信息的手段多样

个案调查中的信息既有常规的资料收集，如门诊、住院记录，医院中的体格检查，实验室结果等，又有需要科学设计获得的资料，如采用设计好的问卷进行病例、知情人访谈，还有对实地环境的客观观察，如病例所在家庭居住条件、周围邻居、社区环境等，必要的其他资料，如改水、饮食特殊供应等资料。另外，个案调查的分析手段也多样，既有定性资料的分析，也可能有定量资料的分析，是多种分析方法的综合利用。

二、用途

1. 可用于探寻病例发生的原因和疾病防治

疾病暴发或流行时，尽早开展个案研究，探寻其发生的可能原因并尽早采取相应措施，可减少或避免类似病例或事件的再次发生。如某地发生 1 例 H7N9 病例，此时应立即启动调查应急预案，对该例病例进行个案调查，发现导致其发生的原因，并采取相应的防控措施，避免人群中 H7N9 的病例再次发生。个案调查往往是疾病流行或暴发的一个组成部分，是医务工作者的基本工作之一。

2. 可用于病例的核实诊断

在疾病监测或疾病报告系统中接到新的疾病报告，尤其是甲类或乙类疾病报告时，需要安排相关人员针对报告开展调查，核实诊断。个案调查可以提供全面和翔实的资料，用于病例的核实诊断，并为后续的相应治疗和护理工作提供指导。

3. 可用于疾病病因的探讨

深入而细致地对病例开展全面调查分析，可以获得病例发生的可能原因，据此提出病因假设。对于一些特殊病例，更需要开展个案调查，获得其发生的原因。

4. 可用于疾病发生的理论模型的构建

通过对病例的个案调查，从而提出其发生的理论模型，解释相同条件下病例发生的原因，并在实践中进行修正和完善。如对自杀死亡的个案调查后，提出相应的自杀原因模型，并解释相同国家或地区的自杀原因。

三、研究设计方法与步骤

1. 明确选题

调查正式实施前，也要明确选题，即做什么样的个案调查。选题来自广泛地查阅和复习文献所得，或者是客观实际的需求，如疾病暴发的需要，等等。即选题要有实际意义与价值，选题越明确，研究内容才能越具体和详细，实施起来才会越顺利。

2. 选择个案

调查最难的是选择需要开展调查的那个个案。不同的学者提出选择个案的标准不同，如选择个案时需要注意其关键性、独特性和启示性，以及能够获得最大的信息等。个案调查中往往采用目的抽样的方法获得研究对象或访谈对象信息。在个案确定后，就要紧紧围绕研究目的进行设计，例如，需要收集哪些资料和信息，在哪里收集，需要准备何种必要的工具和材料(如必要的视听设备等)。

3. 个案信息的收集及方法

在个案信息的收集过程中，除收集一般的家庭人口学因素外，还需要收集相应的临床症状与体征、实验室检查结果，核实诊断情况，发病时间、地点、方式，其发病的传染源、传播途径，以及疫源地范围、病例接触者等。收集资料的方式可以是查阅记录或档案，也可以是访谈、直接观察和获得实物证据；获得资料的途径可以是问卷调查、实验室检查或研究对象的自我陈述等。

4. 个案信息的描述、分析和解释

对于获得的个案调查信息首先要进行核查，无误后才可以进行分类、列表、统计学描述和分析。对于定性资料或文字材料，可以采用定性资料的分析方法进行，如采用质性分析软件对大量的文稿、图像影像、声音、录像带数据等进行分析。合理分析资料后，对整个资料进行综合，勾勒出事件发生的前因后果或“来龙去脉”，提出可以解决的对策与措施，指导疾病的预防与控制。

四、优缺点

1. 优点

(1)是对单个病例的全面而深入的调查和分析。通过个案调查，可以获得病例发生的可能原因或各因素间的内在逻辑关系。

(2)为进一步研究提供线索。通过个案调查，不仅能描述现象和事件，也可以通过各种分析途径和各种资料的交叉验证等获得有价值的病因线索，为进一步研究积累资料和勘探方向。

2. 缺点

(1)无对照组。个案调查只是对单个病例的调查和分析，无对照。

(2)需要的时间相对较长。个案调查需要对病例进行深入的调查，所需要的时间相对较长。

(3)样本量往往较少,研究结论可能纯属偶然。个案调查通过对较少的样本量进行调查和分析,所得结论可能只是一种偶然,缺乏稳定性和可靠性,还有赖于将来大样本的结果验证。

(4)对于定性资料的分析方法有待完善。面对大量的定性资料,个案调查需要借助一些定性分析技术来完成。这些定性分析技术理论性较强,不易操作,还有待完善。

第四节　病例报告与病例系列分析

一、病例报告

(一)特点

1.报告的病例数少

病例报告要求研究中仅对1个或少数几个病例特征进行描述和报告,其病例数一般不超过5个。

2.报告的内容客观、真实

病例报告是否科学,其前提就是看其内容是否客观与真实。这就要求描述的内容要实事求是,不能随意加工或杜撰,如诊断标准、治疗措施、病情、治疗效果等要如实地反映当时的情况。

3.报告的内容新颖

病例报告所报告的病例必须是临床所观察到的新事物、新现象或新问题。"新"是这种方法存在的基础和生命力。在临床上,体现这一特点的有:罕见的或前所未见的独特病例,常见疾病的异常表现,创新性的诊断或治疗,对于不典型或少见复杂疾病的诊断或治疗错误等。

4.报告的文题精要

病例报告的文题应具有特色和吸引力,为此要求报告的文题要短小精悍、言简意赅,突出其特色。

(二)用途

1.可用于发现或识别罕见疾病、新发疾病

临床上的一些稀有疾病、以前未发现的疾病等通过病例报告,就可以引起医学界的重视,让同行及早获得这些疾病的相关信息,或有意识地识别这些疾病,并开展相关研究工作。如发现孕妇服用沙利度胺(反应停)引起新生儿海豹短肢畸形、月经棉条与中毒性休克综合征的关系等,都是先由病例报告引起医务工作者的重视,然后再采用一系列流行病学研究加以证实的结果。

2.提供药物不良事件的重要信号

在临床用药上,一些药物(长期)使用也会引起严重的或罕见的不良事件。如长期使用低剂量阿德福韦酯后出现不同程度的肾小管功能异常,先是病例报告,然后引起医药卫生界的重视。在临床上应对长期使用该药物患者的肾小管功能、骨代谢指标进行监测，从而做到早发现、早治疗，缓解肾小管功能损害等。在新药上市后，监测罕见的不良事件，病例报告可能是唯一的手段。

3. 可用于探讨疾病致病机制和治疗效果

通过对个别病例的临床症状、体征以及实验室检查结果的详尽描述，可以获得疾病在个体中的发病机制，提出寻找病因的线索；通过对个别病例的治疗前后的各项临床指标的对比，也可以初步评价其治疗效果，为后续大样本、科学设计的实验研究提供一定的依据。

4. 可用于描述常见疾病的罕见症状或体征

一些常见疾病在其发生发展过程中可能会出现一些特殊临床表现和转归，特殊的治疗经验和教训，或采用了新的诊断手段等，都可以做病例报告，引起医药卫生工作者的关注。

（三）研究设计方法与步骤

1. 明确选题

病例报告的目的是报告新的疾病特征、疾病的新情况，以引起同行的重视和关注，因此其选题一定要新颖、独特，只有这样的病例才具有报告的价值。在具体选题中，一定要广泛地进行文献检索和评价，以明确此次病例报告的选择确实“新”，具有报告的价值和意义。

2. 明确疾病的诊断

疾病诊断需要一个有利于国际、国内同行进行相关内容比较、学习的标准，这个疾病诊断标准应为国际或国内通用的标准，假若没有，也需要有同行专家达成共识的标准。

3. 病例信息的收集与整理

病例信息的收集过程中，应收集病例一般情况，如：性别、年龄、籍贯、民族、职业、婚姻状况等；疾病史、现病史、既往史以及主诉症状与体征等；各种检查结果，如体格检查、实验室检查、特殊的检查结果等；临床诊断、治疗结果等。其中，对于治疗措施和效果观察的信息要重点收集，因为这是病例报告的重点内容。

4. 病例信息的描述和分析

病例报告对资料的完整性要求较高，因此，对病例信息的翔实描述，是病例报告的核心。可首先描述当前的病史、症状、体征和实验室检查结果；随后描述疾病的治疗方案、效果以及转归；最后综合性讨论和评价疾病的诊断、治疗措施和可能的发病机制，并提出新的观点和见解。

（四）优缺点

1. 优点

(1)节省时间、人力与物力。该类研究是对少数病例的临床表现和治疗经过的详细描述，不需要太复杂的描述和分析技术，也不需要太多的人员，相对其他方法而言，特别节省时间、人力与物力。

(2)可提供病因研究的线索。病例报告虽然仅报告 1 例或几例病例，但可以通过其资料的详细内容而获得有价值的暴露相关疾病的病因线索，从而开展进一步的实证研究。

(3)是发现新事物、获得新知识的重要途径。病例报告往往是对新发生的疾病或常见疾病特殊表现的首例报告，这对于认识新事物、产生新知识具有重要的意义。

2. 缺点

(1)代表性差。因只是对个别病例的特征描述,缺乏代表性,结果外推性差。

(2)无对照组。病例报告没有对照组,只是对病例的信息的描述,并且这些病例是高度选择的病例,极易获得有偏性的结果。

(3)不能获得率的指标。病例报告因病例数少,不能估计所描述事件的发生频率或概率,只是事件或特征的绝对数,获得的联系存在偶然性或虚假联系。

(4)信息往往不完整。如果所涉及的信息不完整,就没有必要进行病例报告。

二、病例系列分析

(一)特点

1. 病例系统分析是对一定数目的同一种疾病的资料描述和分析

不同于病例报告的少数同种病例,病例系列分析要求的病例往往数目较大,这样分析才有价值。也不同于其他一些描述性研究,病例系列分析是针对同种病例的临床资料的描述和分析。

2. 病例系统分析是对现有临床资料的总结

病例系列分析是对已有的病例相关诊疗记录结果进行整理、描述和分析,这些日常的相关诊疗记录包括病案、各种检查报告、手术记录、日常护理记录等,属于回顾性研究。

3. 论证因果关系弱

病例系列分析没有设立对照组,只是叙述性研究,分组分析的结果只可能为病因研究提供线索,证据级别低。

(二)用途

1. 可以获得病例的基本特征

通过对一组相同病例的描述,可以获得病例的基本特征,如年龄、性别、职业、地区、临床特点、治疗状况等,使临床医师获得对该病的初步认识。

2. 可以评价治疗措施的效果及其影响因素

病例系列分析通过对病例的分组比较和必要的统计学分析,可以获得一些有价值的信息,为临床工作提供一定的指导;还可以及时地总结临床工作中出现的问题,并提出解决的办法,从而达到提高医疗质量的目的。尽管不是严格的试验设计,但对一组相同患者给予某种治疗措施后,通过分组比较、综合分析可以获得其不同结局;通过比较不同特征的结局发生率,可获得影响结局的相关因素。

3. 为病因研究提供线索

尽管病例系列分析提供的证据级别低,但通过对一定数量的相同病例的分组比较分析,可以获得一些有价值的结果,为以后的病因研究提供线索。

(三)研究设计方法与步骤

1. 明确要分析的问题,即明确选题

临床上,往往是对一种病例积累到一定程度时,才开展病例系列分析。但在进行病例系列分析前,一定要大量查阅和复习文献,在此基础上,明确目前该种疾病病例分析的现况、最新动态,确定是否有分析的价值和必要。若有必要和价值,则初步拟定要分析的内容和所需要的信息。

2. 明确疾病的诊断

对于病例系列分析的一组病例，也一定要严格按照该种疾病的国际、国内通用的诊断标准进行选取，否则，不是同种病例，结果就没有什么价值。

3. 信息收集

首先收集病案资料，了解信息记录情况，与拟分析的内容和要求的信息进行比较、核对，包括信息的完整性和真实性；在此基础上，判定分析的可行性，若可行，明确要收集的信息，可制订一份简明扼要的调查问卷进行相关信息收集。对于问题记录不清楚、要求的信息不完整等问题的处理措施要事先规定，并在资料收集过程或以后的资料分析过程中严格执行。

4. 资料的描述与分析

应根据选题的目的和研究内容，结合资料的具体情况进行描述和统计分析。在分组比较的基础上，应结合文献和相关医学知识进行合理解释与说明。

(四)优缺点

1. 优点

(1)资料收集容易，出结果快。相对于其他研究方法，病例系列分析往往是对常规或现有资料的收集和描述、分析，资料容易获得，也节省时间、人力和物力，花费相对较少，统计分析也不需要太复杂的方法，易为广大医务工作者所接受。

(2)是认识疾病的重要途径之一。病例系列分析往往是临床医生对某种疾病多年的临床实践和经验的总结；通过病例系列分析，可以深入了解该种疾病的临床特征和发展变化规律，为临床医生提供有一定价值的信息，提高医疗水平，为临床服务。

(3)为病因研究提供线索。病例系列分析，特别是大量病例的分析，可以对各组进行充分比较和统计学分析，获得有关暴露或特征与疾病相关结局的关系，为病因研究提供线索。

2. 缺点

(1)无对照组。病例系列分析尽管有时样本量很大，也可以按病例特征进行分组比较，但缺乏与病例对应的预先设计的对照组。无对照，则只能提供一些现象，无法获得相应的可比较的率，也无法获得因素与疾病的关联强度指标，从而因果说服力弱。

(2)资料缺乏完整性和标准化。病例系列分析所利用的资料是事先没有严格按科学设计所获得的常规资料或现有资料，因而在资料收集与分析时，可能会存在资料信息不完整、记录不清楚等问题。不同的医疗机构或医生，采取的标准和信息获取的方法也往往不统一，标准化程度不够，这是病例系列分析中存在的重要问题。

(3)存在偏倚，结论缺乏外推性。病例系列分析中的病例是经过临床医生按照一定的标准进行选择后的病例，存在选择偏倚，结论外推性差；在资料收集过程中，资料缺乏完整性和标准化，存在信息偏倚；资料分析时，所获结果也往往存在混杂因素的干扰，但又缺乏相应混杂因素的信息，导致对其无法控制，使得结果可能存在偏倚。

小　结

描述性研究是临床研究中常用的方法之一，能够描述疾病分布特征、分析相关因素与疾病的关联。现况研究是其常见种类之一，包括普查与抽样调查。现况研究设计方法与步骤包括明确调查目的和类型、确定研究对象、确定样本量和抽样方法、设计调查问卷、培训调查员、资料收集、整理与分析，并考虑常见偏倚及其控制。个案调查是对单个病例的全面了解，以掌握其发生的"来龙去脉"。病例报告是对一个或少数几个病例的特征的描述和报告，其报告的内容要"新"。病例系列分析是对一定数目的同一种疾病的资料的描述和分析，其数量较大时分析价值大。描述性研究缺乏预先设计的对照组，因素与疾病同时存在，无法确定其时序关系，在病因探讨上因果论证能力弱。

思考题

二维码 4-4
讨论文献

二维码 4-5
测验题

1. 抽样调查与普查相比有哪些优缺点？
2. 试述现况研究的设计方法与步骤。
3. 现况研究的优缺点有哪些？
4. 病例系列分析的优缺点有哪些？

（贾存显编，杨新军、金明娟审）

二维码 5-1
教学 PPT

第五章　分析性研究

分析性研究(analytical study)是医学科学研究中重要的观察性研究方法，在探讨疾病发生原因或危险因素、检验病因假设、分析疾病预后影响因素等方面发挥着重要的作用。本章将重点介绍分析性研究的两种重要研究类型即病例-对照研究和队列研究的基本原理、主要用途、研究设计内容与实施步骤、资料整理与分析方法、常见偏倚及控制、优缺点以及两种方法的特征比较，另外简单介绍分析性研究的几个主要衍生类型。

第一节　概　述

一、概念

分析性研究是研究疾病病因及危险因素、检验病因假设的一类研究方法。通过对实际工作中发现的病因线索或描述性研究所建立的病因假设进行检验，可以确定某因素与疾病发生的关联强度或者该因素是否为疾病的病因。虽然分析性研究与第四章的描述性研究都属于观察性研究，但两者在研究设计上存在明显不同，描述性研究在研究设计时不需要设立对照组，而分析性研究必须设立对照组。分析性研究包括病例-对照研究和队列研究两种研究类型，它们在探索和检验病因假设时发挥的作用不同，各有优缺点。因此，在医学科研实践工作中需要根据研究目的、现有条件等选择合适的研究方法。

二、类型

分析性研究主要包括病例-对照研究和队列研究两种研究方法，病例-对照研究又根据研究设计类型不同，可分为非匹配(成组)病例-对照研究和匹配病例-对照研究。队列研究按照研究对象进入队列的时间及终止时间的不同，又分为前瞻性队列研究、回顾性队列研究和双向性队列研究。近些年来，随着医学科研工作的不断深入，研究范围越来越广，特别是随着互联网、云计算、物联网等技术的发展以及大数据时代的到来，分析性研究方法也在不断扩展，如将病例-对照研究和队列研究相结合形成了巢式病例-对照研究、病例-队列研究，以及基于大数据的队列研究等，详见第四节。

三、用途

1. 检验病因假设

分析性研究的主要用途是检验病因假设，即对描述性研究或临床工作实践中形成的病因假设进行检验。可以通过病例-对照研究筛选可能与疾病有关联的危险因素，分析因素和疾病之间的关联强度，确定可能性最大的危险因素，为进一步的前瞻性队列研究提供方向。

也可以采用前瞻性队列研究，分析暴露因素对结局（疾病或健康问题）的影响，通过分析暴露因素导致疾病或健康问题发生频率以及与暴露因素的关联强度，确定导致疾病或健康问题的原因。

2. 为开展临床或社区干预研究提供重要依据

根据病例-对照研究或队列研究的结果，明确主要的危险因素或病因，进一步针对主要危险因素或病因采取临床或社区干预，实现疾病病因预防。

3. 用于疾病预后影响因素研究

针对疾病治疗后的不同结局，如生存/死亡或好转、复发等结局，采用病例-对照研究或队列研究设计，评估影响这些治疗结局的因素，评价疾病治疗的长期效果等。

第二节　病例-对照研究

一、概述

病例-对照研究（case-control study）是以目前患有所研究疾病（或健康问题）的患者为病例组，选择未患有所研究疾病（或健康问题）且与病例具有可比性的其他患者或健康人为对照组，追溯其发病或出现某种健康问题前对所研究因素的暴露情况，并进行比较，以推测疾病（或健康问题）与因素之间有无关联及关联强度大小的一种观察性研究方法。病例-对照研究是最常用的一种分析性研究方法，在病因研究中发挥着重要的作用，特别是在探讨罕见病病因或危险因素中发挥着无法替代的作用。

（一）原理

病例-对照研究的基本原理是首先选择目前患有所要研究疾病（或健康问题）的患者作为病例，然后根据病例的特征和设计类型选择与病例具有可比性且未患有所研究疾病（或健康问题）的患者或健康人为对照，通过问卷调查、实验室检查或病史资料复查等方法，搜集病例和对照对各因素的暴露情况，分析因素在两组的暴露比例以及估计各因素与疾病的关联强度，最终筛选出可能与疾病有关联的危险因素或保护因素。其原理如图 5-1 所示。

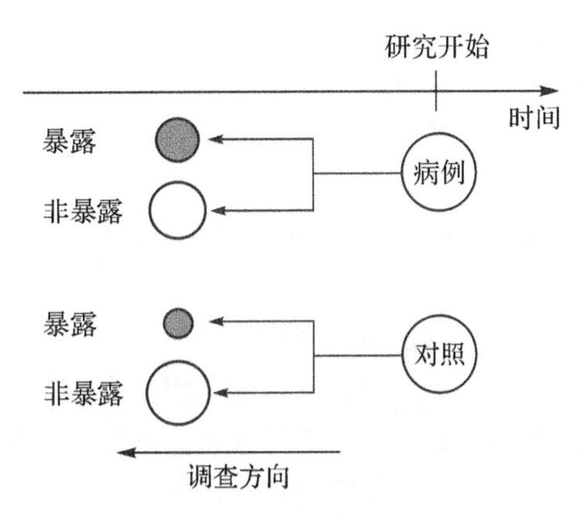

图 5-1　病例-对照研究基本原理

（二）类型

病例-对照研究的类型根据其分类方法不同而有不同类型，如根据研究设计不同可分为非匹配病例-对照研究和匹配病例-对照研究；根据研究人群来源不同，又可分为以医院为基础的病例-对照研究和以社区人群为基础的病例-对照研究。在此主要介绍按照研究设计进行分类的两种类型。

1. 非匹配病例-对照研究

该研究类型是指在研究设计所选定的病例和对照人群中，分别抽取一定数量的研究对象进行研究，而对于病例和对照之间的关系不作限制和规定的一种研究设计类型。一般对照人数应等于或多于病例人数。例如，欲探讨某社区35岁以上人群糖尿病发生的危险因素，可将该社区35岁以上的全部糖尿病患者和非糖尿病患者或其随机样本作为研究对象进行研究。

2. 匹配病例-对照研究

匹配(matching)也称为配比，是指要求所选择的对照在某些特征或因素上与病例保持一致。如限定对照的性别与病例一致，年龄相同或不超过±3岁等，这些被限定的特征或因素被称为匹配变量或匹配因素。匹配的目的是去除匹配因素对研究结果的干扰，控制其混杂作用，从而更准确地说明所研究因素与疾病的关系，提高研究的效率。因此，匹配的特征或因素必须是已知的混杂因子，或者已有充分理由怀疑为混杂因子，否则不应该匹配。

根据匹配的方式不同，可分为频数匹配(成组匹配)和个体匹配两种形式。

(1)频数匹配病例-对照研究。频数匹配(frequency matching)又称成组匹配，是指要求对照组具有某种特征或因素的比例与病例组一致或相近。例如，选择的病例组男女各占50%，55岁以上者占1/3，则对照组中也应按照此性别和年龄构成选择。

(2)个体匹配病例-对照研究。个体匹配(individual matching)是指以个体为单位使病例和对照在某种特征或因素方面相同或接近，例如同性别、同年龄或年龄相差不超过±3岁等。个体匹配可以是1∶1，即1个病例匹配1个对照，这种情况也称为配对(pair matching)。也可以是1个病例匹配多个对照，如1∶2、1∶3、…、1∶R匹配。但由于超过1∶4匹配时研究效率增加缓慢且增加工作量和对照选择的难度，因此一般不建议采用超过1∶4匹配的病例-对照研究设计。

(三)用途

病例-对照研究不仅可以用于探索影响因素或检验病因假设，也可以用于临床疗效、疾病预后的影响因素研究等。

1. 探索疾病病因或影响因素

通过病例-对照研究可以从众多与疾病或健康问题相关的因素中筛选出有意义的因素，为进一步的病因研究或干预提供重要线索。特别是对病因不明的疾病进行可疑因素的广泛探索是病例-对照研究的优势，可以在短时间内获得有价值的病因线索，以利于疾病的预防和控制。

2. 检验病因假设

对现况研究或实际工作中形成的初步病因假设，进一步采用病例-对照研究进行检验，评估因素与疾病之间有无关联以及关联强度大小，确定初步病因假设的正确性。

3. 临床疗效或疾病预后的影响因素研究

以临床治疗效果的不同程度(如治愈和非治愈)或预后良好和较差作为病例和对照，进行病例-对照研究，可以分析如患者年龄、病程长短、有无并发症等与治疗效果或疾病预后的关联性，评估影响治疗效果或预后的影响因素。

二、研究设计与实施

病例-对照研究的设计与实施过程主要包括明确研究目的、确定研究对象、估计所需样本量、确定研究因素以及资料收集和质量控制、资料分析等，其研究设计的主要内容和实施流程如图 5-2 所示。不同设计类型选择研究对象的要求、样本量计算方法也不尽相同。

明确研究目的

确定研究设计类型

病例和对照的选择、样本量估计

调查表设计、资料收集、质量控制

资料整理、分析，结果解释

图 5-2　病例-对照研究设计内容与实施流程

(一)确定研究目的与研究类型

明确研究目的是研究设计的核心，也是研究工作者开展科研工作的第一步。因为研究目的不同、研究类型不同，其研究设计方案、资料收集和分析方法等也都不同。如果研究目的是为探索不明疾病的病因，需要广泛筛选可能与疾病有关的各种因素，则研究类型可以选择非匹配的病例-对照研究；如研究目的是探索罕见病的病因，由于病例数量通常比较少，可以选择个体匹配的病例-对照研究。如美国波士顿 Vincent 纪念医院妇产科医师 Herbst 对年轻女性阴道腺癌的危险因素研究就是采用 1∶4 匹配的病例-对照研究。

(二)确定研究对象

病例-对照研究的研究对象包括患有所研究疾病的病例和未患有该病并且与病例具有可比性的对照，而对照的选择是决定病例-对照研究成败的关键要素之一。

二维码 5-2
延伸阅读

1. 病例的选择

在选择病例时需要明确病例的定义、选择原则以及来源。

(1)病例的定义：病例是指患有所要研究的疾病且符合研究入选标准的人。病例可以是新发病例、现患病例和死亡病例。新发病例是指在研究期间内发生并明确诊断的病例；现患病例是指在研究开始时已患有所要研究疾病的患者；死亡病例是指研究开始时已死亡的病例。这三种类型的病例各有优缺点，可根据研究者的目的、研究条件等进行选择。

(2)病例选择的原则：病例的选择有两个基本原则：①诊断明确，必须对所研究疾病的诊断标准作出明确的规定，所有病例都应符合严格的诊断标准。疾病的诊断标准尽可能按国际或国内统一标准执行，以便与他人的工作进行比较。对于无明确诊断标准的疾病，可根据研究的需要制定明确的工作定义。②代表性，选择的病例应足以代表产生病例的目标人群中的全体病例。

(3)病例的来源：病例的来源主要有两类，一类是来自医院的病例，即从一家或多家医院的住院或门诊患者中选择一个时期内符合要求的全部病例或一个随机样本作为研究病例。从医院选择病例的优点是方便可行、节省费用，收集的信息较完整、准确以及合作性好等。但由于不同医院接收的患者具有不同的特征，所以容易发生选择偏倚。另一类是选择社区人群中患有所要研究疾病的全部病例或一个随机样本作为研究病例。从社区选择病例的优点是代表性较强，但资料收集的工作量和工作难度比较大，耗费的人力、物力较多，费用较高。

2. 对照的选择

正确选择对照是病例-对照研究的精髓，在病例-对照研究中，对照的选择通常比病例的选择更复杂、更困难，要求也更高。

(1)对照选择的原则：首先，对照必须是未患所研究疾病的人，即按照所研究疾病的诊断标准判定的非患者。其次,对照要有代表性,即所选择的对照应能代表产生病例的人群。对照可以是产生病例的目标人群中全体未患该病人群,也可以是未患病人群的一个随机样本。最后,对照与病例具有可比性,即除要研究的暴露因素以外,其他因素在病例组和对照组间的分布要尽量一致,如进行某社区35岁以上男性高血压危险因素的研究,对照应为该社区人群中同龄男性非高血压人群或男性非高血压人群的一个随机样本。

(2)对照的来源:病例的来源决定了对照的来源。例如病例选自医院,则对照通常也选自医院。常见的对照来源有以下几个方面:①与病例来自同一或多家医院中其他疾病的患者。应尽可能选择多个医院、多科室、多病种的患者作为对照,以避免和控制选择偏倚。另外,对照不应患有与所研究疾病有已知共同病因的疾病,例如,研究结直肠癌的病因时,不能以慢性肠炎患者作为对照。②选自社区人群中未患该病的患者或健康人的全部或一个随机样本。该来源的对照代表性强,但实施难度比较大,对照往往不易配合。③病例的邻居或同一住宅区内的健康人或非该病患者。选择邻居作为对照有助于控制社会经济地位的混杂作用。④选择病例的配偶、同胞、亲戚、同学或同事等作为对照。该来源的对照容易选择且合作性好,但代表性较差。当研究需要考虑排除某些环境或遗传因素对结果的影响时可以考虑选择该来源对照。例如选择同胞作为对照有助于控制早期环境影响和遗传因素的混杂作用,配偶对照则可控制饮食因素等对结果的干扰。

由于每种来源的对照都有各自的优缺点,因此在实际工作中,可以选择多重对照,比如同时选择来自社区和医院的对照,以弥补各自的不足。

(三)估计样本量

适宜的样本量是获得预期研究结果的必要条件和保证,样本量的估计是研究设计的必要步骤。影响样本量估计的因素有4个,即:①研究因素在对照人群(对照组)中的估计暴露率(p_0);②研究因素与疾病关联强度的估计值,即暴露的比值比(odds ratio,OR);③假设检验的显著性水平,即第Ⅰ类错误概率(α),一般取$\alpha/2=0.05$;④检验的把握度($1-\beta$),β为第Ⅱ类错误概率,通常取$\beta=0.1$。病例-对照研究根据选择的研究类型不同,样本量估计公式也不同。但是不论哪种设计类型,公式计算得出的样本量都是最低样本量,实际工作中还要考虑一些不确定因素,有时需要在计算得到的样本量基础上适当增加一定比例的样本量。

1.非匹配病例-对照研究的样本量估计

病例数与对照数相等时可用下列公式估计样本量:

$$n=\frac{(Z_{\alpha/2}\sqrt{2\overline{p}\,\overline{q}}+Z_{\beta}\sqrt{p_0q_0+p_1q_1})^2}{(p_1-p_0)^2} \tag{5-1}$$

式中,n为病例组或对照组人数,$Z_{\alpha/2}$与Z_{β}分别为α与β对应的标准正态分布的界值,可查表获得。p_0与p_1分别为对照组与病例组估计的某因素的暴露率,$q_0=1-p_0$,$q_1=1-p_1$,$\overline{p}=(p_0+p_1)/2$,$\overline{q}=1-\overline{p}$。$p_1$可用下式计算:

$$p_1=(OR\times p_0)/(1-p_0+OR\times p_0) \tag{5-2}$$

【例5-1】 某研究者拟开展一项吸烟与慢性阻塞性肺疾病(慢阻肺)关系的病例-对照研究。查阅文献获得吸烟者患慢阻肺的关联强度的估计值$OR=2.0$,当地人群吸烟率约为25%,即$p_0=0.25$。设$\alpha/2=0.05$,$\beta=0.10$,试估计样本量n。

先用公式(5-2)计算p_1和q_1:

$$p_1=(2\times0.25)/(1-0.25+2\times0.25)=0.40,\ q_1=1-0.40=0.60$$

则　　$\overline{p}=(0.25+0.40)/2=0.325, \overline{q}=1-0.325=0.675$

再用公式(5-1)求 n：

$$n=\frac{(1.96\times\sqrt{2\times0.325\times0.675}+1.28\times\sqrt{0.25\times0.75\times0.40\times0.60})^2}{(0.40-0.25)^2}=202.5$$

即每组需要调查至少 203 人。

2. 个体匹配病例-对照研究样本量的估计

个体匹配病例-对照研究因对照数目不同，计算公式也有所不同。以 1∶1 配对设计为例，常采用 Schlesselman 推荐的计算公式，首先要计算病例和对照暴露情况不一致的对子数(m)：

$$m=[Z_{\alpha/2}/2+Z_{\beta}\sqrt{p(1-p)}]^2/(p-1/2)^2 \tag{5-3}$$

式中，m 为病例与对照暴露情况不一致的对子数，$p=OR/(1+OR)$。

研究需要的总对子数 M 为：

$$M\approx m/(p_0q_1+p_1q_0) \tag{5-4}$$

式中，p_0 与 p_1 分别为目标人群中对照组和病例组某因素的估计暴露率，p_1 的计算方法同式(5-2)，$q_0=1-p_0$，$q_1=1-p_1$。

【例 5-2】 某研究者拟采用 1∶1 配对的病例-对照研究方法探讨某地 45 岁以上居民高血压与脑卒中的关系，设 $\alpha/2=0.05$，$\beta=0.1$，当地 45 岁以上居民高血压患病率为 24%，OR 为 2.5，计算样本量 M。

$$p=2.5/(1+2.5)=0.7143$$

$$m=[1.96/2+1.28\times\sqrt{0.7143\times(1-0.7143)}]^2/(0.7143-1/2)^2=53$$

$$p_1=2.5\times0.24/[1+0.24\times(2.5-1)]=0.4412$$

$$q_1=1-0.4412=0.5588, q_0=1-0.24=0.76$$

$$M=53/(0.24\times0.5588/0.4412\times0.76)=112.9$$

即采用 1∶1 配对的病例-对照研究需要病例和对照各 113 人，即 113 对。

除上述利用公式计算样本量外，目前已有一些在线计算样本量的工具或开发的计算机软件，可直接计算样本量，便于研究者使用，如 PowerAndSampleSize（http://PowerAndSampleSize.com）、Epitools（http://epitools.ausvet.com.au）在线计算工具，以及 PASS（美国 NCSS 公司开发的商业软件）、nQuery Advisor + nTerim（爱尔兰 Statistical Solutions 公司开发的商业软件）等。

(四)确定研究因素

研究因素需要根据研究的目的或具体研究目标来确定。如果研究目的是广泛筛选与疾病有关的因素，则可以同时确定多个因素作为研究因素。研究因素的确定可以通过现况研究、临床观察或其他学科领域提出的研究线索来确定，也可以通过查阅文献，参照不同地区和人群中进行的病例-对照研究结果来确定。

研究因素确定后，必须对每项研究因素的暴露或暴露水平作出明确而具体的规定，尽可能采取国际或国内统一的标准，以便进行比较和成果交流。例如，每天吸烟至少一支且持续一年以上规定为吸烟，否则不定为吸烟。如果研究因素为生物学指标，则要规定指标的测定方法、结果判断标准等。

(五)资料收集和质量控制

病例-对照研究的资料收集方法主要是利用专门设计的调查问卷进行现场面对面调查，有时也可采用电话、邮件调查方法或查阅医疗记录、报告登记资料、职业史档案等收集资料方法。调查问卷的设计是研究设计和资料收集中重要的一步，调查问卷包含的内容多少、调查需要的时间长短等都会影响资料收集的质量。因此在正式收集资料之前，要做好预调查。此外，在资料收集过程中还需要注意以下几点：①要以统一的调查问卷、统一的标准和方法以及同样认真的态度去收集病例和对照的资料；②原则上，对病例和对照的调查应同时穿插进行，以减少某些未知的与时间有关的因素可能导致的混杂作用。

资料收集过程中做好质量控制是保障研究顺利进行并获得预期结果的重要环节，因此要注意以下几方面：

1. 调查员培训

调查开始前应对参加调查的人员按照标准的方法进行统一培训，使其掌握调查方法、调查中注意事项等，以保证收集资料的方法和标准的一致性。

2. 调查问卷的核查

现场调查和回收调查问卷时，要及时做好对调查问卷的完整性、准确性的核对和检查，以尽量控制不合格的调查问卷。

3. 提高应答率

无论是进行现场调查还是开展访谈或网络调查，都需要注意降低无应答率，以确保调查能够按照设计顺利完成。研究者通常需要采用多种策略以获得研究对象的积极参与，维持理想的应答率。例如，调查或访谈之前要做好宣传工作，讲明调查的目的、意义、收集的资料的用途、保密等，让研究对象了解研究的目的、意义，消除资料被滥用的顾虑等，以提高应答率。另外，也可以通过一些激励手段如发放小礼物、免费健康检查等提高研究对象参与的积极性。

三、资料整理与分析

资料整理与分析的基本步骤包括数据录入与核查、描述性分析和推断性分析。

(一)数据录入与核查

通过调查问卷收集到的病例和对照资料，需要在事先建立的数据库中进行数据录入，以便于数据核查和后续的数据分析。数据库数据录入最好采取双份录入，然后通过对两份数据库的比较，检查有无录入错误、缺失或不一致的数据，进行有针对性的核查，以尽可能地减少错误数据(包括录入错误、逻辑错误)的发生，保证数据的完整性、正确性以用于后续的数据分析。

(二)描述性分析

通常采用均数±标准差、中位数和四分位数间距、构成比等统计指标对病例和对照的基本特征进行描述，如描述性别、年龄、职业、居住地、疾病临床类型等特征在两组的分布情况。另外，通过均衡性检验，比较两组或对子中的基本特征是否具有可比性，对不可比的指标需要在后续的推断性分析时考虑其对研究结果可能的影响并加以控制。

(三)推断性分析

推断性分析的目的是计算和估计因素与疾病之间是否存在关联以及关联强度大小。根据病例-对照研究设计类型的不同,其关联强度的估计方法也不同,但分析思路类似。通常先进行单因素分析,然后对单因素分析有意义的因素进一步做多因素分析,以控制某些混杂因素对结果的影响。

1. 非匹配或成组匹配设计资料的分析

将病例组和对照组按某个因素暴露史的有无整理成四格表(表 5-1),进行该暴露因素与疾病之间关联性及其关联强度的分析。

表 5-1　非匹配或成组匹配病例-对照研究资料分析表

暴露因素	病例组	对照组	合计
有	a	b	n_1
无	c	d	n_0
合计	m_1	m_0	T

(1)暴露与疾病关联性分析:通常采用四格表 χ^2 检验方法,检验病例组某因素的暴露率或暴露比例(a/m_1)与对照组暴露率或暴露比例(b/m_0)之间的差异是否具有统计学意义。如果两组某因素暴露率差异有统计学意义,说明该暴露因素在病例组和对照组的分布有统计学差异。计算公式如下:

$$\chi^2=\frac{(ad-bc)^2T}{m_1m_0n_1n_0} \tag{5-5}$$

当四格表中有一个格子的理论数大于 1 但小于 5,总例数大于 40 时,需要用校正 χ^2 检验:

$$\chi^2_{校}=\frac{(|ad-bc|-T/2)^2T}{m_1m_0n_1n_0} \tag{5-6}$$

(2)关联强度分析:病例-对照研究是采用比值比(OR)估计暴露与疾病的关联强度。比值比又称优势比,是指病例组某因素的暴露比值与对照组该因素暴露比值的比,反映了病例组某因素的暴露比例为对照组的多少倍。其计算公式如式(5-7)所示。

根据表 5-1 可知,病例组暴露的概率为 a/m_1,无暴露的概率为 c/m_1,两者的比值(odds) $=(a/m_1)/(c/m_1)=a/c$。同理,对照组暴露与无暴露的比值 $=b/d$。则

$$OR=\frac{a/c}{b/d}=\frac{ad}{bc} \tag{5-7}$$

OR 是估计或近似估计的相对危险度(relative risk, RR),是暴露组和非暴露组的发病或死亡率之比(详见第三节),OR 的含义与相对危险度相同,指暴露组的疾病危险性为非暴露组的多少倍。$OR=1$,表明研究因素与疾病之间无关联;$OR>1$,表明研究因素与研究的疾病呈正关联,数值愈大,该因素为危险因素的可能性愈大;$OR<1$,表明研究因素与研究的疾病呈负关联,数值愈小,该因素为保护因素的可能性愈大。

(3)OR 的可信区间估计:OR 值是一个样本的点估计值,它不能反映总体 OR 值,因此需要用样本 OR 估计总体 OR 所在范围,即可信区间(confidence interval,CI)估计。通常估计 OR 的 95%或 99%可信区间。常用的估计方法有 Miettinen 法和 Woolf 法。

Miettinen 法:计算公式如下,计算时一般用不校正的 χ^2 值。

$$OR95\%CI=OR^{(1\pm 1.96/\sqrt{\chi^2})} \tag{5-8}$$

Woolf 法:即自然对数转换法,计算公式为:

$$\ln OR95\%CI=\ln OR\pm 1.96\sqrt{\mathrm{Var}(\ln OR)} \tag{5-9}$$

$\mathrm{Var}(\ln OR)$ 为 OR 的自然对数的方差,$\mathrm{Var}(\ln OR)=\frac{1}{a}+\frac{1}{b}+\frac{1}{c}+\frac{1}{d}$。取 $\ln OR95\%CI$

的反对数值即为OR95%CI。

上述两种方法计算结果基本一致，Miettinen 法较 Woolf 法计算的可信区间范围窄，且计算方法简单，因此较常用。

估计OR可信区间的意义在于用样本的OR来估计总体OR的范围，95%CI表示有95%把握说明总体OR所在的范围。根据可信区间是否包括1来推断暴露因素与疾病间关联强度的可靠性。如果OR95%CI不包括1（$OR>1$或$OR<1$），说明该项病例-对照研究有95%的可能OR不等于1（而由抽样误差造成的$OR=1$的可能性是5%），因此有理由认为研究因素可能是研究疾病的危险因素或保护因素；如果OR95%CI包括1，则说明该项病例-对照研究有95%的可能OR值等于1或接近1，即研究因素与研究疾病无关。

2. 个体匹配设计资料的分析

以1∶1配对研究为例，根据每一个病例与其对照构成的每个对子的暴露情况，将资料整理为表5-2的形式。

表 5-2　1∶1 配对病例-对照研究资料整理表

对照组	病例组		合　计
	有暴露史	无暴露史	
有暴露史	a	b	$a+b$
无暴露史	c	d	$c+d$
合　计	$a+c$	$b+d$	T

(1)对子间暴露史差异比较。用 McNemar χ^2 检验公式计算：

$$\chi^2=\frac{(b-c)^2}{(b+c)} \qquad (5\text{-}10)$$

当$b+c<40$时需要用校正公式：

$$\chi^2=\frac{(|b-c|-1)^2}{b+c} \qquad (5\text{-}11)$$

(2) 计算OR值，公式如下：

$$OR=\frac{c}{b} \qquad (5\text{-}12)$$

(3)OR的95%CI的计算公式同式(5-8)，其意义同上所述。

3. 多因素分析

无论是匹配病例-对照研究还是非匹配病例-对照研究，通常一项研究会涉及多个研究因素，并且可能存在混杂因素，因此需要借助统计软件中的多因素分析方法，从多个因素中筛选出对疾病影响有意义的因素，并控制混杂因素的影响。常用的多因素分析方法有Logistic 回归、Cox 回归、主成分分析及因子分析等。例如，对于非匹配病例-对照研究可采用非条件 Logistic 回归分析，而匹配的病例-对照研究可以采用条件 Logistic 回归分析；对于考虑生存时间的预后影响因素分析可以采用 Cox 回归分析。常用的统计分析软件有 SPSS、SAS、R 软件等，具体软件的使用方法请参照相关专业书籍。

四、常见偏倚及其控制

病例-对照研究在设计、实施、资料分析以及结果推断过程中都可能产生偏倚，而偏倚的存在会歪曲研究因素与疾病的关系，甚至得出完全错误的结论。因此，需要通过严谨的设计和细致的分析以识别、减少和控制偏倚。常见的偏倚类型包括选择偏倚、信息偏倚和混杂偏倚。

(一)选择偏倚及其控制

选择偏倚(selection bias)主要产生于研究的设计阶段，是由于研究对象的选择不当造成的，主要表现为病例不能代表目标人群中病例的暴露特征，或对照不能代表目标人群非暴露的特征。常见的选择偏倚有以下几种：

1. 入院率偏倚

入院率偏倚(admission rate bias)也叫 Berkson 偏倚(Berkson's bias)，在以医院为基础的病例-对照研究中常发生这种偏倚。当以医院患者作为病例和对照时，由于各种疾病的入院率不同，加之医院的医疗条件、患者的居住地区及社会经济文化等多方面因素的影响，患者对医院以及医院对患者都有一定的选择性，因此作为病例组的病例可能不是全体患者的随机样本，对照也仅是某种或某些疾病患者中的一部分，而不是目标人群的随机样本，就极易导致病例组与对照组在某些特征上产生系统误差。因此为了控制此类偏倚，通常在进行以医院为基础的病例-对照研究时，尽量在多个医院选择一定期间内连续观察的某种疾病的全部病例或其随机样本，在与病例相同的多个医院选择多病种对照，有条件时在人群中再选择一组对照。

2. 现患病例-新发病例偏倚

现患病例-新发病例偏倚(prevalence-incidence bias)也称奈曼偏倚(Neyman bias)，是由于现患病例和新发病例所提供的对某研究因素的暴露信息不同造成的偏倚。当病例选自现患病例，特别是病程较长的现患病例时，调查所得到的暴露信息可能与存活有关而与发病无关，或者是由于疾病而改变了原有的一些暴露特征(如生活习惯)，因此与新发病例所提供的暴露信息有所不同，其结果可能将存活因素等作为疾病发生的影响因素，夸大或缩小了研究因素和研究疾病的真实关系。因此，要尽量选择新发病例作为研究对象，可以控制或减少奈曼偏倚。

3. 检出症候偏倚

检出症候偏倚(detection signal bias)也称暴露偏倚(unmasking bias)，是指某因素虽然不是所研究疾病的病因，但其存在有利于患者出现某些体征或症状而来就医，从而提高了早期病例的检出率，致使过高地估计了暴露程度所产生的偏倚。因此，在进行以医院为基础的病例-对照研究时，最好包括不同来源的早、中、晚期患者，以便减少此类偏倚。

(二)信息偏倚及其控制

信息偏倚(information bias)，或称观察偏倚(observation bias)、错分偏倚(misclassification bias)，主要发生于研究的实施过程中。这种偏倚是在收集整理信息过程中由于测量暴露与疾病的方法有缺陷而造成的系统误差。常见的信息偏倚如下：

1. 回忆偏倚

回忆偏倚(recall bias)是指由于研究对象对既往的暴露情况回忆的准确性和完整性存在错误而造成的偏倚。病例-对照研究主要依据研究对象对过去暴露史的回忆而获取信息，因此这种偏倚是病例-对照研究中最常见和最严重的偏倚之一。多种因素均可导致回忆偏倚，如病程、所发生事件的重要性、调查者的询问方式与询问技巧等。因此，尽量选择新发病例或选择不易为人们所忘记的重要指标做调查，有利于减少此类偏倚。

2. 调查偏倚

调查偏倚(investigation bias)可来自调查者或调查对象。病例和对照的调查环境不同、调查者对病例与对照进行调查时采取的调查技术、调查方式(方法、态度、广度、深度等)等不同，都会产生此类偏倚。因此，在调查前应严格培训调查员，尽量采用客观指标等减少调查偏倚。另外，通过随机抽取一定比例的研究对象进行重复调查，也是减少此类信息偏倚的方法。

(三)混杂偏倚及其控制

混杂偏倚(confounding bias)是指由于混杂因素的存在而掩盖或夸大了研究因素与研究疾病之间的联系所导致的偏倚。混杂因素(confounding factor)是指某个既与疾病有关联又与暴露有关联的因素。最常见的混杂因素如年龄、性别等。通常在研究的设计阶段，可采用随机化、限制和匹配的方法来控制混杂偏倚的产生；在资料的分析阶段，可通过分层分析及多因素分析方法来分析和控制混杂偏倚。

五、优点和局限性

(一)优点

(1)病例-对照研究最适用于罕见的、潜伏期长的疾病研究，有时往往是罕见病病因研究的唯一选择。此外，病例-对照研究也适于研究一些新出现的或原因不明的疾病或健康问题，能广泛地探索其影响因素，有助于病因研究。

(2)病例-对照研究通常需要的样本量较小，因此，可节省人力、物力、财力和时间，而且比较容易组织实施，获得结果较快。

(3)适用于多种暴露因素与某种疾病关联的研究，也可进行多种因素间交互作用的研究。

(4)不仅应用于病因的探讨，也可用于研究疾病预后、药物不良反应、疫苗免疫学效果及暴发调查等。

(二)局限性

(1)病例-对照研究是一种由果溯因的研究方法，难以确定暴露与疾病的时间先后顺序，因此无法直接推断因果关联。

(2)不适用于研究人群中暴露比例很低的因素，因为需要的样本量大，经济成本较高。

(3)容易产生回忆偏倚。

(4)不能直接计算暴露组和非暴露组的发病率，只能估计相对危险度，因此，难以直接地评估研究因素与疾病之间的关联。

第三节　队列研究

一、概述

队列研究(cohort study)是分析流行病学的重要方法之一。队列研究是选定一个研究人群(研究队列)，然后根据是否暴露于某可疑因素或暴露程度如何，分为不同的亚组，追踪观察特定时间内各组与暴露因素相关的结局(如疾病)发生情况，通过比较各组间结局频率(发病率或死亡率)的差异，从而判定该暴露因素与该结局之间有无因果关联及关联程度大小的一种观察性研究方法。队列研究具有较强的检验病因假设的能力，加之大数据时代的到来，其已逐渐成为流行病学研究的主旋律之一，在探索复杂疾病的病因学研究领域正发挥着越来越重要的作用。

暴露(exposure)是指研究对象所具有的与结局有关的特征或状态(如年龄、性别、职业、遗传、行为、生活方式等)或曾接触与结局有关的某因素(如X线照射、重金属、环境因素等)。这些特征、状态或因素即为暴露因素，也称为研究因素或研究变量。

队列(cohort)是指具有某种共同经历或暴露于同一环境的一组人群。例如，出生队列是指具有相同的出生年代或时期，职业暴露队列是指具有相同职业接触的一组人群，如交通警察队列、医生队列等。根据研究对象进出队列的时间不同，队列又可分为固定队列(fixed cohort)和动态队列(dynamic cohort)。前者是指观察对象都在某一时刻或一个短时期之内进入队列，在之后的随访过程中没有非结局事件导致的退出，也不再加入新的成员，即在整个观察期内队列成员是相对固定的；后者是在整个观察期内，原有的队列成员可以不断退出，新的观察对象可以随时进入，即整个观察期内队列成员是动态变化的而非固定的。但是，在实际工作中严格意义上的固定队列很难执行，因为由其他原因导致的失访是不可避免的，特别是大样本或观察时期较长的队列研究因非结局事件导致的退出时有发生，因此，一般将固定队列研究仅限定为没有新的成员加入队列。

(一)原理

队列研究的基本原理是先选择某一特定人群，根据目前或过去某个时期是否暴露于某个待研究的因素，将研究对象分为暴露组和非暴露组，或按不同的暴露水平将研究对象分成不同的亚组(如低、中和高暴露组)，然后随访观察各组人群待研究结局(如疾病、死亡或其他健康问题)的发生情况，比较各组中结局出现频率(发病率或死亡率)的差异，从而判定暴露因素与结局的关系。如果暴露组与非暴露组之间某结局频率的差异有统计学意义，研究中又不存在明显的偏倚，则可推测暴露与结局之间可能存在因果关系。队列研究基本原理见图5-3。

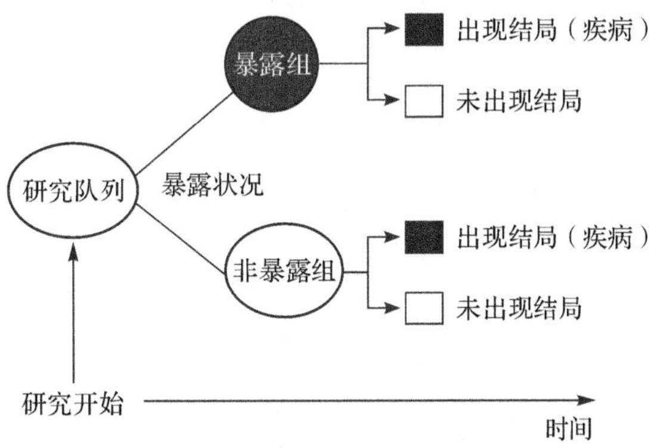

图5-3　队列研究基本原理示意

(二)类型

根据研究对象进入队列及终止观察的时间不同，队列研究可分为前瞻性队列研究、历史性队列研究和双向性队列研究三种类型(图5-4)。

1. 前瞻性队列研究

前瞻性队列研究(prospective cohort study)是指在研究开始时根据每个研究对象的暴露情况进行分组，需要随访观察一段时间才能获得研究结局的一种设计类型。前瞻性队列研究的最大优点是研究者可以按照自己的研究设计要求来选取研究对象，并可以直接获取关于暴露与结局的第一手资料，因而容易减少选择偏倚。

2. 历史性队列研究

历史性队列研究(historical cohort study)也称回顾性队列研究(retrospective cohort study)，是根据研究开始时研究者已掌握的有关研究对象在过去某个时点暴露状况的历史资料进行分组，研究的结局在研究开始时已经发生，不需要前瞻性观察。这类研究从暴露到结局的方向是前瞻的，也是由因及果的研究，但研究工作性质是回顾性的。

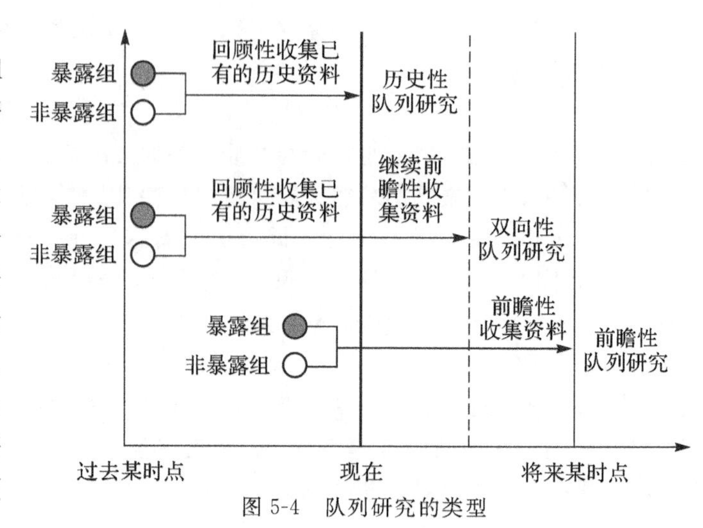

图 5-4　队列研究的类型

历史性队列研究的优点是省时、省力、出结果快。从暴露到结局的资料均来源于有关的历史记录或档案材料，如医院的病历、个人的医疗档案、工厂的各种记录等，不需要再进行随访收集资料。其缺点是因资料积累时未受到研究者的控制，因此资料的完整性和真实性将直接影响研究的可行性、研究结果的真实性和可靠性。

3. 双向性队列研究

双向性队列研究(ambispective cohort study)是在历史性队列研究之后继续进行前瞻性队列研究。双向性队列研究具有上述两种类型的优点，且在一定程度上可以弥补各自的不足。

(三)用途

1. 检验病因假设

检验病因假设是队列研究的主要用途，并且由于队列研究是由因及果的分析性研究，因此检验病因假设的能力强于病例-对照研究。开展一项队列研究可以只检验一种暴露与一种疾病之间的因果关联(如吸烟与肺癌)，也可同时检验一种暴露与多种结局之间的因果关联(如吸烟与肺癌、心脏病、慢阻肺等)。

2. 疾病预后研究

队列研究不仅可以用于研究疾病发生的原因，也可以用于研究影响疾病预后的因素。例如，可以采用队列研究来检验不同遗传背景(标志物)、生化指标变化、有无转移等因素对肺癌患者预后的影响或预测患者预后。

3. 研究疾病自然史

队列研究不仅可以用于观察个体疾病发生、发展、转归等的全过程，了解疾病的自然史，而且可以观察人群从暴露于某因素到疾病发生、发展以及出现最终结局的全过程，有利于从人群的角度掌握疾病发生和发展的自然规律。

4. 新药上市后监测

经过Ⅲ期临床试验后获批上市的新药，还需要监测和评价其在所应用人群中的效果以及不良反应发生情况，以补充上市前临床试验的不足。队列研究可以以自行购买或医生指导使用新药者为暴露组，以发生不良反应为结局，观察和分析暴露与结局有无关联及关联程度大小，来评价新药的不良反应发生情况。

二、研究设计与实施

队列研究的设计与实施主要包括明确研究目的、确定研究因素和研究结局、确定研究现场与研究队列、估计样本量、资料收集与质量控制、资料分析等，其设计内容和实施流程见图 5-5。

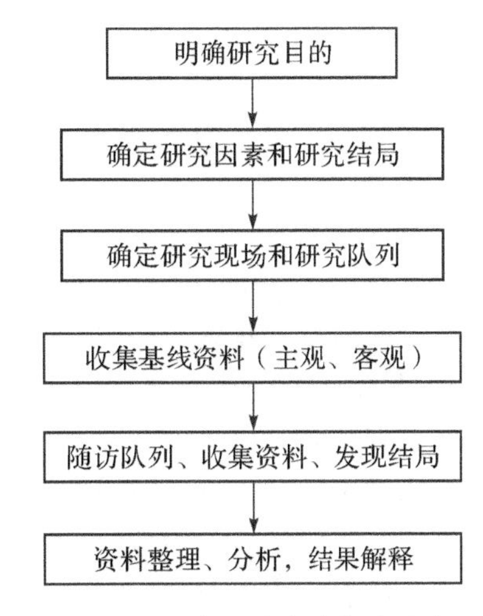

图 5-5　队列研究设计内容与实施流程

（一）明确研究目的与研究类型

在进行队列研究设计时首先要明确研究目的和研究类型，因为不同的研究目的需要选定的研究对象不同，不同的研究类型需要的时间、人力、物力等都不同。例如，如果研究是为了进一步检验病例-对照研究提出的某因素与疾病关系的病因假设，则可以采用前瞻性队列研究；如果研究目的是在现有完整暴露和结局资料的基础上进一步追踪观察暴露导致的长期结果，则可以选择双向性队列研究。

（二）确定研究因素和研究结局

1. 确定研究因素

在明确了研究目的和研究类型的基础上，还需要确定研究因素和研究结局，特别是前瞻性队列研究需要的样本量大、观察时间长、人力物力较大，且一次只能研究一个因素。因此，研究因素的确定是队列研究设计中至关重要的一环，直接关系到研究的成败，故一定要有足够的科学依据。研究因素也称暴露因素，通常是在描述性研究提供的病因线索和病例-对照研究初步检验病因假设的基础上确定的。

研究因素确定后还需要给出研究因素（暴露因素）的明确定义、定量分级标准、暴露的时间和方式等，以利于在资料收集时按照统一标准进行收集，尽量减少信息偏倚。在收集暴露因素的同时，还需要收集研究队列的一般人口学资料、各种可疑的混杂因素等，以便后期资料分析时控制这些因素对结果的影响。

2. 确定研究结局

研究结局是指研究者所希望追踪观察的事件结果（如发病或死亡等），一旦出现结局，则对该研究对象不再继续随访观察。结局就是队列观察的自然终点。

对研究结局的判定应有明确的标准，并在研究的全过程中严格遵守该标准。如果以某种疾病的发生为结局，一般采用国际或国内通用的疾病诊断标准，以便对不同地区的研究结果进行比较。另外，一项队列研究可以分析某个暴露因素与多个结局的关系（一因多果），因此，除了明确规定主要研究结局之外，还可以同时收集多种可能与暴露有关的结局，提高一次研究的效率。

（三）确定研究现场与研究队列

1. 确定研究现场

对于前瞻性队列研究，因为需要随访观察的时间较长、样本量较大，并且要求在研究期内观察到足以检验研究假设的一定数量的结局事件，所以在选择研究现场时，不仅要考虑研究现场的代表性，而且要尽量选择人口相对稳定、便于随访、有较好的组织管理体系，又能够获得当地政府重视、群众理解和支持的现场，以保证研究顺利开展。对于回顾性队列研究，因为完全依赖现有资料，所以现场的选择主要考虑资料的完整性、真实性和代表性等。

2.确定研究人群

队列研究的研究人群包括暴露组和非暴露组（对照组）人群，对于前瞻性队列研究，其暴露组和非暴露组人群都必须是在研究开始时没有出现研究结局（如疾病），但是有可能出现该结局的人群。根据队列研究目的和研究条件的不同，研究人群的选择有不同的方法。

（1）暴露人群的选择：暴露人群是指具有某暴露因素的人群，也称为暴露队列，一般有以下四种选择方式：

1）一般人群：指选择某行政区域或地理区域范围内的全体人群，并以其中暴露于欲研究因素者作为暴露组，而不暴露于该因素者作为非暴露组。用该方法选择的研究人群代表性更好，研究结果更具有普遍意义。例如，美国 Framingham 心血管疾病的队列研究就是采用此种选择研究人群的方法。

2）职业人群：如果要研究某种可疑的职业暴露因素与疾病或健康的关系，则必须选择相关职业人群作为暴露人群。通常由于职业人群的暴露史比较明确，有关暴露与疾病的历史记录较为全面、真实和可靠，因此历史性队列研究常选择职业人群作为暴露人群。

3）特殊暴露人群：指对某因素有较高暴露水平的人群。特殊暴露人群是研究某些罕见暴露的唯一选择。如研究放射线暴露与白血病的关系，可选择核事故中的高暴露人群或接受放射治疗的人群作为暴露人群。

4）有组织的人群团体：该类人群是一般人群的特殊形式，如专业学术团体的会员、工会会员、学校或部队成员等。选择该类人群的主要目的是利用他们的组织系统，便于有效地收集随访资料；而且他们的经历相似，可增加暴露组和非暴露组的可比性。如 Doll 和 Hill 选择英国医师协会会员研究吸烟与肺癌的关系就属于此种情况。

（2）对照人群的选择：选择对照人群的基本要求是尽可能保证与暴露组具有可比性，即对照人群除未暴露于所研究因素外，其他各种可能影响研究结果的因素或人群特征（年龄、性别、民族、职业、文化程度等）都应尽可能地与暴露组相同。队列研究的对照人群常见的形式有下列四种：

1）内对照（internal control）：当暴露人群来自一般人群或有组织的人群时，选择人群中未暴露于所研究因素的对象作为对照组，这样暴露组和对照组来自同一个人群总体，具有良好的代表性和可比性。如果研究的暴露是人们普遍存在的，且为定量变量（如血清胆固醇、血糖、血压等）时，也可以按照暴露水平分级，以最低暴露水平的人群为对照组。

2）外对照（external control）：外对照是指选择暴露人群以外的其他人群作为对照。当选择职业人群或特殊暴露人群作为暴露组时，往往不能从这些人群中选出对照，常需在该人群之外寻找对照组。如将具有暴露因素的某工厂全体工人作为暴露组，而无该暴露因素的其他工厂工人作为对照组。但是需要注意的是两组的可比性，因为外对照与暴露组来自不同人群。

3）总人口对照（total population control）：也是对应于暴露人群为职业人群或特殊暴露人群的一种对照，可认为是外对照的一种特殊形式。它以暴露人群所在地的整个地区现有的相关疾病的发病或死亡资料作为对照，即以全人口率作为对照。在应用这种对照时，应注意将与暴露人群在时间、地区及人群构成上相近的人群作为对照，以保证其可比性。

4）多重对照（multiple controls）：指采用上述两种或两种以上形式的人群同时作为对照，这样可以减少只用一种对照所带来的偏倚，增强结果的可靠性，使判断病因的依据更充分，但要注意暴露组与不同对照组之间的可比性。

（四）估计样本量

1. 影响样本量大小的因素

影响队列研究样本量大小的因素包括以下 4 个方面：①对照人群（或一般人群）估计的所研究结局的发生率（p_0）；②暴露人群估计的所研究结局的发生率（p_1）；③统计学要求的检验水准（α）；④检验效能，也称把握度（$1-\beta$）。其中暴露组与对照组人群估计的结局发生率可通过查阅相关文献或预调查获得，如果不能获得暴露组人群结局发生率 p_1，也可利用通过查阅文献或预调查获得的相对危险度（RR），由式 $p_1=RR\times p_0$ 求得 p_1。α 和 β 由研究者根据实际情况来确定，通常取 $\alpha/2=0.05$，把握度（$1-\beta$）至少应在 0.80 以上。

2. 样本量的计算

在暴露组与对照组样本量相等的情况下，可用式（5-13）计算各组所需的样本量。

$$n=\frac{(Z_{\alpha/2}\sqrt{2\,\overline{p}\,\overline{q}}+Z_\beta\sqrt{p_0q_0+p_1q_1})^2}{(p_1-p_0)^2} \tag{5-13}$$

式中，p_1 与 p_0 分别代表暴露组与对照组的估计结局发生率，$\overline{p}$ 为两组结局发生率的平均值，$q=1-p$，$Z_{\alpha/2}$ 和 Z_β 可查表获得。

除通过上述公式计算外，也可以采用查表法或利用第二节介绍的在线估计样本量工具或软件确定样本量。但同样需要注意的是，不论用哪种方法计算得到的样本量，都是最低样本量，还要考虑研究过程中失访等影响，适当增加一定比例的样本量。

（五）资料收集与质量控制

队列研究的资料收集包括研究开始时的基线资料的收集和随访资料的收集。收集的资料一般包括暴露因素相关资料、研究结局相关资料、研究对象的一般资料以及可能影响研究结果的可疑混杂因素相关资料等。

1. 基线资料的收集

在选定研究人群之后，必须详细收集每个研究对象在研究开始时的基本情况，即基线资料或基线信息（baseline information）。基线资料一般包括暴露因素相关资料（如暴露时间、暴露剂量、暴露方式等）、与研究结局判断有关的资料（如疾病诊断指标、影像学资料等）、人口学资料（如年龄、性别、职业、文化程度、婚姻状况等）以及一些可能产生混杂作用的混杂因素的资料等。收集基线资料的方式包括面对面问卷调查，查阅医院、工厂、学校等单位和个人的健康记录，对研究对象进行健康体检，查阅环境调查或监测数据等。

2. 随访资料的收集

前瞻性队列研究和双向性队列研究都需要对研究对象进行随访，通过定期的随访和检查获取预期结局事件或观察结局指标的变化，了解和掌握研究人群中结局事件的发生情况。随访的方法、随访内容、随访间隔时间等在研究设计时都需要有明确规定并严格实施。随访资料的收集方法同基线资料收集。

3. 质量控制

由于队列研究的样本量大、观察时间长，消耗的人力、物力、财力大，因此做好资料收集过程中的质量控制是保证研究质量的关键环节。通常在调查实施前、调查过程中和资料收集后都要制定严格的质量控制措施。控制措施一般包括以下几个方面：

(1)制定调查手册：由于队列研究样本量大、研究需要时间长、参与调查的人员多，因此在正式调查前必须制作详细的调查手册。调查手册的内容包括调查或操作人员的选择标准、培训与考核方案、每项指标的详细调查方案与标准操作程序(standard operation procedure，SOP)以及质量监控措施等。

(2)调查员的选择与培训：选择的调查员一般应具有严谨的工作作风和科学态度，并且掌握调查或测量相应指标所需的专业知识和技能。在资料收集前，应对所有参加调查的人员进行严格的培训，使其掌握统一的调查方法和技巧，考核合格后才能参与调查。

(3)监督与检查：对调查过程和调查结果进行监督和及时检查，是保证调查质量的重要一环。常规的监督与检查措施包括及时进行数据检查或逻辑检错、抽样重复调查、定期监督和检查每个调查员的工作等。

三、资料整理与分析

队列研究的资料整理与分析的基本思路与病例-对照研究相似，首先需要将数据录入数据库并进行核查，然后进行描述性分析和推断性分析。由于队列研究可以直接计算结局发生频率(发病率或死亡率)，因此可以直接计算暴露与结局的效应指标相对危险度等。

(一)数据录入与核查

对收集到的队列研究的基线资料和随访资料进行审查，对有明显错误的资料应进行重新调查、修正或剔除，对不完整的资料要设法补齐。然后采用双录入的方法进行数据录入、校对与核查，以保证数据库资料的准确和完整。

(二)率的计算及显著性检验

1. 率的计算

发病率或死亡率是描述队列研究结局的常用指标，根据研究队列在研究过程中的失访情况，计算率的分母不同，可以计算累积发病率或死亡率或发病/死亡密度。以发病率计算为例，通常资料整理如表 5-3 所示。

表 5-3　队列研究资料归纳整理表

组别	发病	未发病	合计	发病率
暴露组	a	b	n_1	a/n_1
非暴露组	c	d	n_0	c/n_0
合计	m_1	m_0	T	

(1)累积发病率(cumulative incidence，CI)：用于固定队列没有失访或失访率低时结局事件的发生率，即以整个观察期内的发病人数除以观察开始时的人口数(式 5-14)计算研究疾病的累积发病率。因观察时间越长，累积发病率越高，故报告和比较累积发病率必须说明累积时间的长短。同样的方法可用于计算累积死亡率。

$$累积发病率=\frac{观察期内发病人数}{观察开始时的人口数}\times K \tag{5-14}$$

(2)发病密度(incidence density,ID):适用于动态队列计算结局发生频率。由于观察时间较长,观察对象进入研究的时间先后不一,以及各种原因造成研究对象在不同时间失访等均可造成每个研究对象被观察的时间不一样。这时以总人数为单位计算发病(死亡)率是不合理的,需以观察人时(person time)即观察人数与观察时间的乘积为分母计算发病率(式 5-15)。以人时为单位计算出来的发病率带有瞬时频率性质,即表示在一定时间内发生某病新病例的速率,称为发病密度。最常用的人时单位是人年(person year),如 10 个研究对象被观察 1 年或者 1 个研究对象被观察 10 年即为 10 个人年。以人年为基础计算的发病密度,也称为人年发病率。关于人年的计算请参阅相关的统计学书籍。如果研究以死亡事件为结局,则可计算死亡密度或称人年死亡率。

$$发病密度=\frac{观察期内发病人数}{观察人年数} \tag{5-15}$$

(3)标化比:指实际发病(或死亡)人数与预期发病(或死亡)人数之比。当研究对象数量较少,结局事件发生率比较低时,无论观察时间长短,都不宜直接计算率。此时可以将全人口的发病(或死亡)率作为标准,计算出该观察人群的理论发病(或死亡)人数,即预期发病(或死亡)人数,再求得观察人群中实际发病(或死亡)人数与预期发病(或死亡)人数之比,即标化发病(或死亡)比(standardized incidence/mortality ratio,SIR/SMR),简称标化比,计算公式如下:

$$标化发病(或死亡)比=\frac{观察发病或死亡人数}{预期发病或死亡人数} \tag{5-16}$$

2. 率的显著性检验

根据队列研究样本量大小,选择相应的检验方法对暴露组与对照组发病率或死亡率的差别进行显著性检验,来推断是抽样误差造成的还是两组真的存在差别。常用的检验方法有 Z 检验、χ^2 检验、直接概率法、二项分布检验或 Poisson 分布检验等,详细方法可参阅有关统计学书籍。

(三)暴露与结局的关联性分析(暴露效应分析)

1. 暴露与结局关联指标的计算

常用的评价暴露和结局关联性(也称暴露效应)的指标有相对危险度、归因危险度、人群归因危险度等。

(1)相对危险度(relative risk,RR):是反映暴露与发病(死亡)关联强度的最常用的指标,也叫率比(rate ratio, RR)或危险度比(risk ratio, RR),是暴露组和非暴露组的发病(或死亡)率之比。根据数据整理表 5-3 计算 RR 的公式如下:

$$RR=\frac{I_e}{I_0}=\frac{a/n_1}{c/n_0} \tag{5-17}$$

式中,I_e 和 I_0 分别代表暴露组和非暴露组的发病(或死亡)率。RR 值表示的是暴露组发病或死亡的风险是非暴露组的多少倍,反映的是暴露因素对结局事件发生的作用强度,具有流行病学的病因学意义。$RR=1$ 表示两组的发病率或死亡率没有差别;$RR>1$ 表示暴露组的发病率或死亡率高于非暴露组,暴露可增加发病或死亡的风险,暴露因素是疾病的危险因素;$RR<1$ 表示暴露组的发病率或死亡率低于非暴露组,暴露可降低发病或死亡的风险,暴露因素是保护因素。

(2)归因危险度(attributable risk，AR)：归因危险度又称特异危险度、率差(rate difference，RD)和超额危险度(excess risk)，是暴露组发病(或死亡)率与对照组发病(或死亡)率相差的绝对值，表示发病(或死亡)危险特异地归因于暴露因素的程度，即暴露因素的存在使暴露人群发病(或死亡)率增加或减少的程度。

$$AR = I_e - I_0 = \frac{a}{n_1} - \frac{c}{n_0} \tag{5-18}$$

由于　$RR = \frac{I_e}{I_0}$，　$I_e = RR \times I_0$

所以　$$AR = RR \times I_0 - I_0 = I_0 (RR - 1) \tag{5-19}$$

AR 的意义是指在暴露人群中，暴露因素造成的发病风险增加的绝对量，反映暴露因素绝对的危害程度，具有疾病预防和公共卫生上的意义。

(3)归因危险度百分比(attributable risk percent，ARP，AR%)：归因危险度百分比又称为病因分值(etiologic fraction，EF)，是指暴露人群中归因于暴露部分的发病或死亡率占全部发病或死亡率的百分比。计算公式如下：

$$AR\% = \frac{I_e - I_0}{I_e} \times 100\% \tag{5-20}$$

或

$$AR\% = \frac{RR - 1}{RR} \times 100\% \tag{5-21}$$

(4)人群归因危险度(population attributable risk，PAR)：人群归因危险度是指总人群发病(或死亡)率中归因于暴露的部分，即人群发病率与非暴露组发病率之差。PAR 的计算公式如下：

$$PAR = I_t - I_0 \tag{5-22}$$

式中，I_t 代表全人群的发病(或死亡)率，I_0 为非暴露组的发病(或死亡)率。

(5)人群归因危险度百分比(population attributable risk percent，PARP，PAR%)：人群归因危险度百分比也称人群病因分值(population etiologic fraction，PEF)，是指总人群发病(或死亡)率中归因于暴露的部分占总人群全部发病(或死亡)率的百分比。$PAR\%$的计算公式如下：

$$PAR\% = \frac{I_t - I_0}{I_t} \times 100\% \tag{5-23}$$

或

$$PAR\% = \frac{P_e(RR - 1)}{P_e(RR - 1) + 1} \times 100\% \tag{5-24}$$

式(5-24)中，P_e 表示人群中具有某种暴露者的比例。从该式可看出 $PAR\%$既与反映暴露致病作用的 RR 有关，也与人群中暴露者的比例有关，它说明暴露对全人群的危害程度。

以上 5 个指标中，RR 和 AR 都说明了暴露因素的生物学效应，而 PAR 和 $PAR\%$说明了暴露的社会效应，即暴露因素对一个人群的危害程度以及消除这个因素后可能使发病率或死亡率减少的程度。

2.关联强度的区间估计

在描述性分析中计算的反映暴露与结局的效应指标 RR 和 AR 只是样本的点估计值，还需要考虑抽样误差的存在，因此需进行可信区间估计。通常估计 RR 和 AR 的 95%可信区间，常采用 Woolf 法计算 RR 的 95%CI，其计算公式为：

$$\ln RR95\%CI=\ln RR\pm 1.96\sqrt{\mathrm{Var}(\ln RR)} \quad (5\text{-}25)$$

$\mathrm{Var}(\ln RR)$为 RR 自然对数的方差，$\mathrm{Var}(\ln RR)=\frac{1}{a}+\frac{1}{b}+\frac{1}{c}+\frac{1}{d}$。

取 $\ln RR95\%CI$ 的反对数值即为$RR95\%CI$。当 $RR95\%CI$ 不包括 1 时，说明暴露与疾病的关联有统计学意义。同样，$AR95\%CI$ 计算公式如下：

$$AR95\%CI=AR\pm 1.96\sqrt{\frac{a}{n_1^2}+\frac{c}{n_0^2}} \quad (5\text{-}26)$$

3.剂量效应关系分析

剂量效应关系反映暴露与疾病间的共变关系，暴露的剂量越大，其效应越大，说明该暴露作为病因的可能性越大。如 Doll 与 Hill 所进行的吸烟与肺癌关系的队列研究中，分析了吸烟量与肺癌患者死亡率的剂量效应关系后发现，每日吸烟量从 1～14 支增加到 25 支以上时，肺癌患者死亡率从 0.57‰增加到 2.27‰，RR 从 8.14 增加到 32.43，说明存在剂量效应关系。

4.多因素分析

当队列研究发现暴露组和非暴露组中有多个因素（如暴露因素、可疑的混杂因素或一般人口学因素）在两组间存在有意义的差别时，需要进行多因素分析，以控制这些因素对暴露与结局关联性的影响。常用的多因素分析方法有 Logistic 回归、Cox 回归、广义线性模型等。

四、常见偏倚及其控制

队列研究与病例-对照研究一样，在设计、实施和资料分析等各个环节都可能产生偏倚，为保证研究结果的真实性，获得正确的结论，需要在各阶段采取措施，预防和控制偏倚的发生。队列研究常见的偏倚如下：

（一）选择偏倚及其控制

研究对象选择不当造成的偏倚，如研究对象缺乏代表性或暴露组和非暴露组没有可比性等。选择偏倚常发生于最初选定参加研究的对象中有人拒绝参加，或在进行历史性队列研究时，有些人的档案丢失或记录不全；或者在前瞻性队列研究或双向性队列研究随访过程中，由于研究对象迁移、外出、不愿意再合作等失访情况，导致研究结果偏离真实情况，即产生失访偏倚（lost to follow-up bias）。由于队列研究的随访时间长，失访往往是难以避免的。因此，失访偏倚也是队列研究最常见的选择偏倚。失访偏倚的大小主要取决于失访率的高低、失访者的特征以及暴露组和非暴露组失访情况的差异等。

选择偏倚一旦产生，往往很难消除，因此应尽量避免其发生。在选择研究对象时，应严格按规定的标准选择便于随访的人群；研究对象一旦选定，必须尽可能提高其依从性，坚持对每个研究对象随访到整个研究结束，尽量降低失访率。对于历史性队列研究，要求目标人群的档案资料齐全，丢失或记录不全的资料应有一定的限度；对于前瞻性队列研究，失访率一般不超过 10%，否则应慎重解释结果和推论。

（二）信息偏倚及其控制

信息偏倚常常是由于在调查和随访过程中，对暴露组和对照组成员随访方法不一致或调查技巧不佳导致两组信息收集不准确，或者是由于诊断标准不明确或不统一、使用的仪器不精确、检验技术不熟练等造成的暴露错分、疾病错分以及暴露与疾病的联合错分（也称错分偏倚，misclassification bias)所引起的。

控制信息偏倚的方法有：认真做好调查员培训，提高询问调查技巧，统一标准，或采取盲法随访暴露组和对照组成员；选择精确稳定的测量方法、严格实验操作规程、提高临床诊断技术、明确各项标准并严格执行等。

二维码 5-3
延伸阅读

(三)混杂偏倚及其控制

混杂因素和混杂偏倚的概念同病例-对照研究，队列研究中同样会发生混杂偏倚。因此，在研究设计阶段可通过对研究对象的条件作某种限制，或者采用匹配的办法选择对照，以保证暴露组和对照组在一些重要变量上的可比性；在资料分析阶段可采用标准化率分析、分层分析和多变量分析等方法来控制混杂偏倚。

五、优点和局限性

(一)优点

(1)能够直接估计暴露与疾病关联强度。由于队列研究可以直接获得暴露组和对照组的发病率或死亡率，因此可以直接计算出 *RR*、*AR* 等指标，可以直接分析暴露的病因作用。

(2)由于暴露在前，疾病发生在后，因果时间顺序明确，故其检验病因假设的能力较强，一般可证实因果联系。

(3)随访观察过程有助于了解人群疾病的自然史。

(4)能对一种暴露因素所致的多种疾病同时进行观察，分析一种暴露与多种疾病的关系。

(二)局限性

(1)不适用于发病率很低的疾病的病因学研究，因为需要的研究对象数量很大，一般难以达到。

(2)前瞻性队列研究由于随访时间较长，研究对象的依从性很难保持，容易产生失访偏倚。

(3)前瞻性队列研究耗费的人力、物力、财力和时间较多，其组织与后勤工作亦相当艰巨，实施难度较大。

六、队列研究和病例-对照研究的特点比较

队列研究和病例-对照研究都属于观察性研究，但是在研究设计、实施和检验病因假设方面又各具特点，现将主要特点总结在表 5-4 中，以便于学习和掌握。

表 5-4　队列研究和病例-对照研究的特点比较

特　点	病例-对照研究	队列研究
研究性质	观察性	观察性
有无对照	有	有
时间顺序	回顾性	历史性、前瞻性、双向性
因果顺序	由果溯因	由因及果
因果联系的论证强度	相对较弱	较强

第四节　分析性研究的衍生类型

一、巢式病例-对照研究

巢式病例-对照研究(nested case-control study)是将队列研究和病例-对照研究相结合的一种设计形式,是在事先确定好的队列随访观察的基础上,再应用病例-对照研究设计思路进行研究分析。其基本设计思路如下:①先确定某一人群作为队列;②收集队列内每个成员的相关信息和生物标本;③随访一定的时期;④确定随访期内发生的所研究疾病的全部病例,作为病例组;⑤在每个病例发病当时,从同一队列的未发病者中,按一定匹配条件随机抽取一定数量的对照,组成对照组;⑥抽取病例和对照的基线资料和生物标本,按匹配病例-对照研究的方法进行统计分析,最后获得暴露和疾病之间关联性的结果。

巢式病例-对照研究与传统病例-对照研究相比,研究的源人群是明确的,有利于减少对照选择时可能产生的选择偏倚。另外,收集的暴露信息和生物标本都是在疾病发生之前,即暴露因素和疾病结局的时间顺序是先因后果,因此因果关联的推断强度优于传统病例-对照研究。

二、病例-队列研究

病例-队列研究(case-cohort study)也是病例-对照研究和队列研究相结合的设计形式之一,其设计的基本原理是根据研究目的选择合适的人群作为研究队列(全队列),在队列研究开始时,先按照一定比例在全队列中随机选择一个有代表性的样本(子队列)作为对照组,然后随访观察一段预定时间后,以全队列中发生的所有病例作为病例组,与子队列(对照组)进行比较,按照非匹配病例-对照研究进行资料分析。这类研究的主要特点是:①对照是在随访开始之前随机选取的,不与病例进行匹配;②对照组成员如在随访期间发生所研究的疾病,在资料分析时既作为对照又同时作为病例;③可以同时研究几种疾病,不同的疾病有不同的病例组,但对照组都是同一组随机样本。

病例-队列研究和巢式病例-对照研究的相同点:①都是按照队列研究设计进行,资料收集和生物标本的采集都是在发病前,因此因果关系清楚,资料可靠,病因论证强度高;②资料处理与分析是按照病例-对照研究的方式进行的,样本量小,节省人力、物力和财力,但所获得的结果与全队列研究的结果无重要差异,因此兼具病例-对照研究和队列研究的优点;③特别适用于分子流行病学研究。两者的不同点是:①巢式病例-对照研究中的对照选取是与病例按个体匹配选择的,而病例-队列研究中的对照是在基线纳入的全部队列成员中随机选取的;②巢式病例-对照研究的对照是根据病例的要求选择,不同疾病需选择不同的对照;而病例-队列研究中的对照组可作为多种疾病的共同对照组。

三、病例-病例研究

病例-病例研究(case-case study)也称单病例研究(case-only study),是仅利用某一疾病患者群体来评价基因与环境交互作用的一种研究方法。其设计基本思路如下：①确定一组患有待研究疾病的人群作为研究对象，收集研究对象的环境暴露因素，并应用分子生物学技术检测某一特定位点的基因型；②以具有某种基因型的患者作为病例组，以无该基因型的患者作为对照组；③按照病例-对照研究方法分析环境因素与基因的交互作用或基因-基因的交互作用。

该研究类型的特点是：①要求遗传和环境因素之间相互独立；②无须设立对照组；③需要的样本量比获得同样检验效能的传统病例-对照研究更少；④适用于罕见病，通常要求研究疾病的患病率不超过5%，且基因外显率不宜过大；⑤估计交互作用的精确度更高，但不能评价遗传或环境因素的独立效应。

四、病例交叉研究

病例交叉研究(case crossover study)是病例-对照研究和交叉研究相结合的衍生类型，是通过比较相同研究对象在某急性事件发生前一段时间的暴露情况与未发生该急性事件某一时间内的暴露情况，分析该暴露与该急性事件之间的关系。如果该事件发生前一段时间内的暴露频率高于更早时间内的暴露频率，则说明该暴露与该急性事件发生可能有关。

病例交叉研究也可以看作自身配对的病例-对照研究，因为该设计中的每个个体都有一个事件发生期(病例)和对照期(对照)。该研究类型有两个重要的应用条件，即整个研究时间内个体的暴露必须是变化的，以及暴露必须有一个短的诱导时间和短暂的效应期。

小　结

分析性研究是临床科学研究或临床诊疗实践中常用的探讨疾病病因、分析疾病预后因素等的观察性研究方法，它包括病例-对照研究和队列研究两种类型。病例-对照研究是“由果溯因”的研究，可以探讨多个因素与疾病之间的关联，有利于广泛探究疾病病因或影响疾病预后的因素等。队列研究是“由因及果”的研究，可以计算疾病发病率或死亡率，因此可以直接估计暴露效应，其验证病因假设的能力强于病例-对照研究。另外，在两种分析性研究方法基础上衍生出新的研究方法，如巢式病例-对照研究、病例-对照研究、病例-病例研究等。每种研究方法都各有优点与局限性，因此学习者可根据实际工作需要选择恰当的研究方法进行医学科学研究。

二维码 5-4
讨论文献

二维码 5-5
测验题

思考题

1. 病例-对照研究与队列研究在研究设计上的不同点主要有哪些？

2. 简述 *OR* 和 *RR* 的区别和联系。

3. 巢式病例-对照研究与传统病例-对照研究相比有哪些优点？

(杨新军编，贾存显、余运贤审)

二维码 6-1
教学 PPT

第六章　实验性研究

临床科研方法按照设计特征，可分为观察性研究（observational study）和实验性研究（experimental study）。观察（observation）是在不受研究者控制的“自然条件”下进行的研究，包括描述性研究、病例-对照研究和队列研究等，为因果关系判断提供了大量证据；但观察性研究也有其自身的一些局限性，由于研究条件难以控制，往往通过合理分组、设置对照等手段尽可能地减少干扰。而实验（experiment）则是研究者根据研究目的在完全或部分控制的“非自然条件”下进行的研究，研究者控制这些条件，以确定人为控制下的干预因素对结果有什么影响；实验性研究能够最大限度地控制非处理因素的影响，可以获得相比观察性研究更可靠的结论。但由于这些受控对象都是人，所以实验性研究会在伦理上受到一定的限制，主要用于评价干预措施的效果。本章主要从实验性研究的基本概念和种类，临床试验的概念、方法、步骤、数据分析和优缺点，以及其他实验性研究方法等方面进行阐述。

第一节　概　述

一、概念

（一）历史回顾

英国的 Topley 于 1917 年首先在“实验动物群传染病流行模型研究”中提出“实验流行病学方法”，随后的 20 世纪 20—30 年代 Wilson、Greenwood 和德国的 Neufeld 及美国的 Webster 等也先后报告了动物群感染模型。但这些实验性研究主要在动物群中开展，鉴于动物群和人群存在着本质的种属差异，且人群疾病所具有的社会属性，使得动物群实验条件和人群环境的实验受控程度根本不同，即动物群研究结果不能反映人群疾病的发生发展规律，其研究结果外推人群是行不通的。因此，人们也关注在人群中开展实验性研究。

最早的对照思想源于成书于 1061 年的中国《本草图经》，其中提到“欲试上党人参者，当使二人同走，一与人参含之，一不与，度走三五里许，其不含人参者，必大喘”①。在国外，18 世纪 Berkeley 就提出对照临床试验的观点。而最早在人群中开展的实验性研究，目前被公认的实例可以追溯到 1747 年 James Lind 关于抗维生素 C 缺乏症的研究，开创了临床试验的先河；1799 年英国的 John Haygarth 在分析 Perkins 牵引器治疗头脸部的炎症、风湿和疼痛效果时，发现了安慰剂效应；1863 年 William Withey Gull 在治疗 21 例风湿热患者时大部

① 为评价人参的效果，需寻两人，令其中一人服食人参并奔跑，另一人未服人参也令其奔跑。未服人参者很快就气喘吁吁。

分采用薄荷水，首次证实安慰剂在正确评估疾病预后中的重要意义。随机化技术最初是源于 20 世纪 20 年代的农业实验，当时个体的土地被随机分配；随后，1931 年 James Burns Amberson 首次发表了一个临床研究报告，通过采用简单随机化分组的方法，评价硫代硫酸金钠治疗肺结核病疗效。但第一个真正意义上利用随机对照临床试验的，是英国 Austin Bradford Hill 爵士设计的链霉素治疗肺结核的研究，他因而被称为“随机对照试验之父”。而现场试验早期可追溯到 20 世纪 40 年代中期 Taylor 开展的百日咳疫苗的预防效果评价，以及 1953 年 Salk 实施的脊髓灰质炎减毒疫苗的预防效果评价等；随后的社区干预中较著名的有 20 世纪 70 年代末期和 80 年代初期开展的戒烟试验(COMMIT)等。

在国内，苏德隆教授于 20 世纪 60 年代初完成并发表首个随机对照试验；随后中医药领域于 1983 年发表了关于评价中药注射剂治疗心绞痛的随机双盲对照试验的文章。

(二)定义

实验性研究的基本原理是根据一定的条件选择研究对象，按随机化原则对研究对象进行分组，一组接受所要评价的治疗措施，称为实验组，另一组不接受这些措施，称为对照组。然后对两组研究对象用相同方法进行随访观察，测量和比较不同干预因素作用下两组对象的结局/效应(如不同的临床转归——痊愈、好转、死亡，或发病指标等)是否存在差异，进而评价干预措施的效果。

二、基本特征

(一)施加人为控制的干预因素

实验性研究中需实施某项预先设计好的治疗措施，预先设计好的治疗措施即所谓干预(intervention)。实验性研究中的干预因素受研究者控制，能够较客观地反映干预因素的效应。

(二)随机分配研究对象

实验性研究有周密的实验分组设计，严格遵循随机化原则进行分组，研究对象中每个个体被分配到各组的概率均等，两组间某些混杂因素(已知的或未知的)的分布相同；即设立与干预组可比的对照组，在研究开始时保证两组的均衡性，这样才可以将两组结局/效应的差异归因于干预措施的作用。

(三)属于前瞻性研究

实验性研究是一类特殊的前瞻性研究，并不要求每个研究对象(患者)从同一时间开始随访，但对随访的起点应有明确的定义。

(四)研究的真实性较高

实验性研究遵循随机、对照原则，加之前瞻性研究方向及干预因素的可控性等，进一步提高了质量控制力度，研究的真实性较高。

实验性研究具有精心设计的实验条件，最大限度地提高了研究真实性，但研究对象的入组需要遵循严格的纳入和排除标准，分组随机化，随访中严格质量控制等，使得实验性研究的设计、实施难度增大，且可能涉及伦理学问题。

三、主要类型

(一)按是否随机分配分类

1. 随机对照试验

随机对照试验(randomized controlled trial,RCT)是临床试验的金标准设计方案,是指将合格的受试对象,依据统计学随机化原则进行分组,使每个研究对象都有相同的概率(机会)进入实验组和对照组,并根据试验要求,分别给予两组预先设计的干预因素,经过一段随访期,观察比较实验组和对照组的结局/效应的差别,以做出临床疗效的判断。

近年来,随着循证临床实践对真实世界证据的需求不断增加,由此衍生出实用性随机对照试验(pragmatic randomized controlled trial,pRCT)。pRCT是指在真实的临床医疗环境下,遵循随机、对照原则,以比较不同干预措施的治疗结果(包括实际效果、安全性、成本等)。pRCT 是真实世界研究中的重要设计。

二维码 6-2
延伸阅读

2. 非随机对照试验

非随机对照试验(non-RCT)的设计方案与 RCT 的不同之处就是没有随机化分组,因此难以保证实验组与对照组间基本临床特征和主要预后因素的可比性,使论证强度大大下降。如比较两所医院某种疾病患者的生存率,一所医院采用传统疗法,另一所医院采用新的外科手术治疗。non-RCT 与队列研究亦有相似之处,不同的是前者的试验措施受人为控制,因此 non-RCT 又称类试验研究(quasi experimental study)。

(二)按研究目的和对象的不同分类

1. 临床试验

(1)概念:临床试验(clinical trial)是指以患者为研究对象,目的是评价临床药物/手术等治疗措施的效果。临床试验是一种以临床为基础的实验性研究,可以是短期,也可以是中期或远期追踪随访。

(2)分期:实验性研究中很大一部分是新药的临床试验。

新药是指化学结构、药品组分和药理作用不同于现有药品的药物,从动物、植物、细菌等或人工合成途径获得,为多学科合作的科技产品,具有潜在的临床应用价值,但也可能造成对人体的危害。因此,对新药的研究包括临床前研究和临床研究。国家药品监督管理局有法定的具体规定,新药进入临床试验前,首先应以动物为研究对象,严格进行毒理学、药效学和药物代谢动力学等方面的研究,此为临床前研究;而新药临床评价则是以人为研究对象,根据新药各期临床试验研究结果,对新药在人体内的安全性和有效性进行评价。此外,新药临床研究,必须明确临床试验的分期,并依次制订出科学完善、全面系统、经济可靠且具有可操作性的临床试验设计方案,同时进行科学的质量控制。

临床试验分为四期:Ⅰ期、Ⅱ期、Ⅲ期和Ⅳ期。

Ⅰ期临床试验又称小规模临床试验,是在人体进行新药临床试验的起始期,主要观察药物的安全性,是在少数正常人(一般是自愿者)或患者中进行,目的在于比较人体与动物间在药物利用、剂量、药理、毒性等方面的区别,观察药物在人体的吸收、转化和排泄过程,探索人体对药物的耐受程度、药物安全性及其给药途径、剂量、疗程,并初步了解药物的副作用。通过临床药理学及人体安全性评价试验，观察人体对新药的耐受程度和测定药物代谢动力学，为制定给药方案提供依据。此时不必强调随机对照设计，因为Ⅰ期临床试验是新药刚刚应用于人体，有一定的风险，故必须在有条件、有经验的临床药理基地医院内进行，观察应十分谨慎，记录要如实、完整。

Ⅱ期临床试验为正式临床试验，是评价药物疗效与不良反应、决定最适剂量的主要阶段，可以推荐临床给药剂量。此时一般采用双盲的随机对照临床试验(RCT)设计方案进行，以评定药物的真实效果，确定药物的适应证和进一步了解药物的不良反应，评价其安全性，要求样本数不少于300例。

Ⅲ期临床试验是扩大的多中心试验，目的是在较大范围内对新药进行评价。要求应用随机对照试验在三所指定的医院进行严格的验证，对于给药的适应证、给药方法、途径、不良反应等都进行深入的对比研究，进一步评价药物的真实效果和安全性，一般试验时间也较长。

Ⅳ期临床试验为新药批准上市后的监测，为推广应用阶段，在广泛使用的条件下考察药物的疗效和不良反应，广泛地观察新药的各种适应证、副作用、毒性和药理作用，考察药物在长期使用中的效果，着重于安全性监测。

(3)特点：

1)临床试验是以患者为研究对象，往往在医院中实施和评价治疗措施的效果。研究对象往往诊断明确，同质性好。但研究对象有严格的纳入、排除标准，也会影响代表性和外推有效性。

2)临床试验中需实施某项预先设计好的治疗措施：预先设计好的治疗措施即所谓“干预”。干预措施应经过鉴定，确实对人体无害后方能应用于临床。

3)临床试验需有周密的实验设计：临床试验必须设立可与干预组比较的对照组。在研究开始时，要求两组研究对象具有相似的基本特征，即保证均衡性或可比性，这样才可以将两组试验效应的区别归因于干预措施的作用。

4)一类特殊的前瞻性研究：在一项临床试验中，并不要求每个研究对象(患者)从同一时间开始随访，但对随访的起点应有明确的定义。同时，在实验设计时应充分估计不能坚持临床试验的病例数；并尽可能随访到全部病例，避免因失访而影响结论的真实性。此外，应尽量采用盲法随访。

5)临床试验需要考虑伦理学问题：临床试验是以人为研究对象，要考虑伦理学问题。如防止对照组的措施选择(安慰剂)不恰当，或让受试对象暴露于某种有害致病的危险因素中。

2.现场试验

(1)概念：现场试验(field trial)也叫人群预防试验(prevention trial)，是以未患病者作为研究对象，目的是评价预防措施的效果。现场试验不同于临床试验，其涉及的对象尚未患病；如评价人乳头状瘤病毒(human papillomavirus，HPV)疫苗预防宫颈癌的人群现场试验。

在实际工作中，为了提高现场试验的效率，往往选择高危人群作为研究对象。如评价乙型肝炎病毒(hepatitis B virus，HBV)疫苗预防乙型肝炎的效果，应以母亲为HBsAg和(或)HBeAg阳性的婴儿作为研究对象，这样效果明显，因为这样的婴儿比母亲HBsAg和HBeAg阴性的婴儿感染HBV的概率高。这种选择研究对象的方式类似于队列研究中选择特殊(高度)暴露人群组作为暴露组,有助于提高研究效率。

(2)特点:

1)研究对象通常为非患者,研究现场多选择社区、学校、工厂等。

2)多为预防性试验,所以相比临床试验,往往需要更多的研究对象,耗费更多的人力、物力和财力。

3)干预措施是以个体为单位随机分配。

4)尽可能应用盲法随访。

5)应考虑到研究对象对干预措施的不依从性,应当在设计、测量和评价的全过程采取多种举措,提高依从性。

3.社区试验

(1)概念:社区试验(community trial)也称为社区干预项目(community intervention program, CIP),是以社区人群(未患病者)作为研究对象,评价预防措施的效果。区别于现场试验,CIP的干预单位是群体,而现场试验的干预单位是个体。社区试验多在某一地区人群中进行,一般持续时间较长。如在碘缺乏病流行地区对人群加服碘盐,观察碘缺乏病发病率的变化。

(2)特点:

1)类似于现场试验,社区试验的研究对象也是非患者,研究现场多选择社区。

2)区别于现场试验,社区试验是以社区人群或某类人群组/亚组为单位进行干预,评价某种预防措施的效果。

3)通常采用整群随机化分组的方法,目的是保证比较组之间尽可能均衡,具有可比性。或者保证干预社区与对照社区间基线特征有类似的分布。

近年来随着疾病模式的转变,人们越来越意识到全人群策略在疾病预防层面,在提高人群健康水平方面更加经济有效,社区干预项目得到越来越多的重视,社区干预也更接近人们的自然生活状况,因此更具有推广应用的价值。

四、用途

(一)评价干预措施效果

实验性研究最常用于评价治疗性措施和预防性措施的干预效果。在疾病治疗研究中主要是探讨药物、手术等治疗方案的效果,同时对不良反应进行评价,为临床最佳决策提供科学依据。在疾病预防或保健研究中主要是评价预防效果,如疫苗预防疾病的效果,或饮食调节、适当运动、戒烟限酒等预防心脑血管疾病的效果,以及评价保健策略和政策实施的效果。

(二)验证病因假设

实验性研究中研究者可以主动控制干预措施,且研究对象遵循随机分组,实施过程中实验者亲自观察随访研究结局,所以在建立干预和结局之间关系时,能够有效排除外部因素的干扰作用,因此实验性研究验证病因假设的能力强于分析性研究,可以作为确证因果关系的最终手段。但是在实施过程中,出于伦理学的考虑,不能将某种致病或危险因素主动施加到人群中,所以实验性研究设计并不适用于病因学研究。但在特定条件下可以应用,前提条件是:在符合伦理学的基础上,尚无充分证据证明某干预措施对人体有危害,但又不能排除该干预与疾病的关系,或者主动去除某些有害因素的干预研究。

第二节　随机对照试验研究方法

一、概述

(一)设计原理

随机对照试验是评价人为给予的干预措施的效果,研究对象是来自一个总体且符合严格的纳入和排除标准及签署知情同意的人群,并强调通过随机分配的方式形成可比的实验组和对照组,保证随访获得的实验效应的组间差异最后能够归因于干预措施的效应。随机对照试验的设计模式见图6-1。

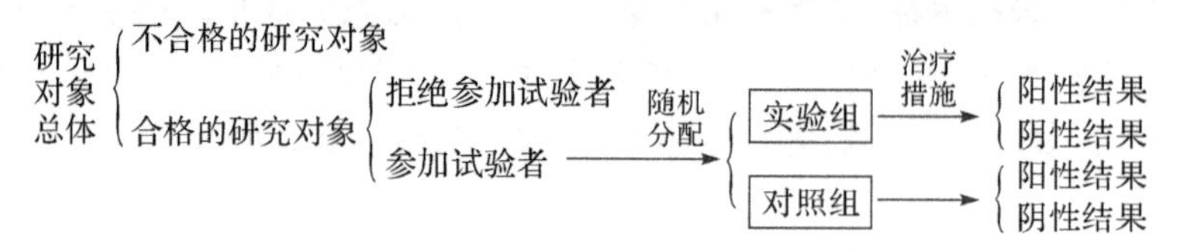

图6-1　随机对照试验的设计模式

(二)基本原则

1.对照设置

对照是最重要的原则,有对照才能使研究结果能够进行比较。人类疾病很多有自限性,没有对照就难以肯定病愈是否为服药或其他治疗措施的结果。有些疾病,例如上呼吸道感染或急性胃肠炎等,患者往往在病情最严重时就医,就医后开始恢复,“疗效”与疾病自然病程相偶合。

2.随机化分组

正确地将临床受试对象随机分配到各研究组是保证组间齐同可比的关键。随机化分组就是使每一个受试对象有相同的概率(机会)被分配到实验组和对照组。目的是保证实验组和对照组具有相似的临床特征和预后因素(包括已知的和未知的),使两组具有充分的可比性,可以避免选择和确定研究对象时可能出现的各种偏差因素之干扰,保证研究结果的准确性。

3.盲法随访

任何临床试验的目的,都是得到对试验结果(疗效)的无偏估计。然而临床试验过程中稍不警惕,就会出现偏倚,歪曲真实的疗效。偏倚可以来自研究设计到结果分析的任一环节,既可来自研究人员方面,又可来自患者方面。避免偏倚的一个有效方法就是使受试患者和(或)研究执行者不知道各组受试患者接受治疗的真实内容,即盲法随访。

二、研究设计与实施

(一)明确研究问题

随机对照试验主要用于评估临床干预措施的效果,首先要根据临床实践需要和系统全面的文献复习，明确具体的研究问题。立题依据可以来源于基础研究，或动物实验，或临床医生的实际观察和总结，或基于人群的观察性研究。问题的构建往往根据 PICO 框架，P 即实验性研究中涉及的患者（patient）或人群（population），I 是指干预（intervention），C 是指对照（control），O 则是指结局（outcome），通过对以上四个方面分别进行明确定义，从而形成实验性研究的问题。例如，甲氨蝶呤联合宫外孕Ⅱ号方与米非司酮治疗异位妊娠的随机对照试验中，研究对象是在妇科住院、在告知保守治疗风险后仍要求保守治疗的子宫异位妊娠患者，待评价的干预措施是宫外孕Ⅱ号方＋米非司酮＋甲氨蝶呤治疗，对照是米非司酮＋甲氨蝶呤治疗，结局是保守治疗成功率。

在初步构建问题以后，应进一步对研究问题涉及的四个方面进行更详细的定义。如患者的定义不仅包括疾病的诊断标准，还应考虑其年龄、性别、病史、病程、治疗史等方面的信息；干预和对照因素应考虑其干预强度、频率和相应的干预途径等。结局则需要定义结局指标的选择及其相应的测量方法和时间等。

（二）确定研究对象

临床防治性研究的对象主要是患者，而不同患者可能存在病情轻重不一、临床分型各异、并发症和合并症不同，以及心理因素、文化素质、社会经济地位差异等可能影响研究结果的非处理因素。因此，应根据研究目的选择合格的研究对象，采用公认、确切的诊断标准，以及严格的、明确的排除和纳入标准。

1. 诊断标准

诊断标准一般由相关学科的全国性或地方性学术会议制定。尽可能利用客观的诊断指标，如病理组织学、微生物学、生物化学及 X 线、心电图、CT 等检查指标，避免将非本病的病例选入，或疾病病情、病型的误判，而产生分组偏倚。

2. 纳入标准

诊断明确的病例不一定都符合研究对象的要求，应根据具体条件慎重制定合适的纳入标准。一般应考虑以下三个方面：一是尽可能选择对治疗措施有反应的病例作为纳入对象，以便容易取得阳性结果。通常情况下，老病例、重症患者不能充分反映药物的疗效；常见病、多发病的研究应尽可能选择新病例作为研究对象；而对于少见病，由于病例较少，也可选用老病例，但可能混入一些干扰因素，影响疗效的判断，因此选用老病例时应具体慎重地加以分析。二是要使研究对象具有代表性，即具备总体人群的基本特征。例如要求所选研究对象在性别、年龄、临床分型、病情轻重及病程长短方面的比例，均能代表总体。一般轻症病例对药物反应好，自然康复趋势强，即使设立了严格对照而得出疗效好的结论，也仅说明对轻症患者有效，不能反映对各类型患者都有效。可以根据具体情况，先将纳入标准定在易取得阳性结果的病例内，维持研究对象主要特点的相对均质性，避免过多过杂的临床特征的干扰；证明有效后，再放宽标准，进一步在更广泛的病例中分析疗效。三是研究对象应是自愿参加，并签署知情同意书。总之，制定纳入标准一定要有充分的理由，且一旦确定纳入标准，应坚持执行，不轻易改变。

3. 排除标准

一般定为研究对象不能患有该研究疾病以外的其他严重疾病。例如研究降压药的疗效，应排除极重度高血压患者、严重心力衰竭、室性或室上性心动过速或心动过缓者、重度肝肾功能障碍者等。同时，也不能患有影响疗效的疾病。例如患胃肠道疾病可影响药物的吸收，所以研究某些口服药物时，不应该选择患有胃肠道疾病者。再者，已知对研究药物有不良反应者，也不能纳入研究对象。例如应用呋喃唑酮治疗消化性溃疡时，纳入标准规定为经胃镜证实是活动性溃疡的病例，排除胃手术后吻合口溃疡、伴严重肝病、胃癌、对呋喃唑酮过敏者。此外，除非研究有关妊娠的课题，一般不能选择孕妇作为药物试验对象。

（三）估计样本量

为保证临床试验质量，在实验设计时就应对研究所需的样本量加以估计。影响样本量大小的主要因素有干预因素实施前后研究人群中疾病的发生率、第一类错误及第二类错误出现的概率、单侧或双侧检验、研究对象分组数量等。不同变量性质的评价指标应使用不同的样本量估计公式。

1. 以非连续变量（计数资料）为研究指标的样本量估计

所谓非连续变量，是指治愈率、有效率、发病率、病死率等，在实验组与对照组之间比较时可按下列公式计算：

$$N=\frac{\left[Z_{\alpha}\sqrt{2\overline{p}(1-\overline{p})}+Z_{\beta}\sqrt{p_{1}(1-p_{1})+p_{2}(1-p_{2})}\right]^{2}}{(p_{1}-p_{2})^{2}} \tag{6-1}$$

p_1、p_2 分别为对照组和实验组评价指标发生率；$\overline{p}=(p_1+p_2)/2$；Z_α 为 α 水平相应的标准正态值，Z_β 为 $(1-\beta)$ 水平相应的标准正态值，可查 Z 值表获得；N 为实验组及对照组每组的样本数。

2. 以连续变量（计量资料）为研究指标的样本量估计

所谓连续变量，是指身高、体重、血脂、血压等，估计样本量的公式为：

$$N=\frac{2(Z_{\alpha}+Z_{\beta})^{2}\sigma^{2}}{d^{2}} \tag{6-2}$$

式中，σ 为估计的标准差，d 为两组连续变量均值之差，Z_α、Z_β 和 N 的意义同上述公式。

样本量过大可造成人力、物力和时间的浪费，过小易导致统计学检验结论的错误，对小样本的研究结论应持审慎态度。如表 6-1 所示，2 个四格表的率不变，RR 值不变。但当样本数从 100 增加到 200 时，χ^2 值则由 1.96 变为 3.92，P 值由 >0.05 变为 <0.05，说明样本量对假设检验结果有影响，样本量越大，越易达到统计学意义。

表 6-1　不同样本量下不同的统计学意义

	有效	无效	合计		有效	无效	合计
实验组	45	5	50	实验组	90	10	100
对照组	40	10	50	对照组	80	20	100
合计	85	15	100	合计	170	30	200

$\chi^2_{100}=1.96$，$P_{100}>0.05$；$\chi^2_{200}=3.92$，$P_{200}<0.05$。

（四）分组随机化与分组隐匿

随机化分组是获得组间可比性最可靠的方法，也是保证随机对照试验研究结果科学性的重要基础。

1. 随机化分组方法

常用的随机化分组方法有简单随机化、区组随机化、分层随机化和整群随机化等。

(1)简单随机化(simple randomization):这是最简单易行的随机化方法,例如旋转金属分币,事先设定面值向上时将患者分到何组,面值向下则分到另一组。当病例数充足时,两组病例数十分接近。也可以利用随机数字表或计算器随机键出现的随机数字进行随机化分组。

简单随机化的缺点是,当受试者数量较少时,不能保证两组例数相等,尤其是样本量小于200时,较容易出现两组人数不均衡的现象。

必须指出,交替地将受试者分到实验组和对照组的分配方法(即A、B、A、B…A、B)不属于随机化分组。当以单盲或非盲法进行时,研究者可事先知道下一个患者将分配到哪一组,从而导致选择偏倚或观察偏倚。即使按双盲设计时,一旦1例的"盲"被破坏,研究者便知晓全部受试者的分配方式。

(2)区组随机化(block randomization):根据研究对象进入试验的时间顺序,将全部患者分成含量相等的若干区组,每一区组内各病例被随机分配到实验组和对照组,使每一区组内两组人数相等,可以克服简单随机化分配时两组数量不平衡的缺点。区组的长度是指区组中对象的数目,区组的长度一般可取4～10。

二维码 6-3
延伸阅读

【例 6-1】 将24例患者随机分配至A、B两组,首先按入院的时间先后顺序将患者分为含量为4的6个区组。每一区组内4例患者的分配方案有6种,见表6-2。

接着,随机排列上述6个区组,若随机顺序为3、6、4、2、1、5区组,则24例患者按区组随机化分配方式进入两组的情况是:

A组(实验组)病例号:3、4、6、7、10、12、13、15、17、18、21、24

B组(对照组)病例号:1、2、5、8、9、11、14、16、19、20、22、23

表 6-2　不同区组的分配方式

	区组号					
	1	2	3	4	5	6
分配方式	A	A	B	B	A	B
	A	B	B	A	B	A
	B	A	A	B	B	A
	B	B	A	A	A	B

区组随机化可以使随机化过程中的任一时期,实验组和对照组的患者数量保持相对平衡,且两组相差人数不会超过每一区组人数的50%。这就有两个好处:一是若患者是按照顺序进入临床试验中,其病情严重程度有所不同,则区组随机化有助于保证实验组和对照组患者的可比性;二是若在试验过程的中途停止临床试验,两组例数仍能保持相对平衡。

区组随机化的缺点有:一是若试验不采用盲法,而研究者又知道了区组长度,则很容易事先猜出每一区组后面患者的分配去向,从而导致病例的选择偏倚;二是区组随机化资料的统计分析方法不同于常用方法,较为复杂。

(3)分层随机化(stratified randomization):以研究对象试验开始时的若干已知重要临床特点或预后因素为依据,将患者分为若干个试验层,然后在层内随机化分配研究对象。

【例 6-2】 已知与某疾病预后有关的重要影响因素有年龄、性别和临床分型,可作如表6-3所示分层。

表 6-3　与某疾病预后有关的重要影响因素的分层

年龄(岁)	性别	临床分型
1. 40～49	1. 男	1. 轻型
2. 50～59	2. 女	2. 中型
3. 60～69		3. 重型

据此可得到 3×2×3=18 层，每一层内再作区组含量为 4 的随机化分配，见表 6-4。

表 6-4 不同层内患者的分配方式

层次	年龄(岁)	性别	临床分型	分配方式
1	40～49	男	轻型	ABBA、BAAB
2	50～59	女	中型	BABA、ABAB
3	60～69	男	重型	AABB、BBAA
⋮	⋮	⋮	⋮	⋮
17	50～59	男	中型	ABBA、BAAB
18	60～69	女	重型	BBAA、AABB

分层随机化的目的是使两组具有相同分布的已知预后影响因素及重要临床特点。对于受试对象数量较大的临床试验，简单随机化方法足以保证两组的可比性，显然不需要采用分层随机化；但对于样本量相对较小的临床试验，例如 100 例左右，又有 2～3 个重要影响因素，每个因素又分 2～3 层，则适合采用分层随机化。但必须清楚的是，样本太小而分层过多反而不适用本法。

(4)序贯平衡(sequential balance)：上述几种随机化分组方法，都只有在样本量相当充足时才能保证两组中各相关条件趋于平衡。所谓相当充足，是指研究对象是数以百计的病例，这实际上是难以实现或很不经济的。临床试验的例数越多，时间拖得越长，还有医德问题，为什么不及时地为疗效差的组更换疗法？因此，1975 年 Pocock 等提出了序贯地借助不平衡函数的方法，但该法需借助电子计算机，实施起来不方便。1976 年 Freedman、1980 年 Begg 相继提出了改良方法，但仍不易为临床医生所接受或掌握，因为均涉及线性代数。此后，汤旦林等提出"不平衡指数"概念，按指数最小的原则进行序贯平衡分组。其基本思路如下：假设患者陆续入院，新患者的分组可根据该患者的自身情况和已住院患者的分组情况来决定，目的是使每次分配都达到当时情况下的最好平衡程度，组间的可比性以"不平衡指数"来衡量。

假设已住院的 17 例患者的分组结果见表 6-5 所示，现有 1 例新患者入院，为男性、青年、病情中等，该患者应分配到何组？

表 6-5 17 例患者的分组情况

	性别		年龄		病情			合计
	男	女	中年	青年	轻	中	重	
新药组	5	4	4	5	4	3	2	
对照组	4	4	2	6	4	2	2	
差数绝对值	1	0	2	1	0	1	0	5

表 6-5 中差数绝对值的合计，即"不平衡指数"为 5。若将刚入院的第 18 例患者分配到新药组，则不平衡指数变为 6，见表 6-6；若将其分配到对照组，则不平衡指数变为 4(表 6-7)。根据使"不平衡指数"最小的原则，应将该新病例分配到对照组。如此依次实施下去，直至样本量达到设计的要求为止。

选择不平衡因素时，除年龄、性别、病情轻重外，还可酌情增减，因病而异。

表 6-6　新病例分配到新药组

	性别		年龄		病情			合计
	男	女	中年	青年	轻	中	重	
新药组	6	4	4	6	4	4	2	
对照组	4	4	2	6	4	2	2	
差数绝对值	2	0	2	0	0	2	0	6

表 6-7　新病例分配到对照组

	性别		年龄		病情			合计
	男	女	中年	青年	轻	中	重	
新药组	5	4	4	5	4	3	2	
对照组	5	4	2	7	4	3	2	
差数绝对值	0	0	2	2	0	0	0	4

2. 分组隐匿

分组隐匿(allocation concealment)是指随机分组人员不知道研究对象的任何情况，避免因各种人为因素影响随机分组而造成选择偏倚的措施，是临床试验中正确实施分组的有力保障。

在随机临床试验中，虽然制定了完善的随机分组方案，但若是实施随机分组的研究者同时又负责研究对象的纳入，即研究者预先知道下一个(随机数字所对应的)患者的治疗方案时，研究者可能自觉或不自觉地根据下一个患者的特征和自己对不同治疗方案的好恶，人为地决定入选或排除该患者，使随机分配形同虚设，由此会带来选择偏倚。因此，随机对照试验报告统一规范(CONSORT)中要求研究者详细描述分组隐匿的具体实施人员和方法，以分析其实施的有效性，并评估由此产生的选择偏倚可能对结果造成的影响。

分组隐匿的实施通常通过信封法和中央随机化语音交互系统来实现，前者是将每个分组方案装入一个不透光信封，注明编码并密封好。纳入研究对象后，基于其编号再打开相应编号的信封，并严格依照信封里的随机分组方案实施。在多中心临床试验中，往往较多采用中央随机化语音交互系统以实现分组隐匿。为此，为了实现分组隐匿，随机分组的具体实施人员可以是研究设计者、统计师或药房工作人员，他们不知道谁将成为受试对象，他们不参与研究对象的纳入。

已有调查结果显示，没有采用或未能有效实施隐匿分组的随机对照试验会高估疗效达40%。由此可见，只有随机分组联合分组隐匿，才能实现真正意义上的随机分组。

(五)设立对照

临床试验常见的对照方式有以下 6 种：

1. 标准疗法

对照以常规或现行的最好疗法作对照，这是临床试验中最常用的一种对照形式，适用于已知有肯定疗效的治疗方法的疾病。

2. 安慰剂对照

安慰剂通常以淀粉、乳糖、生理盐水等成分制成，不加任何有效成分，但外形、颜色、大小、味道与试验药物极为相近。在所研究疾病尚无有效的治疗药物或使用安慰剂对研究对象的病情无影响时才能使用。

3. 相互对照

当比较几种疗法对某病的疗效差别时，各试验组间互为对照。

4. 自身对照

试验前后以同一人群作对比。例如将治疗措施实施前后人群的疾病状况进行对比。

5. 交叉对照

在试验过程中将研究对象随机分为两组，第一阶段，一组人群给予新的治疗措施，另一组人群为对照组，干预结束后，经过一段洗脱期(wash-out period)，两组对换试验措施。应注意第一阶段的干预不能对第二阶段的干预效应有影响。

6. 历史对照

新的治疗措施用于一组现患患者，将其结果与以往同类疾病的治疗结果相比较。

(六)应用盲法

根据是否采用盲法或盲法的程度，分为非盲、单盲、双盲、三盲。

1. 非盲性随访

非盲性随访又称开放试验，即研究者和受试对象都知道分组情况。有些临床试验只能是非盲的，例如比较手术治疗和内科治疗对某种疾病的疗效、评定生活习惯的改变对冠心病发病的影响。对这类无法采用盲法随访的临床试验，尤其应注意选择客观指标来判断疗效。非盲性随访的缺点是不能避免主观因素所致的偏倚，而且被分配在对照组的患者，易对治疗丧失信心，往往中途退出临床试验。

2. 单盲性随访

单盲性随访即研究者知道患者的分组情况，而受试对象不知道自己是实验组还是对照组。优点是研究者可以更好地观察研究对象，在必要时可以及时恰当地处理研究对象可能发生的意外问题，使其安全得到保障；并且可以避免来自受试对象方面的主观因素的影响。缺点是不能避免研究执行者的主观因素导致的偏倚，易造成实验组和对照组的处理不均衡。

3. 双盲性随访

双盲性随访即研究观察者和受试对象都不知道试验分组情况，而是由研究设计者来安排和控制全部试验。优点是可以大大减少来自研究观察者和受试对象两个方面的主观因素所致的偏倚。缺点是程序较复杂，执行起来较为困难，且一旦出现意外，较难及时处理，往往盲法有被破坏的危险。因此，在实验设计阶段就应慎重考虑方法的可行性。

4. 三盲性随访

三盲性随访即不但研究观察者和受试对象不了解分组情况，而且负责资料分析的第三者也不了解分组情况，第三者只能得到两组的资料。优点是既可以避免来自研究观察者和受试对象的主观偏倚，又可避免或减少资料分析上的偏倚。缺点是不利于临床试验的安全进行，因而难以实现。

（七）随访观察

1.效应指标的确定及方法

疾病防治性研究的疗效评定标准是否合适，所用指标是否可靠，对于最终确定防治措施的效果至关重要。效应指标的确定与研究目的紧密相关。临床试验中的治疗效应主要包括疗效及药物不良反应，需要选择恰当的效应指标加以量度，作为判断治疗效果的依据。一般应尽可能采用不受主观因素影响的硬指标，或全国、地区性协定的统一标准来评定；避免采用易受主观因素影响的软指标。结合专业知识，从科学性（能反映疾病本质）、客观性（不易受主观因素影响）、可行性（易为患者接受）三方面来确定合适的指标。效应指标的选择主要遵循以下几点要求：

（1）有效性：选择指标应与防治措施的特定效果有关。依据防治性研究的终点目标而定，若治疗的终点目标是降低病死率和非致死事件发生，则效应指标定为病死率；若验证治疗方案本身的有效性，则选择临床上公认的疾病治疗的有效还是无效的指标。尽量选择客观、计量指标，并采用标准化的质量控制手段来达到判断的一致和准确。

（2）灵敏度高：对于治疗中出现的客观反应，要求效应指标能灵敏地发现和测量。例如测试乙肝病毒标志物，应用放射免疫法的灵敏度显然高于琼脂扩散法，可降低假阴性率。

（3）特异度高：对于治疗反应中的阳性结果，采用测试的方法和指标要能准确地测量出来。例如在溶栓疗法治疗冠心病心肌梗死的疗效评价中，采用冠脉造影分析冠脉狭窄和闭塞的改善程度，显然，该指标的特异度高。

（4）可行性好：若效应指标的测定具有安全、简单、经济等特点，则可行性好。

（5）指标选择少而精：若效应指标选择越多，则假阳性率越大。

两组在诊断标准方面要一致，对两组的随访（询问症状、检查体征、实验室检测等）均应同等地对待。必要时可采用双盲法，在慢性病的临床疗效分析中，除测定和评价近期效应外，更重要的是追踪远期效应。

2.观察期限的掌握

根据课题的性质和试验措施要达到的目的，参考基础研究和临床达到最佳水平的时间来决定观察期限。一般以达到试验终点需要的最长时间定为该研究的试验期限。当然，依据试验反应，研究的进程可调整。设计中的假设不一定与客观实际相一致，因此在整个试验过程中，应掌握效应的发生与差异的出现状况。当试验终点比原设计的要求要快，而且经处理后，确认结果真实可信，则样本可减少，观察期限可相应缩短；当试验达预期终点时间时，两组结果虽有差异，但没有统计学意义，可能因样本量小，β错误较大及检验效能较小，此时可扩大样本量，适当延长观察期限，如果差异仍无统计学意义，就可以下结论，不能无限地延长时间。

（八）质量控制

在实验性研究中，为了达到预期目的，要对研究的全过程实行质量控制，在科研设计、资料收集和分析过程中应尽可能地防止误差的发生。临床试验中影响研究结果真实性的主要是系统误差，包括选择偏倚、信息偏倚和混杂偏倚；偏倚既可来自研究对象，也可来自研究者，包括设计者和执行者。影响结果可靠性的是随机误差，主要是样本量不足引起的。防治性研究中常见的偏倚有以下两种：

1. 选择偏倚

选择偏倚(selection bias)是指在研究对象的选择和分组时,由人为因素的干扰而导致的偏倚。如被选中的研究对象与未入选者之间存在特征上的差异、实验组与对照组在可比性上的差异,均可造成选择偏倚。

质量控制措施:采用随机抽样和随机化分组法,严格掌握纳入和排除标准,采取相应措施提高研究对象的应答率和减少其退出。

2. 信息偏倚

信息偏倚(information bias)又称为观察偏倚(observational bias),是指在获得研究对象的相关信息过程中,由于所用仪器设备未校准、试剂不符合要求、测量方法未经标准化以及研究者人为主观因素的影响而造成的偏倚。

质量控制措施:实施盲法随访,实现测量仪器、设备和测量方法的标准化。

三、资料整理与分析

(一)资料的整理

实验性研究中最重要的工作之一就是收集高质量的数据资料,高质量主要体现在可靠性、真实性、完整性和可比性减少。

(二)资料的分析

1. 分析方法

(1)意向性分析:意向性分析(intention-to-treat analysis,ITT)是指所有研究对象被随机分配到 RCT 中的任意一组后,无论其是否完成随访,或是否真正接受了该组的干预,都被保留在原组进行结果的分析;即不同干预组间的比较是建立在经随机分配后的所有研究对象出现的结果基础上进行的,旨在避免选择偏倚,并使各组之间保持可比性。采用 ITT 分析反映了干预措施实施后的实际临床应用效果;更重要的是反映了随机化不仅决定干预的随机分配,而且决定研究对象结局资料的分析。

(2)符合方案集分析:符合方案集分析(per-protocol set,PPS)是指基于符合研究方案的原则,在全部随机化的研究对象中,仅对纳入完全按照设计方案实施的人群进行分析。这些研究对象也称为“有效病例”。显然它是由全部研究对象中的一部分组成的,依据这样的数据集统计分析得出的结果,被认为是尽可能接近按药品说明书使用的研究对象所能取得的疗效。

以上两种分析方法在新药临床试验的结果分析中发挥不同的作用。在疗效分析方面,意向性分析包括患者在临床试验中的各种转归,若药物干预确实有效,应用意向性分析常常会低估疗效;而符合方案集分析是仅对依从者进行分析,并未完全遵循最初的随机分组,而不依从者可能是预后不良者,所以往往会高估试验疗效。当两种方法分析的结论基本一致时,能增加研究结果的可信度;而同时应用这两种方法进行统计分析更为合适,对这两种分析结果的讨论和解释将更有利于说明临床试验结果。

2. 临床意义和统计学意义

对于任何一项防治性研究所得出的实验组与对照组的效果差异,需明确临床意义及统计学意义。

(1)临床意义：一般多指组间比较，其结果的差异有无实用价值。目前尚无明确的标准来判断实用价值。例如2个率的比较，相差多少百分点才有意义？有时从药物价格及副作用大小等方面来考虑，若两组治疗效果相近，但实验组用药的药价低廉、副作用小，也能说明其具有临床意义。具体来说，可采用以下指标：

1)相对危险降低率(relative risk reduction，RRR)：反映实验组相比对照组治疗后有关临床事件发生的相对危险度下降的水平，通常RRR在25%～50%或50%以上方有临床意义。

$$相对危险降低率(RRR)=(P-A)/P\times 100\% \tag{6-3}$$

式中，P为对照组的事件率，A为实验组的事件率。

2)绝对危险降低率(absolute risk reduction，ARR)：反映实验组临床事件发生率相比对照组的相同事件率的绝对差值，ARR越大，临床效果的意义越大。

$$绝对危险降低率(ARR)=P-A(\%) \tag{6-4}$$

P与A的意义同上述公式。

3)需要治疗的人数(number needed to treat，NNT)：挽救一个患者免于发生严重的临床事件(如卒中、急性心肌梗死或死亡)需要治疗具有发生这些事件危险性的患者数。NNT主要用于反映临床经济价值，NNT越小，即防止发生某一事件花费的经费越少，临床价值越大。

$$需要治疗的人数(NNT)=1/ARR \tag{6-5}$$

(2)统计学意义：指用统计学方法来衡量实验组与对照组间的疗效差异，是否为来自防治措施的真正效应，评价的是这种差异的真实程度。例如统计学上的$P<0.05$，是指临床上发现的效果差异有5%是来自偶然的机遇，而由防治措施引起的真正效应为95%。

根据研究目的不同，目前国际上采用的临床试验统计学设计方法主要包括非劣效、等效或优效性设计。在优效性试验中，由于意向性分析可避免由于符合方案集分析中关于试验有效性过于乐观的估计，因此被认为是主要的分析方法。

二维码6-4
延伸阅读

统计学意义并不涉及临床疗效差异的大小，只是表明这种差异存在的真实程度。若临床差异和统计学差异是一致的，则可以肯定防治措施的价值；若两者不一致，例如临床上有差异，而差异无统计学意义，则可以通过增加样本量、调整疗效判定标准等进行重新研究；若样本量特大，组间却无明显的临床意义，即便差异有统计学意义，研究结果亦无多大的临床价值。

四、应注意的事项

(一)临床依从性

不依从(noncompliance)是指研究对象在随机分配后不遵守实验规定。进行资料分析时，不能简单地使不依从者退出，因为两组不依从者的比例可能不同，两组不依从者的类型可能也不同，即两组的可比性降低。需注意的是，防治性研究中，若多数受试对象不遵守干预规程，即使得出有效结论，也难以在群众中推广应用(不被人群所接受)。

因此，在临床疗效分析中，为达到研究目的，要确保每一位受试对象具有对试验措施良好的依从性。仔细分析可能产生不依从的原因，并加以预防，具体的质量控制措施如下：

①加强宣教，讲清实验目的、意义和依从性的重要性，提高研究对象对遵从实验规程的正确认识；②简化干预措施，以便取得研究对象的支持和合作；③注意实验设计的合理性，实验期限不宜过长；④提高医疗技术水平和服务质量，使受试对象就医方便，用药应高效、低副作用，并加强对效应及副作用的观察；⑤将服药（干预制剂）习惯养成和日常生活行为结合起来，使受试对象服用方便，不易遗忘；⑥社会和家庭的关怀与支持是提高依从性的重要环节之一。

实施过程中，应对研究对象的依从性进行测量，可以采用定性指标（服与未服）统计每组对象遵从试验的程度（服药率），也可以采用定量指标（每天、每周服药量，全程治疗总服药量）统计每组不同服药量的分布；资料分析时依据研究对象的依从性进行意向性分析等。

（二）干扰

干扰（co-intervention）是指实验组额外地接受与试验措施疗效类似的其他处理，导致治疗效果的夸大。干扰同样是歪曲了结果的真实性。

质量控制措施：提高研究对象的依从性，采取盲法随访。

（三）沾染

沾染（contamination）是指对照组意外地接受了实验组的治疗措施，从而降低了两组间的疗效差异，影响研究结果的真实性。如观察应用阿司匹林预防脑动脉粥样硬化症致短暂性脑缺血及脑卒中发作的研究，可能对照组成员因感冒而服用阿司匹林类药物，导致两组疗效差异的不真实。

质量控制措施：提高研究对象的依从性，采取盲法随访。

五、优缺点

（一）优点

（1）可比性好。随机分配，可防止某些干扰因素的影响，并做到实验组和对照组间基线状况的相对一致性，故可比性好。

（2）随机分配、盲法观察和分析，保证研究结果客观、真实。

（3）研究对象诊断确凿，具有严格的纳入和排除标准、标化的防治措施和评价结果的客观指标，以保证试验结果的可重复性。

（4）更适用于 χ^2 检验或 t 检验等常用的基本统计方法。

（二）缺点

（1）不适用于罕见病的疗效分析或发生概率极低的副作用的评价，例如棉酚作为男性避孕药服用后引起的低血钾软瘫，其发生概率约为 5‰，往往难以保证足够的病例数。

（2）不适用于某些远期副作用的评价，例如母亲使用雌激素与子代阴道癌的关系研究。

（3）涉及伦理学问题。对 RCT 持反对者认为，设立平行对照，使近 50%的人不能获得新疗法或可能更有效的治疗。而 RCT 的支持者认为，不设立对照可能把无效判为有效。例如曾有报道称己烯雌酚治疗先兆流产的疗效非常好，然而经严格随机双盲对照试验却证实根本无效。此外，不设平行对照常不易发现副作用的存在，导致一些有严重副作用的药物被使用，同样涉及伦理学问题。

第三节　其他临床试验研究方法

一、交叉试验

(一)设计原理

交叉试验(cross over trial,COT)是在自身配对设计基础上发展起来的一种随机对照试验的特例,整个过程分两个阶段。首先,全部受试对象按随机化原则分成两组,在第一阶段,一组患者应用所研究的治疗措施,另一组作为对照组,随访两组结局。经过一段洗脱期后进入第二阶段,此时将两组处理措施对换,原先采用治疗措施的一组改为对照组,原对照组改为应用所研究的治疗措施,随访两组结局。最后对结果进行比较。考虑到不同顺序对疗效判定的影响,哪一组先接受治疗措施,可采用随机方法决定。设计模式见图 6-2。

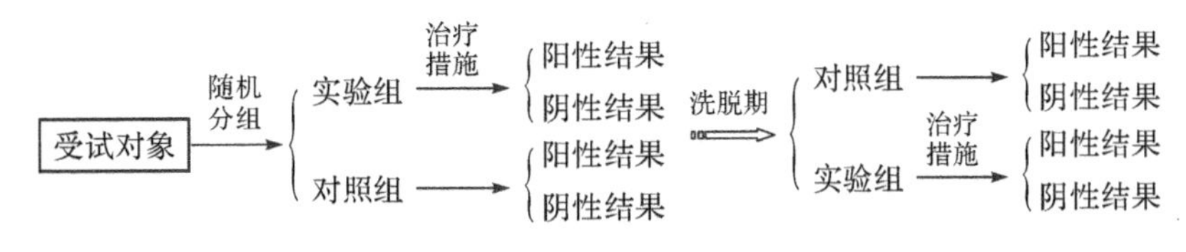

图 6-2　交叉试验设计模式

(二)应用范围

(1)交叉试验适用于病程较长、慢性经过、病情短期内波动不大、需要维持治疗的慢性病。例如降压药的临床疗效分析。

(2)在新药的临床试验中,基于交叉试验需要样本量少的特点,往往在Ⅰ期临床试验中采用交叉设计,并可以减少个体差异对结果的影响。

(三)研究步骤

1. 研究对象的选择

依据研究目的和科学假说,制定恰当的纳入和排除标准。同时,应取得研究对象的知情同意,方可进入交叉试验。

2. 样本量的确定

在容许误差下计算样本量,保证统计检验的效率和研究结果的把握度。为弥补随访中不合格、失访、退出等原因所造成的样本量的损失,一般依据样本量计算结果增加 10%～15%作为实用样本量。

3. 随机化分组

将研究对象随机地分为实验组和对照组,使得每个受试者都有同等机会进入不同组别,保证实验组和对照组在人口学特征、临床特征及影响预后的非处理因素方面实现均衡分布,保证可比性,减少选择偏倚。

4. 洗脱期的确定

洗脱期的时间长短主要取决于药物的生物半衰期($t_{1/2}$),一般情况下,当药物残留低于

5.00%时，可以认为药物效应已基本清除，所以交叉试验的洗脱期需要 5 个半衰期。洗脱期的确定还要考虑到受试对象的年龄、性别及其肝肾功能，还有给药途径等对药物清除的影响。此外，还要考虑到即使是同类药物，其对组织的亲和力可能不同，由此造成同类药物的各自生物半衰期也有差异。

5.受试对象的随访

随访期因疾病而异，结合疾病的自然史、临床特征设定观察的终点及观察指标，主要包括临床表现、体格检查和实验室检测结果等。

6.盲法观察

作为临床试验研究的基本原则之一，盲法随访是防止信息偏倚的重要手段。

7.资料的整理分析

交叉试验类似配对设计，按照配对设计对所获数据进行统计学分析，并且对临床意义进行评价。

（四）优缺点

1.优点

区别于随机对照试验，交叉试验在对两组受试者使用不同处理措施的基础上，需将两种处理措施互相交换，最后将结果进行对比分析。相比 RCT，COT 不仅有组间比较，而且还有自身对照。因此，具有如下优点：

（1）作为随机对照试验的特例，交叉试验采用同期对照、随机分组、盲法随访等，所以 COT 也具有 RCT 的优点，保证结果的真实可靠。

（2）交叉试验减少了个体差异，可以确切评定每个病例对不同治疗方法的反应，从而提高疗效评定的效率，而且较少存在伦理学问题。

（3）由于 COT 是 RCT 的一种特殊形式，所以 RCT 的样本量计算公式同样适用于 COT。因此，交叉试验使样本量减少 50%是其最突出的优点。

2.缺点

（1）采用 COT 进行临床疗效分析，有一个严格的前提，即第一阶段的治疗作用一定不能对第二阶段的治疗效果产生任何影响。因此，足够长的洗脱期至关重要。洗脱期的长短取决于不同的治疗措施，应广泛查阅有关文献或进行预实验后确定。一般来说，洗脱期不能短于试验药物的 5～7 个半衰期，有时还要考虑药物的生物学作用时间。

（2）由于交叉试验分阶段实施，两个阶段中患者状况、试验条件等或多或少都会发生变化，而两阶段的可比性对研究结果影响较大，因此两阶段的治疗措施的实施方式、实施时间、观察指标、判断标准以及效应期限等应完全相同，尽可能保证可比性，提高研究结果的可靠性。

（3）若某药物的疗效较高，治疗组的成员在第一阶段已被治愈，就不可能再回到第一阶段治疗前状态，从而无法进入第二阶段试验。例如一些急性感染性疾病，或一次治疗即可痊愈或出现明确结局的疾病，或患病后可得到稳固免疫的疾病，均不适用于交叉试验。当然，以死亡作为观察终点指标的疗效评定研究，也不适于选择交叉试验。

（4）交叉试验中每一阶段治疗期的长短受到限制，某些药物的效应在短期内尚未得以充分发挥；而整个交叉试验研究周期较长，研究对象的依从性则不易得到保证。

二、前后对照试验

（一）设计原理

自身前后对照试验（self before-after control trial）均在同一个体中进行，先给予T1处理，出现结果后经过一个间隔期，待T1作用消失，患者症状再现时，再给予T2处理，观察T2的结果。最后比较T1与T2的效果差异。若受试者仅接受前后两种治疗中的一种，则作为退出处理，不计入统计分析数据。设计模式见图6-3。

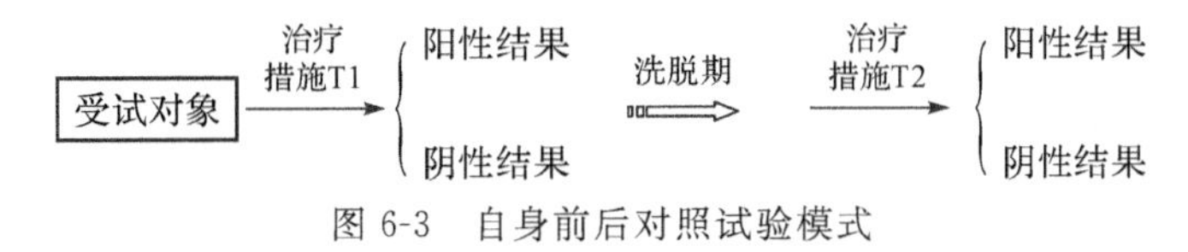

图6-3　自身前后对照试验模式

（二）应用范围

（1）自身前后对照试验适用于治疗性研究，不适用于病因研究。同时，适用于所研究的疾病的病情具有一定的稳定性，即慢性病的对症处理疗法的研究。

（2）应采用客观的效应指标作为研究终点。在随机对照临床试验中，可以采用盲法收集疗效指标，以控制研究对象和资料收集者主观因素对结果的影响，但自身前后对照研究则无法避免主观因素的影响，所以选择的评价指标应具有足够的客观性。

（三）研究步骤

1.研究对象的选择

类似于交叉试验，首先是依据研究目的和科学假说，制定研究对象的纳入和排除标准。同时，应取得研究对象的知情同意。

2.洗脱期的确定

每一个受试对象都要在前后不同阶段接受干预和对照两种不同措施，完成效应观测后，进入洗脱期。洗脱期的时间长短主要取决于药物的生物半衰期（$t_{1/2}$），并考虑受试对象的一般特征和生理功能及给药途径等对药物清除的影响。

3.受试对象的随访

随访期因疾病而异，结合疾病的自然史、临床特征设定观察的终点及观察指标，主要包括临床表现、体格检查和实验室检测结果等。

4.资料的整理分析

自身前后对照设计类似配对研究，按照配对设计对所获数据进行统计学分析，并且对临床意义进行评价。

（四）优缺点

1.优点

（1）前后两种处理都在同一个体中进行，可排除个体差异，故可比性较好。同时，减少了样本量，节约研究成本。

（2）采用自身对照，具体实施简单，具有可行性。

2.缺点

（1）适用范围窄，不适用于急性病或治本的疗法研究；具有明显的时间变化特征（特别是有自愈倾向)的疾病,也不宜采用治疗前后对比的自身对照设计方法。

(2)在随机对照临床试验中,通常通过设立平行对照和采用随机化分组的方法,可以排除研究中可能的混杂因素对结果的影响,但自身前后对照试验中,无法去除治疗前后病情自身的变化对结果的影响。

例如,评价降压药的临床疗效研究中,当通过比较治疗前后的血压水平来说明疗效时,无法排除不同季节因素下温度等对患者血压水平的影响,故无法正确评价药物的降压效果。

三、多中心临床试验

(一)设计原理

多中心临床试验(multicenter clinical trial)是指多位研究者按照同一试验方案在不同地点和单位同时进行的临床试验。各中心的临床试验同期开始与结束,整个多中心试验由一位主要研究者总负责,并作为临床试验各中心的协调研究者。

大型多中心临床试验(large scale multicenter clinical trial)是指由多个医疗中心参加的大样本(一般有1000例以上)临床试验,主要包括Ⅲ期新药临床试验和大样本随机临床试验。两者的共性是均评估某种临床干预措施的效果,但也有一些差异,Ⅲ期新药临床试验是药品生产厂家依据药品法的规定,为新药注册而实施的临床试验过程,旨在评估药物的临床疗效及不良反应;而大样本随机临床试验是由医疗科研人员发起的临床研究,旨在解决医学领域某些尚待解决的问题,主要目的是评估某种治疗措施对患者生存率及重要临床事件的影响。

(二)研究步骤

(1)整个临床试验方案由各中心的主要研究者与申办者共同讨论认定,并经过伦理委员会批准后执行;在临床试验开始时及进行的中期应组织研究者会议。由于多中心试验涉及多个研究单位,因此会涉及各研究单位的委员会。在实际工作中可能会遇到两种情况:一是各研究单位的委员对研究方案和伦理的考虑会有不同,在这种情况下若研究者得不到同意,则该研究单位只能不参加该临床试验;二是研究单位尚未建立委员会,此时可以采用该临床试验主要负责单位的委员会的同意意见和批件作为覆盖性的措施。

(2)多中心临床试验要在各研究机构同期进行临床试验,应规定各个研究中的第一名受试者的入组时间和最后一名受试者的入组时间和完成时间。这可以使临床试验在一定时间内完成,也使各研究不至于因为时间相差大而影响其相互的一致性。

(3)多中心临床试验研究对象应采用统一的随机化分组方法,各中心的研究对象经筛选后将其资料传至随机中心,由随机中心给予随机号。若是对照试验,则每一个病例应按照对照的要求进行随机分配。

(4)参与多中心试验研究者应经过统一培训,多中心临床试验的多个研究中有较多的研究者参加,所以应按照研究方案加强对研究者的培训,使众多的研究者在执行临床试验时有统一的行动,按同一标准来执行研究方案中的每一个具体细节。在培训过程中应特别强调严格遵循方案,强调研究工作的统一性。

(5)多中心临床试验应有统一的标准化的质量控制措施,采用统一的安全性和疗效评价方法。这里的方法主要包括实验室检查和临床检查方法,如血常规、尿常规、生化指标和肝肾功能检查,以及X线、心电图等特异的形态和功能学检查。由于不同的实验室会采用不同的方法和材料来检查同一个项目，很难保证可比性，所以多中心临床试验的各项检测可以由中心实验室来完成，最后统一发出检验报告。当然，利用中心实验室检测来提高临床试验质量的同时，会增加临床试验的经费，也会在传送样本的过程中造成一些标本的损坏（包括机械性、理化性破坏）等。

(6)多中心临床试验中各中心在工作中产生大量数据，这些数据应集中管理与分析，同时建立数据传递、管理、核查与查询程序，使数据在一个数据处理中心进行统一整理和分析，包括查询、核对、存储和最后的分析。

(7)应根据参加临床试验的中心数目和要求建立管理系统，协调研究者负责整个试验的管理。其中监查员的作用非常重要，监查员应统一培训、定期汇报和交流，保证各试验中心研究者遵从试验方案，包括在违背方案时终止其参加试验，目的是保证各中心能够严格按方案执行。

(三)优缺点

1. 优点

(1)多中心试验涉及多个临床研究中心，可以在较短的时间内收集更多的研究对象资料。适用于规模大、受试者人数多，而试验期限紧的临床试验。

(2)多中心试验有较多受试人群的参与，涵盖的地区较广，可以避免单一研究可能存在的代表性不够的问题，因而所获结论外推的范围更广。

2. 缺点

(1)多中心临床试验有更多不同地区研究者的参与，不同研究机构的设施设备、不同研究者对于临床试验具体实施方案的掌握度，以及不同地区收治患者的背景差异等，可能降低临床试验的均一性。

(2)多中心试验有更多研究机构和研究者的参与合作，实施的复杂性增大。

小　结

实验性研究是临床科研设计的重要研究方法之一，是指研究者根据研究目的，将研究对象随机分配到实验组和对照组，人为地施加或减少某种干预因素，然后追踪随访一段时间，通过比较和分析两组人群结局的差异，从而判断干预因素的效果。相比观察性研究，实验性研究能够最大限度地控制干扰因素的影响，可以获得更真实可靠的结论。但由于实验性研究是以人作为研究对象，所以在伦理上会受到一定的限制，主要用于评价干预措施的效果。实验性研究遵循的基本原则为随机、对照、盲法和重复，常见的研究类型包括临床试验、现场试验和社区试验。临床试验的金标准设计方案为随机对照试验。

思考题

1. 实验性研究的基本特征有哪些？
2. 区别于随机对照试验，请分析交叉试验的优点和局限性。
3. 什么是意向性分析？如何解释意向性分析的结果？

二维码 6-5
讨论文献

二维码 6-6
测验题

（苏虹编，范春红审）

二维码 7-1
教学 PPT

第七章　病因研究方法

病因(cause of disease)研究是医学研究的主线之一，因为只有了解疾病发生的原因，才有可能对疾病做出正确的诊断、治疗和采取有效的干预对策与措施，从而预防、治疗和控制疾病。随着相关学科的发展以及医学模式的转变，人们对疾病病因的认识以及病因研究的方法也在不断发展。本章主要以病因研究为主线，阐述病因的概念和模型、病因的种类和作用方式，探索病因研究的方法，建立因果推断的原则。此外，科学技术的发展为病因学研究提供了丰富的手段，病因研究方法逐渐由宏观和群体水平发展到宏观与微观相结合。因此本章在上述理论的基础上，增加了孟德尔随机化法的理论和应用，该方法在病因研究中具有开拓性的作用，有助于临床医生形成正确的思维方式，准确地理解研究结果。

第一节　概　述

一、病因的认识历程与定义

(一)病因的认识历程

随着人类历史的发展和医学模式的转变，人类对疾病病因的认识也发生了巨大的改变。最初，人类对病因是一无所知的，认为疾病发生都是由鬼神和上帝所决定的。公元前 5 世纪，人们逐渐意识到，人的健康与疾病是由外环境因素决定的。古希腊著名医师希波克拉底(Hippocrates)(公元前 460—前 377 年)就著有《空气、水和土壤》(*On Air*, *Water*, *And Place*)，系统表述了自然环境与健康和疾病的关系。中国古代中医提出的阴阳五行学说、17—19 世纪西方盛行的瘴气说，都是一种朴素的朦胧的环境病因观。这种病因观对早期从环境角度控制传染病发挥了重要作用。19 世纪，随着显微镜的发明和微生物学的发展，人们发现传染病的发病与各种微生物有关，疾病病因的微生物说得到了认可。在微生物说发展的基础上，免疫学、消毒理论研究的推进，抗生素和疫苗的研制与使用，使传染病在 20 世纪中叶后得到了有效控制，为人类健康做出了重大贡献。随着传染病被控制，慢性病开始取代传染病成为人类健康的主要杀手。在研究慢性病的病因时，大多数情况下找不到微生物的证据，也找不到某病的必要病因，人们认识到了慢性病病因的复杂性。在此背景下，相继提出了疾病病因的三角模型、轮状模型、生态病因模型、病因网模型。三角模型还是以传染病病因为基础的，强调了病原体、宿主、环境三者的平衡与健康的关系；轮状模型将病原体置于宿主和环境之中，由三角模型的三维变成了二维，强调健康或疾病就是宿主和环境相互作用的结果；生态病因模型是从轮状模型发展而来的，即将各种因素分别置于层次不同的圆环之中；病因网模型则是以复杂性疾病的研究为基础，将多个病因链交错连接构成一张病因网。

(二)病因的定义

决定论因果观认为,一定的原因必然导致一定的结果。经验论者大卫·休谟(David Hume)认为,单纯的经验重复观察并不能绝对保证一定的结果必然会出现。概率论的因果观(广义因果论)认为,原因就是使结果发生概率升高的事件或特征,即一定的原因可能导致一定的结果。

现代医学病因观是20世纪80年代美国霍普金斯大学Lilienfeld教授首先提出来的,他将病因定义为:"那些使人们发病概率增加的因子,就可认为有病因关系存在,当它们中的一个或多个不存在时,发病概率就会下降。"为了与一般意义上的病因相区别,医学中的病因一般称为危险因素。该病因概念承认各事物之间的复杂关系。根据各种病因模型研究的发展,越来越多的研究证明,几乎所有的疾病的病因是多因素的,而且呈现出"一因多病""一病多因""多因多病"的复杂局面。现代医学病因观反映了多病因的观点,对疾病、健康的认识更加全面和立体化。

二维码7-2
延伸阅读

二、疾病因素模型

病因模型(causal model)主要用来阐述不同病因与疾病之间的关联和不同因素之间的相互关系及其作用机制的理论框架。病因模型的主要用途包括:①用以阐述不同病因和疾病之间的关系;②揭示不同病因之间的关联,从而为进一步研究新病因提供方向;③用于说明病因的作用机制和解释病因学的概念和原理。疾病因素模型在病因分类上相对清晰,具有较强的可操作性,在实际工作中有一定的指导意义。不同的病因模型是根据人类对当时的疾病病因的认识提出来的,因此每一个模型的提出都具有一定的时代性,一般新的模型往往是在旧模型的基础上进行改进和延续。有代表性的病因模型包括三角模型、轮状模型、健康生态模型、病因网模型。

(一)病因的三角模型

病因的三角模型(图7-1)是在1954年研究传染性疾病的过程中由John Gordon提出来的,因此对传染病的病因研究有较强的适用性。该模型的主要特点是明确提出影响传染病在人群中发生和发展的因素是多重的,这些因素可以归结为三个方面,即宿主(host)、病原体(agent)和环境(environment)。三者对传染病的流行缺一不可,因此可以用一个等边三角形来进行描述,即病原体、宿主及环境各占一角,表明它们之间相互平等、相互关联和相互制约的关系。在一定的时间框架里,三者相互作用、相互制约,保持动态平衡,使人群疾病的发病状况维持在一个常态,但一旦三者中的一个或一个以上的因素发生变化,破坏了三者之间的平衡,人群中的疾病发病状况就会发生变化,甚至引起疾病的暴发流行或疾病的消失。该模型的主要优点是:充分考虑到了环境因素在疾病发生中的重要作用,比单一病因论有较大的进步,有助于人们对疾病发生的条件的进一步认识;此外,如果寻找到该三角中任何一条(或多条)链索,采取措施阻断它们之间的联系,就可能控制疾病的流行。

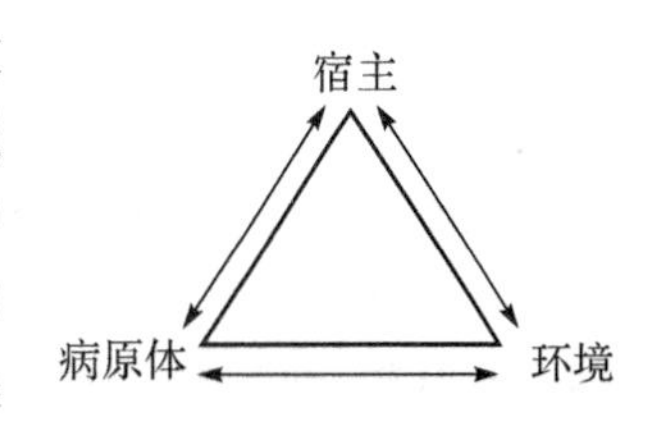

图7-1　病因的三角模型

(二)轮状模型

病因的三角模型把病原体、宿主和环境放在等边三角形的三个角，使它们等量齐观，不能区别直接病因和间接病因，也不能显示它们之间交叉复杂的关联。到20世纪中叶，慢性非传染性疾病已成为威胁人类健康的主要原因；而慢性非传染性疾病的致病因素常常是多样的，不像传染病那样存在明确的病原体，所以三角模型已不适合慢性病病因的研究。为了更清晰地描述疾病与病因之间的关系，1985年Mausner和Kramer在病因的三角模型的基础上，提出了病因的轮状模型(causation wheel)(图7-2)。轮状模型将环境又分为生物、理化和社会因素，宿主还包括遗传内核，并且各种因素分别被置于层次不同的圆环之中。另外，轮状模型各部分的相对大小可随不同的疾病而有所变化，对于以宿主的遗传背景为主要病因的疾病，如抑郁症中遗传内核较大，而在流行性感冒中宿主(免疫状态)和生物因素(空气传播)部分较大。

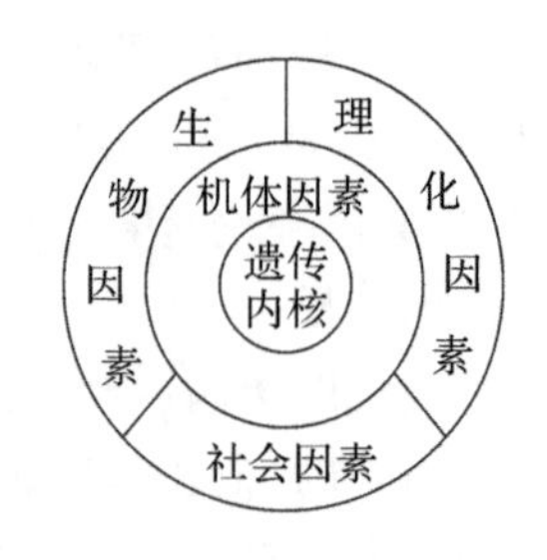

图7-2　病因的轮状模型

(三)健康生态学模型

健康生态学模型主要强调健康是个体因素、物质和社会环境因素、卫生服务之间相互依赖和相互作用的结果，且这些因素间也相互制约，以多层面的交互作用影响着健康。该模型是1991年Dahlgren和Whitehead从社会的角度提出来的，是轮状模型的进一步发展，又称为生态病因模型(ecological model of causation)(图7-3)。该模型仍然以个体为中心，按结构可分成五层，第一层即核心层，包括先天的个体体质，如年龄、性别、种族和其他生物学以及疾病的易感基因等；第二层是在核心层之外的个体行为特点；第三层是社会、家庭和社区的人际网络；第四层是工作和生活的条件，包括社会心理因素、社会经济地位、工作环境、教育因素、公共卫生服务和医疗保健服务等；第五层是最外一层，主要有宏观的社会、经济、文化和环境条件等。该模型在具有轮状模型的基本特征的基础上，进一步拓宽了“病因”的范围和领域，即纳入了影响健康的因素，从而可以用来预防疾病，提高健康水平。

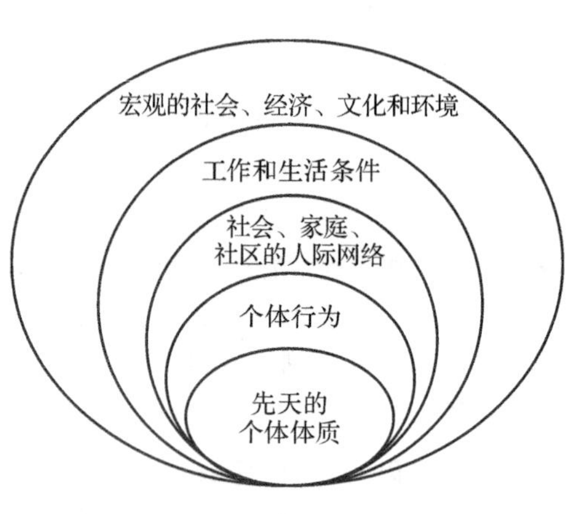

图7-3　健康生态学模型

(四)病因网模型

疾病的发生并非归因于单个孤立的病因，而是一连串病因的结果，其中每一个病因都是它前面若干个因素综合的结果。1970年，美国哈佛大学的流行病学教授MacMahon等提出了关于病因作用的网状模型，即疾病的病因因素按时间顺序连接起来构成病因链，多个病因链交错连接构成一张病因网(web of causation)，疾病的发生是由网状病因链中各因素共同作用所致。只要在任何一个单个病因环节上采取有效措施，就可以阻断或终止此疾病的继续发生。

三、病因的分类

病因根据不同的标准可分为不同的类型。

(一)按来源分类

按来源分类,病因可以分为宿主和环境因素两方面。宿主病因包括先天的和后天的,先天的因素主要包括基因、染色体、性别差异等,目前认为许多的慢性非传染性疾病都与多基因的遗传有关。后天的因素包括年龄、发育、营养状况、体格、行为类型、心理特征、获得性免疫、既往史等。

环境病因有:①生物因素,即能引起疾病的病原体、寄生虫、有毒动植物和媒介节肢动物等,大多数生物致病因素引起的疾病以传染性疾病为主;②理化因素,包括气候、地理、水质、大气污染、电离辐射、噪声、震动、营养素、化学药品、微量元素、重金属等;③社会因素,包括社会、人口、经济、家庭、教育文化、医疗保健、职业、政治、宗教、风俗习惯等。

(二)按致病因素的关系分类

在病因链或病因网中,所有与疾病发生直接相关的病因称为直接病因,对应于疾病因素模型中的近因。其他与疾病间接相关的致病因素称为间接病因,对应于疾病因素模型中的远因。例如,在病因链"禽类感染→接触感染的禽类→病毒感染→禽流感发作"之中,禽流感病毒感染称为直接病因,而它以前的因素都称为间接病因。需注意的是,直接与间接的区别只是相对的。

(三)按致病因素的作用分类

按致病因素的作用分类,一般分成两类,即充分病因和必要病因。如果有该因素存在,必然(概率为100%)导致某疾病的发生,则该因素为该病的充分病因(sufficient cause)。必要病因(necessary cause)是指如果某疾病发生,以前必定(概率为100%)有该病因的存在,即缺乏该因素时疾病就不会发生。例如没有结核杆菌感染就不会发生结核病。绝大多数传染病、地方病、职业病都有一个比较明确的必要病因,而大多数慢性非传染性疾病目前尚未发现它们的必要病因。按病因是否充分或必要分类,可以有四种组合:①充分而且必要病因;②必要但不充分病因;③充分但不必要病因;④不充分且不必要病因。充分且必要病因是指存在该病因E时,必定发生疾病D,发生相应疾病D,以前必定存在该病因E。必要但不充分病因一般出现在传染病中。传统因果观认为,几乎不存在充分但不必要病因。不充分且不必要病因是指存在该病因E时,可能发生疾病D,发生相应疾病D,以前可能存在该病因E。每个充分病因的综合中必然包含必要病因,如没有HIV病毒就不会发生艾滋病,没有鼠疫杆菌就不会引起鼠疫,HIV病毒和鼠疫杆菌就分别是艾滋病和鼠疫的必要病因。必要病因的作用在时间上必须在疾病发生之前。

充分病因和必要病因的局限性:①对于传染病、营养缺乏等疾病,可以认为有必要病因;②但对绝大多数疾病而言,尤其是慢性非传染性疾病可能就没有必需病因,充分病因也是相对而言;③同一疾病可能存在不同充分病因的组合,不可能找到充分病因的固定模式;④有的疾病甚至既找不到必要病因,也找不到充分病因。例如,肺癌患者大多数有吸烟史,但也有既不吸烟又无被动吸烟的;吸烟(或被动吸烟)的人有些发生肺癌,但多数吸烟的人吸烟数十年并未发生肺癌。根据前述条件,吸烟既不是肺癌的必要病因,又不是其充分病因,只是肺癌的多病因中的一个，是其充分病因综合中的一员。

二维码 7-3
延伸阅读

在上述充分病因和必要病因的基础上，1976 年，美国学者 Rothman 提出了充分病因-组分病因模型(sufficient-component causal model)。该模型认为，充分病因是疾病发生的充分条件，即有该病因存在就一定有某疾病的发生。充分病因可以是一个因素，但更多的是由多个组分组成，且它们缺一不可，组成充分病因的每一个成分叫作一个组分病因(component cause)。充分病因是疾病发生所需要的最低充分条件，一个疾病可以由一个或多个充分病因引起，一个组分病因可以出现在一个疾病的一个或多个充分病因里。

(四)按性质分类

根据流行病学观点，有四类因素在疾病病因中起作用，它们每种都可能是必要因素，但很少每种单独引起某种疾病或状态的充分病因。这四类因素分别是：

(1)易患因素(predisposing factors)，又称基础因素，是机体对致病因素的敏感程度及机体的状况。如年龄、性别、既往史、当前的健康状况和心理素质等，使宿主对某种特定的病原微生物、感染、环境刺激等产生特定的反应。

(2)诱发因素(enabling factors)，是易于导致或者抑制疾病发生的因素，如缺乏营养、低收入、居住条件不良及医疗保健不宜等可促发疾病。相反的状况又有助于疾病恢复、维持健康。

(3)促进因素(precipitating factors)，是促使疾病、伤害等发生的有关因素。如暴露于某特异病原因子、使用某种药物、职业暴露和物理损伤等。

(4)加强因素(reinforcing factors)，是使疾病、损伤、感染等持续存在的因素。这些因素可以持续存在，也可以反复出现。如屡次暴露于致病因子或做不适宜的重工作，可以加重已发生的疾病或状态。

四、病因的作用方式

病因的作用方式是研究病因作用途径和机制的重要内容，也是构建上述各种病因模型的重要基础，并具有预防措施上的指导意义。其内容包括单因单果、多因单果、单因多果、多因多果等模式。

(一)单因单果模式

单因单果模式即一种因素只引起一种疾病，这与决定论的病因观相对应，在逻辑上病因是疾病发生的充分必要条件。这也是早期病因学和推断方法的基础，如瘴气说和微生物说。这类病因模式实际中比较少见，常见于一些严重的显性遗传病或急性物理或化学性损伤等，如先天愚型、放射病、烧伤和烫伤等疾病。

(二)多因单果模式

多因单果模式是指多个病因引起单一疾病，例如长期精神紧张、高钠低钾饮食、肥胖、酗酒、糖尿病等均可引起高血压。从疾病的多因性来看，这无疑是正确的，但是这并不意味着这些病因仅仅导致单一的疾病。多因单果的关系揭示了疾病的多因性，表明控制某种疾病的发生和发展采取多管齐下的可能性。

(三)单因多果模式

单因多果模式是指一个病因可引起多种疾病，这种现象较为常见，例如吸烟可引起肺癌、慢性支气管炎和冠心病。同样从病因的多效应来看，这是合理的，但这也并不意味着这一疾病仅仅具有这种单一的病因，即可能有其他病因。单因多果的关系揭示了病因的多效应性，说明阻断或控制某个病因可以预防多种不同的疾病。

(四)多因多果模式

多因多果模式是指多个病因引起多种疾病，例如高脂膳食、缺乏体力活动、吸烟和饮酒引起脑血栓、心肌梗死、大肠癌和乳腺癌。这些疾病的多个病因可能完全相同，也可能部分相同。多因多果实际上是将单因多果与多因单果结合在一起，全面地反映了事物的本来面目。多因多果的病因现象增加了病因研究的复杂性和不确定性，同时也揭示了多种途径预防疾病的可能性。

第二节　病因研究的方法与步骤

一、病因研究的方法

涉及病因研究的学科主要包括基础医学、临床医学和流行病学。不同的学科各有所长，各有特点，互相补充、密切协作，共同致力于病因探索。这些学科之间的相互结合产生了不同的交叉学科，如临床流行病学、分子流行病学、遗传流行病学等。临床研究和流行病学研究为基础研究提供病因线索，基础医学研究也为临床医学和流行病学的病因研究提供生物学的合理性。病因研究的方法主要以流行病学研究方法为基础(图 7-4)，包括描述性研究、分析性研究和实验性研究。学科的结合与流行病学方法的灵活运用，有力地推动了病因研究的进程。

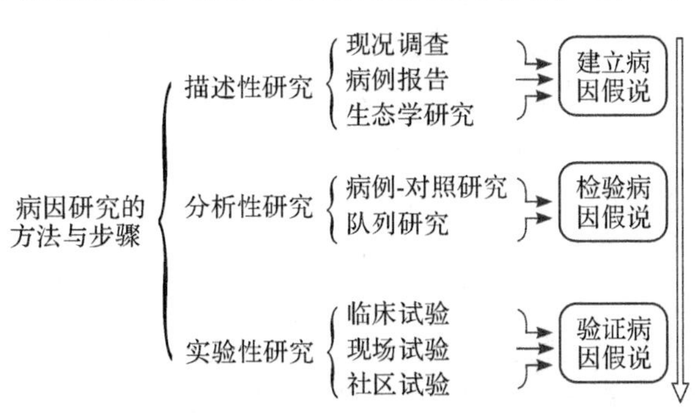

图 7-4　病因研究的方法与步骤

(一)描述性研究

描述性研究是流行病学研究方法中最基本的类型，主要用来描述人群中疾病或健康状况及暴露因素的分布情况，目的是提出病因假设，为进一步调查研究提供线索，是分析性研究的基础。描述性研究常见类型主要有现况研究、生态学研究、病例报告等。现况研究主要是对疾病或健康状况的三间分布进行描述，从而查找有关的病因。生态学研究是以群体为观察和分析的单位，通过描述不同人群中某因素的暴露状况与疾病的频率，分析暴露因素与疾病之间的关系。病例报告通过对病例的记录和描述，对疾病的机制进行深入的研究而提供第一手感性资料。例如，1854 年秋季，伦敦宽街暴发霍乱，10 天内死去 500 多人，当时霍乱病原体尚未被发现，Snow 根据疾病分布进行调查，分析霍乱的人群现象、地区差异等情况，了解霍乱的分布，根据分布特点，提出霍乱暴发与宽街供水站有关这一假设。

（二）分析性研究

分析性研究与描述性研究不同，最重要的特点是在研究开始前的设计中，一般就设立了可供对比分析的两个组，用于病因的假设检验或筛选。分析性研究包括病例-对照研究和队列研究。病例-对照研究选取一组患某病的人为病例组，再选取另一组没有患该病的且与病例组具有可比性的患者（或健康人）为对照组，然后收集两组人中某一或某几个因素存在的情况，以统计学方法来确定某一因素是否和该疾病有关及其关联的程度如何。队列研究则是选取一组暴露于某种因素的人和另一组不暴露于该因素的人，经过一段随访时间后比较两组人发病或死亡的情况，以确定某因素是否和某病有关。一般来说，队列研究比病例-对照研究的结论较可靠，但队列研究耗时很长，需要更多的资源。例如，Doll 和 Hill 于 1948—1952 年用病例-对照研究分析吸烟与肺癌的关系，发现肺癌患者比对照开始吸烟的年龄早，吸烟量多及吸烟时间长。1951—1976 年，在病例-对照研究的基础上，他们用队列研究方法对吸烟者和不吸烟者进行了 20 余年的随访，结果发现吸烟者比不吸烟者发生肺癌人数多、吸烟量大、吸入肺部愈深，患肺癌的风险性愈大。Doll 和 Hill 应用分析性流行病学方法阐明了吸烟和肺癌的关系。

（三）实验性研究

实验性研究将实验对象随机分为实验和对照两组，对实验组给予实验措施，对照组不给予或仅给予安慰剂，然后随访并比较两组人群的结局，以判断干预措施的效果。实验研究的优点是实施随机试验，平衡和控制两组的混杂因素，提高实验组与对照组的可比性。实验性研究可分为临床试验、现场试验、社区试验。临床试验是验证病因的手段之一，尤其是完全随机设计的临床试验，为论证强度最强的方法。现场试验和社区试验均是以现场自然人群作为研究对象，在现场环境下进行干预。前者接受干预措施的基本单位是个人，后者接受干预措施的基本单位是整个社区。这两种方法常用于对某种预防措施或方法进行评价。如 Goldberger 关于糙皮病的研究，他将实验人群分成两组：诱发实验组（给予低蛋白膳食）和防治实验组（给予改良膳食，即增加动物蛋白），发现诱发实验组发生了人体糙皮病。该实验证明新鲜动物蛋白可预防和治疗糙皮病。

现代科学技术与基础医学研究的结合，为病因学研究提供了丰富的手段。常用的基础性研究有生化实验、微生物学实验、分子生物学实验和动物实验等。生化实验可对营养缺乏、代谢性疾病、药物和毒物中毒进行鉴定，也可对因疾病导致的体内生化代谢异常进行诊断。当疑为传染性病原微生物致病时，可选微生物实验，或辅以免疫学方法做病原诊断。分子生物学实验可从分子水平研究可疑病因及其致病机制，建立诊断方法。许多病因假设可通过制作动物模型而得到验证。如在吸烟与肺癌的病因研究过程中，在香烟的烟和焦油里证实有苯并芘、砷和一氧化碳等共计 25 种以上的化学致癌物；同时，在狗的实验中也发现香烟的吸入可使狗发生肺癌。这些结果都强有力地支持了吸烟是肺癌的病因之一。

二、病因研究的主要步骤

病因研究首先是依靠描述性研究探索疾病发生的影响因素，再运用逻辑推理提出病因假说，然后通过分析性研究对病因假说进行检验，最终通过实验性研究证实假说（图 7-4），具体步骤如下。

(一)建立假说

提出假说是病因研究的起点，病因研究往往以描述疾病“三间”分布的特征为基础，提出病因假说。在提出病因假说的过程中，必然涉及归纳推理方法，一般包括假设演绎法和 Mill 准则。

1. 假设演绎法

假设演绎法是现代科学研究中常用的一种科学方法，是指在观察和分析基础上提出假说以后，通过推理和想象解释假说，根据假说进行演绎推理得出结论，最后通过实验检验演绎推理的结论。如果实验结果与预期结论相符，就证明假说是正确的；反之，则说明假说是错误的。推理形式：(1)因为假设 H ，所以推出证据 E(演绎推理)；(2)因为获得证据 E，所以反推假设 H(归纳推理)。可用公式表示：如果 H，那么 E，所以 H 可能真。实例：假设高盐饮食可导致原发性高血压的发生(H)。根据假设 H，加上相关背景知识为前提，演绎地推出若干具体经验证据：E1 是高血压患者发病前的盐摄入量高于对照组；E2 是高盐饮食队列的原发性高血压发生率高于对照组；E3 是控制盐摄入量后，原发性高血压的发生率下降。如果证据 E1，E2，E3 成立，则假说 H 亦为真，即高盐饮食可导致原发性高血压的发生。

2. Mill 准则(Mill's cannon)

Mill 提出了科学实验四法，后人将类推法单列，形成科学实验五法：求同法、求异法、类推法、共变法和剩余法。

(1)求同法(method of agreement)：如果多种不同情况下都有某种疾病的存在，而这多种情况均有一个共同的因素，则这个因素很可能为该病的病因。设研究的事件特征为 A，B，C，D，E 等，研究的因素(暴露)为 a，b，c，d，e；研究事件具有共同的特征 A(特定疾病)，而这些相同特征 A 的病例均有研究因素(暴露)a，因此因素 a 是疾病 A 的影响因素。如肺癌发病率吸烟者显著高于不吸烟者，说明吸烟可能是肺癌的病因。

(2)求异法(method of difference)：指在事件发生的不同情况之间(如发病率高和低之间，发病者与不发病者之间)寻找不同的线索。如果有 A，B 两种情况，某病的发病率 A 显著高于 B，A 有某因素(F)，而 B 没有该因素，则 F 很可能是该病的病因。如氟斑牙患病率高的地区，饮水氟含量超过饮用水标准，而未患该病的地区饮水中氟含量低于饮用水标准，则饮水氟含量高可能为氟斑牙的病因。

(3)共变法(method of concomitant variation)：如果某因素出现的频率和强度发生变化，某病发生的频率与强度也随之变化，则该因素很可能是该病的病因。如海豹肢畸形随反应停上市量的增减而增减。

(4)类推法(method of analogy)：若一种疾病的分布与另一种病因已清楚的疾病分布相似，则推测这两种疾病的病因可能一致。如大骨节病的地区分布与克山病的地区分布相一致，克山病的发病与缺硒有关，因而推测大骨节病的发生可能也与缺硒有关。

(5)剩余法(method of residues)：又称排除法(method of exclusion)，是指当某疾病的发生是由多种因素所致时，把已知有关联的因素去掉后，还不能排除的因素就可能是该疾病的病因。如探索肝癌的病因时，发现肝癌与乙型肝炎、丙型肝炎等病毒感染、黄曲霉毒素、酗酒和饮水中的藻类毒素有关。根据以往的研究可知，肝癌的发病与肝炎等病毒感染有关，也与食物中的黄曲霉毒素有关；但除这部分患者以外还有部分患者无法用这些危险因素解释，那么“剩余”的因素可能也是肝癌的病因，即酗酒和饮水中的藻类毒素。

(二)检验假说

描述性研究提出假设后，需经分析性研究进一步检验这些因素与疾病之间的因果关联。流行病学中常用的分析性研究包括病例-对照研究和队列研究。论证的步骤一般是先进行病例-对照研究，然后做队列研究。病例-对照研究适用于少见病和罕见病的研究，可在短时间内得到结果，并且可同时研究多个因素与某种疾病的联系；但该研究设计是由果推因，因此只能确定两者之间的相关性。而队列研究是由因推果，通过直接比较暴露组和非暴露组间的发病率得到相对危险度，因此能有效地检验病因假说。

(三)验证假说

无论是通过临床医学、实验医学，还是流行病学研究方法获得的病因假说，最终还是需要回到人群中，用实验流行病学方法进行验证。所用的实验方法多数是干预试验或类实验。

应用建立假说——检验假说——验证假说的方法研究病因，是病因研究的三部曲。如在研究吸烟与肺癌的关系中，曾经先后应用了描述性研究(包括现况研究和生态学研究)、分析性研究(包括病例-对照研究和队列研究)和实验性研究，运用流行病学方法巧妙地探讨了慢性病的病因。

第三节　因果推断

关联(association)指两个或两个以上事件或变量间有无关系。病因推断是确定所观察到的疾病与因素的关联是否为因果关联，但并非所有的关联一定就是因果关联。当观察到某因素与某病有关联时，不要轻易判断这些因素是否为真实的病因，必须经过科学的分析和严格的推理，才有可能确定两者之间的因果关联。

一、因果关联推断的步骤

因果关联是在大量基础医学、临床医学和流行病学研究的基础上，通过科学的推理和判断所建立起来的，具体的步骤(图 7-5)有：①确定两事件是否存在统计学上的联系；②判断两事件间统计学联系的性质；③检验是否符合因果联系的判断标准；④进行科学概括与抽象，做出判断。

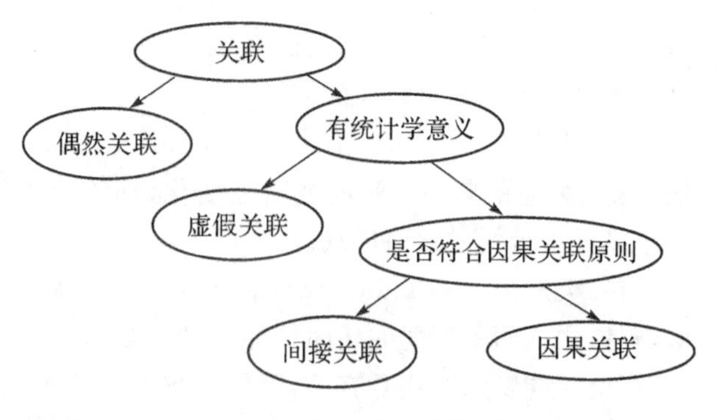

图 7-5　因果关联推断步骤

(一)统计学关联

统计学相关是指暴露与疾病之间的关联是否是由于偶然因素造成的。在病因探索过程中，由于研究对象的不确定性和数量的广泛性，常常会利用样本进行研究，所以会不可避免地存在抽样误差。因此当两事件表面看起来有关联时，必须先排除偶然性的干扰(如鸡叫了，天亮了)，不存在上述情况的基础上，进行统计学显著性检验，排除抽样误差。

(二)非因果关联

(1)虚假联系是指本来两事件不存在统计学上的关联，但由于在研究过程中的某些错误或机遇，使得两者之间表现出了统计学上的联系，这种联系是一种假的联系。

(2)间接联系亦称继发联系(secondary association)，是指两事件之间本不存在统计学上的联系，但由于两事件均与另外某一因素有关，从而导致两者表现出有统计学上的联系。例如吸烟既可引起肺癌，也可引起冠心病，导致肺癌与冠心病之间存在统计学上的联系。这一相关现象是受吸烟(混杂因素)的影响。间接联系可通过对各分析变量的深入了解，以混杂控制技术、方法予以识别与控制。

(三)因果联系

某一事件的发生频率或性质的改变会引起另一因素的频率或性质的改变，在这种情况下，如果前者为暴露因素，后者为疾病，则暴露因素为疾病的原因，暴露因素与疾病之间的联系属因果联系(causal association)。因与果在时间上存在先因后果，在空间上是相伴存在，所以探索因果关联时要从各角度综合考虑。

二、因果关联的推断标准

(一)因果推断标准的发展

(1)Henle-Koch 标准(1882)。早期的流行病学病因研究中，并没有成熟的判断标准。直到 19 世纪末，德国解剖学家和病理学家 Friedrich Gustav Jacob Henle(1809—1885)首先提出感染的寄生病原论。德国著名细菌学家、1905 年诺贝尔生理学或医学奖获得者 Robert Koch(1852—1885)证实了 Henle 关于微生物学上的假设。Henle-Koch 标准作为病因推断标准发展史上的第一个里程碑，有 4 条：①每个病例都有该病原体的存在(必要病因)；②在其他疾病的患者中不能检出该病原体(效应特异性)；③能从相应疾病患者中分离到该病原体，传过几代的培养物能引起实验动物患相同疾病(充分病因)；④能从患该病动物中分离到相同的病原体。Henle-Koch 标准促进了传染病病因的研究及传染病的预防和控制。

(2)随着慢性病和复杂病因研究的深入，Henle-Koch 标准在病因推断标准上已不能适应，于是美国吸烟与健康报告委员会提出了新的标准(1964)，作为病因推断标准发展史上的第二个里程碑。该标准共包括 5 条：①关联的时间顺序；②关联的强度；③关联的特异性；④关联的一致性或可重复性；⑤关联的连贯性或合理性。

(3)Hill 标准。1965 年，Hill 在皇家医学会职业医学分会上又将这个标准扩展为 9 条，此标准被简称为 Hill 标准(Hill's criteria)。Hill 标准包括：①时间顺序；②关联强度；③剂量效应关系；④结果的一致性；⑤实验证据；⑥合理性；⑦生物学一致性；⑧特异性；⑨相似性。

(二)确定病因与疾病因果关联的标准

Hill 标准对慢性病的病因研究具有决定性的意义，后来的学者虽然进行了进一步修订，但仍被称为 Hill 标准。

1. 关联的时间顺序

时间顺序(temporality)即病因必须先于结果发生，是判断因果关系的必要条件。如果怀疑病因 X 与疾病 Y 之间存在因果关系，则 X 必须发生于 Y 之前。各类研究设计在时间顺序的可信度上，实验和队列研究>病例-对照和生态学研究>横断面研究。慢性病需注意 X 与 Y 的时间间隔，例如一般吸烟暴露 15～20 年可能会发生肺癌，所以在研究过程中如果吸烟暴露 3 年后发生肺癌，则该癌症并非吸烟所引起。

2. 关联强度

关联强度(strength of association)是用来评价病因和疾病之间关联度高低的指标，关联的强度越高，该结果由于偏倚产生的可能性就越小，两者间存在因果关联的可能性就越大。关联强度的测定衡量指标一般包括：①OR、RR、PF(预防分数)或功效比例等。②剂量反应关系：等级 OR 或 RR，各等级绝对效应，等级相关系数和积差相关系数等。③生态学相关：利用群组资料计算相关系数，反映分布的一致性。关联强度指标也是关于因果关系的流行病学研究必须提供的信息。

3. 剂量反应关系

剂量反应关系(dose-response relationship)即随着暴露剂量的变化疾病的发生频率也发生变化。剂量反应关系的存在进一步支持因果关系的存在。例如每日平均吸烟量越大，肺癌发生的概率也越大，因此认为吸烟与肺癌存在因果关系。

4. 结果的一致性

这里的一致性(consistency)是指同类研究结果的一致性，一致性越高，因果关系的可能性就越大。一致性又叫作可重复性(repeatability)，是指某因素与某疾病的关系在不同时间、不同地点、不同人群、由不同研究者用不同的研究方法进行研究均可获得相同的结果。重复出现的次数越多，一致性越高，因果关系存在的可能性就越大。如关于吸烟与肺癌关系的流行病学研究，全世界大型的研究有 30～40 次之多，所有的研究均有相似的结果，因而加强了因果关联成立的可能性。

5. 实验证据

实验证据(experimental evidence)指关于某疾病和因素之间的实验性研究证据。在人群中的病因研究往往属于观察性研究，观察性研究的结果的可靠性程度不高；因此在因果关系判断中，如果有相应的实验证据，则说服力大大提高。如在吸烟与肺癌的研究中，发现戒烟能使死亡率下降，这相当于一个自然实验的结果；但假如在动物中进行实验，如让狗吸入香烟，成功地使狗发生肺癌，则这些实验结果都极大地支持了吸烟与肺癌的病因假设。

6. 生物学合理性

生物学合理性(plausibility)是指某因素作为某病的病因，在科学上应“言之有理”，即某病因假设与该疾病有关的事实、知识和理论相符合。生物学合理性越高，因果关系的可能性就越大。如吸烟致肺癌的研究中，主要因为在香烟的烟或焦油里证实有苯并芘、砷及一氧化碳等多种化学致癌物，因此该因果关系在理论上是成立的。但现有的知识理论总有其局限性，因此看似不合理的因果关系也不一定不成立。

7. 生物学一致性

生物学一致性(coherence)是指研究疾病的时间、地区分布应与假设病因的分布基本一致，才可能是因果联系。同样，生物学一致性越高，因果关系的可能性就越大。例如，传播疟疾的按蚊地区分布与疟疾患者的地区分布基本一致。

8.关联的特异性

特异性(specificity)是指病因和疾病之间的特异程度和排他性。如果某因素仅与某病有关,这种因素与疾病的特异关系就称为联系的特异性。联系的特异性在传染病与职业病中比较明显。严格的特异性是指病因与疾病有严格的对应关系,即某因素只能引起某疾病,而某疾病只能由某因素引起。这种严格的特异性一般只适用于传染病,而对大多数非传染病的病因而言,特异性并不明显。如吸烟与肺癌的关系,吸烟除引起肺癌外,还可引起膀胱癌、口腔癌、心肌梗死及胃溃疡等。当关联具有特异性时,即可加强病因推断的说服力。

9.相似性

相似性(analogy)即存在已知的类似的病因和疾病的因果关系,如果有相似病因与疾病的因果关系存在,则可认为新病因与疾病存在因果关系的可能。如已知某一化合物有致癌作用,当发现另一种类似的化合物与同一种肿瘤也存在关联时,则类似的化学物质存在致癌的可能性。

因果关系的判断是复杂的,在上述 9 条标准中,关联的时间顺序是必需满足的;关联的强度、关联的可重复性和剂量反应关系有非常重要的意义;后面几条可作为判断病因时的参考。在因果关系的判断中,并不一定要求 9 条全部满足,满足的条件越多,则其关系成立的可能性越大,误判的可能性就越小。但当满足的条件较少时,并不能因此排除因果联系。

三、应用实例

坏血病在历史上曾是严重威胁人类健康的一种疾病,过去几百年间曾在海员、探险家及军队中广为流行,在远航海员中尤为严重,故有“水手的恐惧”之称。关于坏血病的明确记载始于 13 世纪十字军东征时代,有的学者追溯至公元前 Hippocrates 时代,另据称,在原始社会人类的遗体上也曾发现坏血病的遗迹。关于坏血病的防治,早在 17—18 世纪就已经有人发现可以利用新鲜蔬菜、柑橘及柠檬等。1928 年,生物化学家 Szent-Györgyi Albert 发现治疗和预防坏血酸的特殊物质,并命名为抗坏血酸,1933 年瑞士的 Tadeus Reichstein 成功地合成了维生素 C,两人因此分别获得了 1937 年和 1950 年的诺贝尔生理学或医学奖。接下来我们采用病因推断的标准分析维生素 C 与坏血病之间的因果关联。

1.关联的时间顺序

英国著名的航海家和探险家 James Cook 在实践中证实了林德实验结论的有效性。在航行时,给他的海员提供新鲜水果和蔬菜。4 年的航行(1772—1775),无一个人患坏血病,说明新鲜的水果和蔬菜可预防坏血病。因此,Cook 于 1776 年被选为英国皇家学会会员,并被授予“预防坏血病”的奖章。

2.关联强度

理查得·哈金斯爵士于 1593 年曾用柠檬汁治疗坏血病,当舰艇上的船员出现坏血病症状时,即于每日清晨服用 3 满匙的柠檬汁,而其他船上没有服用柠檬汁,当船队到达南非好望角时,未服用柠檬汁的 424 名船员中有 105 人死于坏血病,而旗舰上的人员无一死亡,RR 在 10 以上。

3. 结果的一致性

哥伦布带领船队在穿越大西洋航行中，有船员得了坏血病，留在岛上采摘野果食用以后疾病痊愈。类似的事件在达伽马、麦哲伦和库克等冒险家航海的过程中屡有发生。

4. 证据

1747 年，詹姆斯·林德(James Lind)对坏血病的治疗进行了一次具有划时代意义的对照实验研究。他设计了六个分组：两个患者每天吃两个橘子和一个柠檬，另两人喝苹果汁，其他人喝稀硫酸、醋酸、海水，或是一些其他当时人认为可治坏血病的药物。26 天后，只有吃新鲜柑橘的两个人完全恢复了健康，其他人病情依旧。林德继续研究，于 1753 年出版了《坏血病大全》(*A Treatise on the Scurvy*)一书。通过对照实验，林德证明了传说的真假。

5. 生物学的合理性

维生素 C 缺乏，导致胶原蛋白合成障碍，毛细血管壁完整性受到破坏，其脆性和通透性增加，在对静脉血流施加一定压力时，毛细血管即可破裂而发生出血点，出血点数目可反映毛细血管受损的程度。血管壁的强度和维生素 C 有很大关系。微血管是所有血管中最细小的，管壁可能只有一个细胞的厚度，其强度、弹性是由负责连接细胞具有胶泥作用的胶原蛋白所决定。当体内维生素 C 不足，微血管容易破裂，血液流到邻近组织。这种情况在皮肤表面发生，则产生淤血、紫癜，在体内发生则引起疼痛和关节胀痛。严重时在胃、肠道、鼻、肾及骨膜下面均可有出血现象，乃至死亡。

结论：按照因果推断标准，维生素 C 与坏血病之间的因果关联可以成立。

第四节　孟德尔随机化方法

应用传统观察性流行病学研究设计进行病因推断时，研究结果常会受到诸多因素的干扰，如反向因果关联(reverse causation，暴露和结局的时间顺序被混淆)、潜在的混杂作用(confounding)、微效暴露因素以及多重检验等，使得病因解释不可信。如果应用随机对照实验研究，探索暴露因素与疾病之间的关联，会涉及人类医学伦理和实验设计的局限。1986 年，Katan 首次提出孟德尔随机化(Mendelian randomization，MR)设计方法，具体的思想是：将基因变异作为待研究暴露因素的工具变量，即不同基因型决定不同的中间表型，如果该表型代表个体的某暴露特征，则可利用基因型和疾病的关联来模拟暴露因素对疾病的作用。由于等位基因在配子形成时遵循“亲代等位基因随机分配给子代”的孟德尔遗传规律，基因与疾病结局的关联不会被传统流行病学研究中的混杂因素干扰，而且因果时序合理，因此孟德尔随机化成为以孟德尔遗传规律为基础进行流行病学研究中论证病因假说的一种方法。

一、MR 研究设计的原理

1. 关联分析中工具变量的引入

工具变量的引入主要是为了控制流行病学研究中的混杂因素，最早被应用于医学领域。在 1989 年，Permutt 和 Hebel 研究母亲吸烟与新生儿低出生体重的关联时使用了工具变量。随后，Greenland 把工具变量应用在控制流行病学混杂因素，具体应用可阐述为：①工具变量 Z 与混杂因素 U 无关联；②工具变量 Z 与暴露因素 X 有关联；③工具变量 Z 与结局变量 Y 无关联，Z 只能通过变量 X 与 Y 发生关联，则关联$_{ZY}$＝关联$_{ZX}$×关联$_{XY}$（图 7-6）。

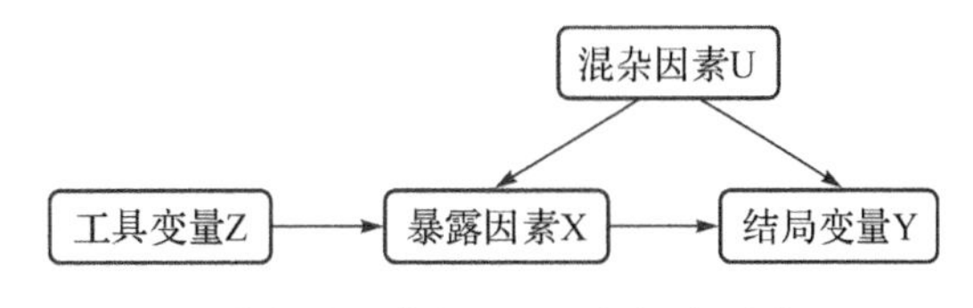

图 7-6　孟德尔随机化的原理（引自：秦雪英，2006）

该模型应用的条件是：①潜在混杂因素 U 一定会影响变量 X 与 Y 之间的关联，但工具变量 Z 与变量 X、变量 Y 之间不会受混杂因素的影响；②变量 X 与结局变量 Y 之间的关联无法直接测量得到，但 Z 和 X 的直接关联是已知的或者可测量得到的，而不受其他因素的影响。

例如，研究饮酒量引起冠心病发病的风险，社会经济地位与饮酒量多少、冠心病发生均有关系，在传统的流行病学研究中是一个混杂因素。而乙醛脱氢酶 2（*ALDH2*）基因多态性决定血中乙醛浓度，后者可影响饮酒行为，改变饮酒量，社会经济地位与基因型并不相关，不会对基因和疾病之间的关联起到混杂作用，所以 *ALDH2* 基因多态性能够间接代表饮酒量。因此，研究基因型和疾病的关联可以模拟环境暴露因素和疾病的关联。

2. 遗传工具变量的选择

MR 遵循"亲代等位基因随机分配给子代"的孟德尔遗传定律，选择合适的基因变异作为工具变量，以代替无法测量的暴露因素，通过测量遗传变异与暴露因素、遗传变异与疾病结局之间的关联，从而推断暴露因素与疾病之间的关联。MR 最重要的特点是遗传变异可以准确测量，并不受外界因素的影响。因此，在 MR 设计中寻找合适的遗传变量作为工具变量成为最关键的步骤。

经常作为工具变量的遗传变异类型包括单核苷酸多态性（single nucleotide polymorphism，SNP）和拷贝数变异（copy number variants，CVN）；不过研究最多的是单核苷酸多态性。工具变量的建立一般包括两种方法：一是选择与目标暴露因素有直接强关联的遗传变异，如与酒精代谢相关的 *ALDH2* 基因的变异；二是从全基因组关联研究（genomic wide association study，GWAS）数据库中获得遗传变异信息，全球 GWAS 数据库（http://www.ebi.ac.uk/gwas/）有 1 万条以上有潜在功能学意义的 SNP，可以从中筛选合适的变量工具。

3. 孟德尔随机化方法的设计与分析框架

按照基因型不同选择研究对象并分组，比较两组间疾病结局和中间表型的差异。根据基因与中间表型、基因与疾病的关联效应指标，可以推导和/或预测中间表型（代表某环境暴露因素）和疾病关系的关联指标。假设某个基因的两种基因型 *GG*、*gg* 与待研究的疾病和中间表型均存在关联，则得出某暴露因素与疾病的因果关联。研究设计框架见图 7-7。

MR 的研究设计随着统计学方法的深入而不断发展，从上述的一阶段 MR 发展到单一样本 MR、两样本 MR、两阶段 MR、双向 MR 以及基因-环境交互作用 MR 和网络 MR。

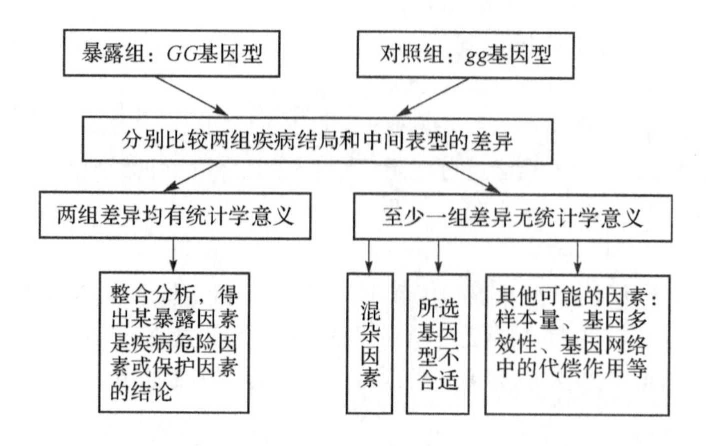

图 7-7　孟德尔随机化方法的设计与分析框架(引自:秦雪英,2006)

二、MR 研究的可靠性评价和局限性

(一)MR 研究的可靠性评价

1. 敏感性分析

MR 分析中如果出现非特异性的 SNPs 作为工具变量,即 SNPs 与目标暴露因素有关,同时与其他暴露因素也有关联,此时可以使用敏感性分析(sensitivity analysis)来确定其存在可以造成多大的影响。如果剔除非特异性 SNPs 以后,其他遗传工具变量和结局之间的关联结果依然有统计学意义,则说明暴露因素与结局的因果关联证据更强。

2. MR-Egger 回归分析

如果采用多个 SNPs 作为工具变量进行因果推断,很难避免基因多效性(pleiotropy)带来的偏倚,一方面可以使用直观的漏斗图的对称性来判断小样本研究是否存在偏倚,同时也可以使用 MR-Egger 回归分析的方法来评价基因多效性带来的偏倚,MR-Egger 回归直线的斜率可以估计定向多效性(directional pleiotropy)的大小。

(二)MR 研究的局限性

MR 的应用为研究复杂的暴露因素与疾病的因果关系提供了新的平台。但仍然存在其局限性,主要表现在:①难以发现合适的遗传工具变量,因为并非所有的 SNPs 都适合作为工具变量,即使是 GWAS 的结果也不完美。②基因变异率较低,只有较大的样本量才能获得足够的把握度,而一些疾病如肿瘤等的发病率不高,使研究的过程无限延长。③孟德尔随机化从另一角度关注病因,研究中虽然以基因变异为基础,但是它并不关心人群发病归因于基因变异的危险有多大,而是关心研究结果能够在多大程度上解释环境暴露因素和疾病间的关联,所以采取针对变异基因的预防措施所获得的收益小,公共卫生的意义不大。④众多的复杂性疾病具有以下特点:不符合经典的孟德尔遗传规律;多基因遗传;基因型不完全外显;表型变异的环境修饰;遗传基因的异质性。这些特点限制了孟德尔随机化方法的广泛应用。

三、应用实例

25-羟维生素 D(25-OH-VD)是维生素 D 在体内的主要存在形式，研究发现低浓度的 25-OH-VD与 2 型糖尿病的风险增加有关，但这种关联是否是因果关系尚不清楚。Zheng 等利用孟德尔随机化法来研究低浓度的 25-OH-VD 与 2 型糖尿病的关系。选择与 25-OH-VD 合成和代谢相关的四个基因的单核苷酸多态性：DHCR7（与维生素 D 合成有关）的 rs12785878、CYP2R1（肝脏 25 羟基化）的 rs10741657、DBP（也称为 GC）的 rs4588 和 CYP24A1（分解代谢）的 rs17217119 作为工具。数据来自欧洲血统人群，包括 2 型糖尿病病例和非病例，评估了每个 SNP 与血液 25-OH-VD 浓度（5449 例非病例；2 项研究）、2 型糖尿病（28144 例病例，76344 例非病例，5 例研究）和血糖性状（空腹血糖、2 小时葡萄糖、空腹胰岛素和 HbA1c 浓度；46368 例非病例，研究联盟）的关联。以孟德尔随机化分析，估计 25-OH-VD浓度与 2 型糖尿病和血糖性状的因果联系，并将结果与来自 22 项前瞻性研究的 Meta 分析（8492 例病例，89698 例非病例）进行比较，研究设计如图 7-8所示。

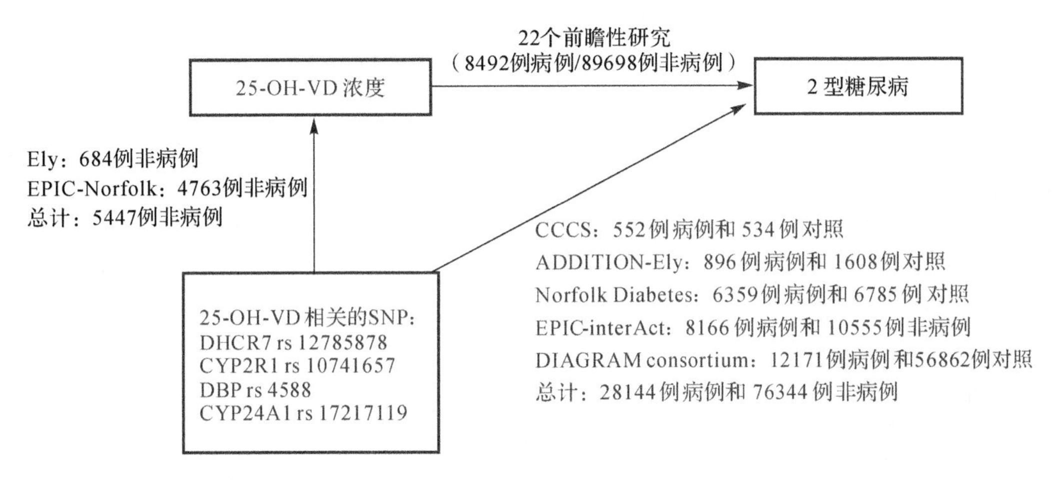

图 7-8　维生素 D 与 2 型糖尿病孟德尔随机化法的研究设计

由图 7-9 可见，四个 SNPs 的等位基因的改变和血液中 25-OH-VD 浓度均有相关（$P<10^{-6}$）；但 SNPs 与 2 型糖尿病之间无统计学意义（$P>0.05$）。

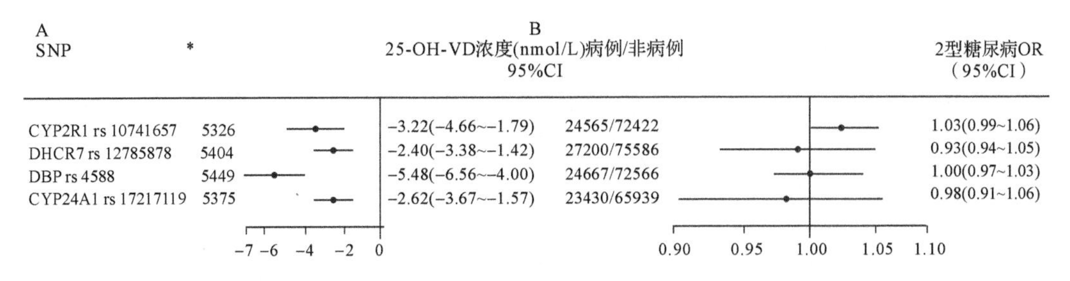

图 7-9　SNPs 与血液 25-OH-VD 的关联及与 2 型糖尿病的风险

孟德尔随机化得出的 2 型糖尿病与血液中 25-OH-VD 浓度的无混杂优势比为 1.01（95%CI：0.75～1.36，$P=0.94$）。从观察性研究的 Meta 分析得出两者之间的相对危险度（包括潜在混杂因素）为 1.21（95%CI：1.16～1.27，$P=7.3\times10^{-19}$）（图 7-10）。孟德尔随机化方法估计血糖性状无显著性差异($P>0.25$)。

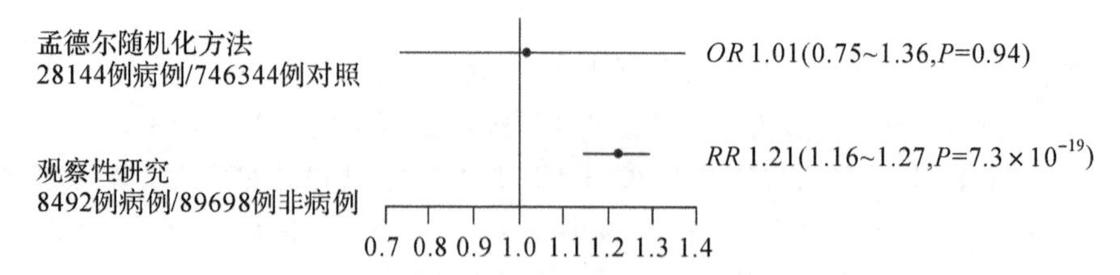

图 7-10 血液 25-OH-VD 与 2 型糖尿病的关联的孟德尔随机化方法和观察性研究的结果

结论：虽然观察性研究中，维生素 D 与 2 型糖尿病之间存在因果关联，但孟德尔随机化方法研究表明维生素 D 与 2 型糖尿病之间不存在因果关联。

小　结

病因研究不仅关系到疾病的诊断和治疗，还关系到疾病预防。本章在病因概述部分介绍了疾病病因的定义，病因模型（主要包括三角模型、轮状模型、健康生态模型、病因网模型）及病因分类和作用方式。病因的研究方法主要阐述描述性研究、分析性研究和实验性研究方法及流行病学病因研究的三部曲（建立假说、检验假说、验证假说）。因果推断的重点是因果推断的标准，即希尔标准，包括：①关联的时间顺序；②关联强度；③剂量反应关系；④结果的一致性；⑤实验证据；⑥生物学合理性；⑦生物学一致性；⑧关联的特异性；⑨相似性。孟德尔随机化方法是将基因变异作为待研究暴露因素的工具变量，即不同基因型决定不同的中间表型，如果该表型代表个体的某暴露特征，则可利用基因型和疾病的关联来模拟暴露因素对疾病的作用。

二维码 7-4 讨论文献　　二维码 7-5 测验题

思考题

1. 什么是流行病学的病因概念？
2. 简述不同病因模型的原理、特征和优缺点。
3. 试述因果关系推断的原则。
4. 简述孟德尔随机化方法的基本思想和原理。

（范春红编，杨新军审）

第八章　临床诊断试验的评价

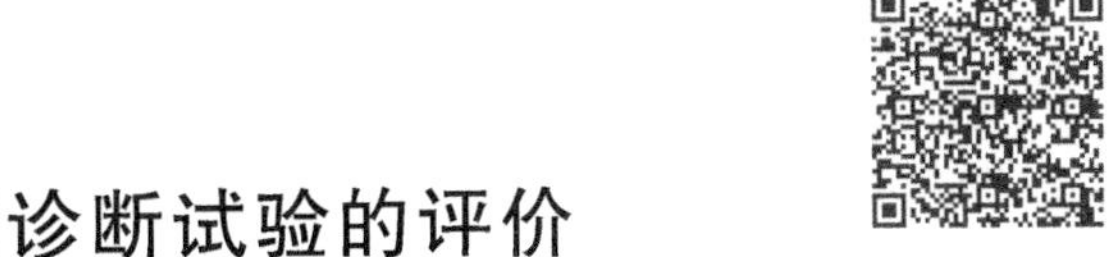

二维码 8-1
教学 PPT

在临床实践中，疾病的正确诊断是所有临床工作开展的基础。一方面，对于某种疾病，往往有多个诊断方法可供选择，但不同的方法其优势和准确性存在差异。在选择具体的诊断试验方法前，必须对相应试验方法的准确性和优缺点有充分的认识。另一方面，随着现代科学技术尤其是医学、分子生物学、计算机科学与信息技术的发展，越来越多的新的诊断试验方法被提出。这些新的方法必须经过严格的评价与论证，明确其诊断价值、适用条件、优缺点等后，才可用于实际的临床诊断工作。因此，开展诊断试验评价研究，以准确评价其真实性、可靠性以及临床应用价值，是一项诊断试验方法在进行临床应用前必经的一步。

第一节　概　述

一、诊断试验的定义

诊断的本质是区分可疑患者中真实有病的病人与确实无病的非病人，这个过程采用的任何一种手段都可称为诊断试验(diagnostic test)。因此，诊断试验的含义是非常广泛的，包括：病史、临床症状、体格检查等所得各种临床资料，生化、血液学、细菌学、病毒学、病理学等各项检查发现，透视、超声、放射成像等各种影像学检查结果，心电图、内镜等各种辅助器械检查发现，以及各种诊断标准(例如非典型肺炎 SARS 的临床诊断标准)。

二、诊断试验与筛检试验的联系和区别

与诊断试验相对应，还有筛检试验。其中，筛检是指运用快速简便的试验、检查或其他方法，将人群中那些可能有病或存在缺陷但表面健康的个体，同那些可能无病者区分开来。筛检试验就是在以上筛检过程中采用的试验方法。筛检试验阳性者，将进一步接受诊断试验以明确诊断(图 8-1)。因此，诊断试验与筛检试验从试验方法本身并没有区别，都是采用某些试验、检查手段确定受检者的患病状况，但实际应用中，由于面向的对象不同，在试验目的、要求、费用以及后续处理上存在差异，具体见表 8-1。

三、诊断试验评价的基本过程

诊断试验评价是指将待评价的诊断试验与当时诊断目标疾病的标准方法即“金标准”(gold standard)，进行同步盲法比较，而后进行该试验方法的可靠性和真实性评价，以判定该方法对疾病识别诊断的能力。具体过程为：先确定一项标准诊断方法；接着根据标准诊断方法的判定结果选择适量的目标疾病患者(病例组)和非患者(对照组)；然后用待评价的试

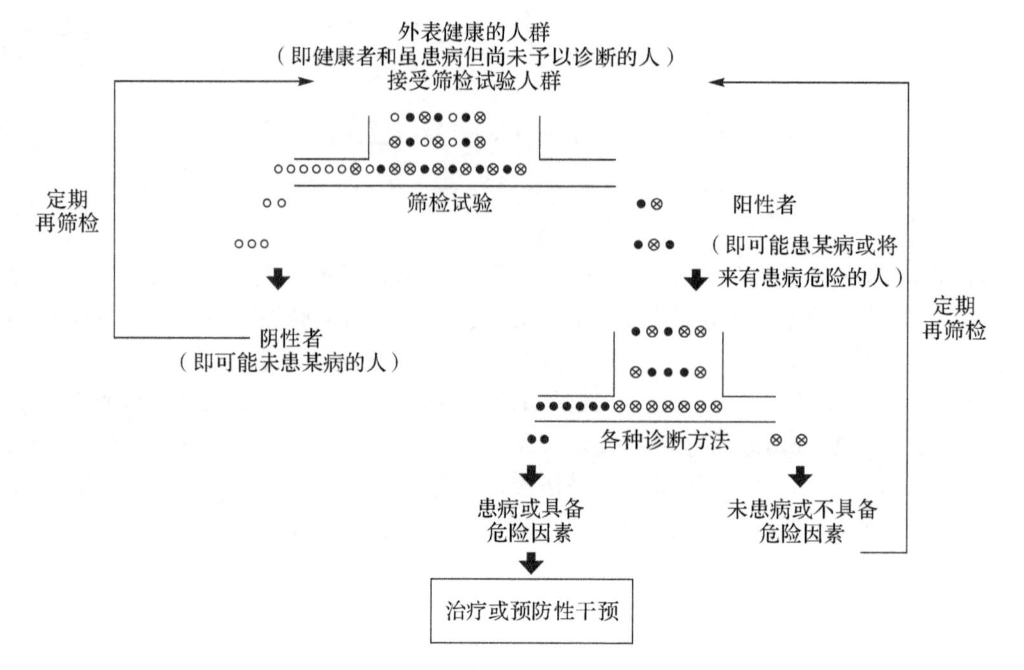

图 8-1　筛检流程

表 8-1　诊断试验与筛检试验的区别

	诊断试验	筛检试验
对象	临床就诊对象(已有症状、出现不适或筛检阳性者)	现场或社区中的全人群或有某个特征的亚人群
目的	区分确实有病的对象和可疑有病但实际无病的对象	区分可能有病的表面健康对象和可能无病者
要求	高灵敏度、高特异度,方法可以复杂	简便、快速、人群接受度高、灵敏度高
费用	花费可以较高	经济、廉价
处理	阳性者随之跟进严密的临床观察和干预	阳性者须进一步接受诊断试验检查,明确诊断后再跟进严密的临床观察和干预

验方法对所有对象进行同步、盲法检测和结果判定;最后将获得的试验结果与金标准诊断结果进行对比,并采用特定的指标对该诊断试验的真实性和可靠性进行评价。

(一)确定金标准

要评价一个新的诊断试验方法,首先要确定一个准确、可靠的参照标准,即金标准。金标准是当前医学界公认的诊断该疾病的最可靠、最准确的试验方法。应用该标准能正确地区分患有相应疾病的人和不患有该病的人。临床常见的金标准有病原学检查(血清学检查和微生物培养等)、病理学检查(组织活检和尸体解剖等)、外科手术发现、特殊的影像学检查如冠状动脉造影、临床综合判断、长期随访的确定结局等。要客观、正确地评价一个试验方法,金标准的选择非常重要。某试验方法的真实性只有在疾病结局判定正确的病人组和非病人组中检验,才能得到正确的评价。

(二)选择研究对象

在诊断试验方法的评价中,需纳入两组研究对象:一组是被金标准确诊为“患有该病”的病例组,另一组是经金标准证实为“未患该病”的非病例组,即对照组。所有的研究对象都要有代表性,即病例组和非病例组都应能够代表各自的总体。病例组应包括患有目标疾病的各种临床类型的病例,如不同病情程度的、不同病程的、典型和不典型的、有并发症和无并发症的、治疗过和未治疗过的,病例的代表性影响评价结果的普遍性以及临床推广的意义。非病例组应是经金标准确定未患目标疾病的个体,不仅包括正常人,也应包括患非研究疾病的其他病例,尤其是与该疾病易混淆而在临床上需要鉴别诊断的疾病,这样更有利于评价诊断试验的鉴别诊断能力。同时,应注意非病例组在年龄、性别等因素的分布上与病例组有可比性。

(三)估算样本量

诊断试验评价也是基于样本的研究,因此样本量需满足一定的要求。在诊断试验研究中,与所需样本量相关的主要因素有:①待评价试验的预期灵敏度;②待评价试验的预期特异度;③显著性检验水平 α;④容许误差 δ。

一般情况下,可根据待评价试验的预期灵敏度和特异度,按照统计学中有关总体率的样本量的计算方法,分别计算病例组与对照组的样本量,具体公式如下:

$$n=\left(\frac{Z_{1-\alpha/2}}{\delta}\right)^2(1-p)p \tag{8-1}$$

式中,n 为样本量;α 为第Ⅰ类错误的概率,$Z_{1-\alpha/2}$ 值由 Z 界值表查得;δ 为容许误差,一般取 0.05～0.10;p 为待评价试验的预期特异度或灵敏度,分别用于估算病例组和对照组所需样本量。

【例 8-1】 基于文献回顾和经验估测,待评价试验的预期灵敏度和预期特异度分别为 75%和 70%,试估计病例组和对照组所需样本量。

设 $\alpha=0.05$,$\delta=0.05$,则

$$n_1=(1.96/0.05)^2\times(1-0.75)\times0.75=288.12\approx289(\text{例})$$

$$n_2=(1.96/0.05)^2\times(1-0.7)\times0.7=322.69\approx323(\text{例})$$

所以,评价该试验,病例组和对照组的样本量分别至少需要 289 和 323 例。

然而,当待评价诊断试验的预期灵敏度或特异度≤20%或≥80%时,资料分布呈偏态,需要对率进行平方根反正弦转换,并采用下式估算样本量:

$$n=\left\{57.3Z_{1-\alpha/2}/\arcsin\left[\delta/\sqrt{(1-p)p}\right]\right\}^2 \tag{8-2}$$

(四)同步盲法评价

根据估算的样本量,以及对象的纳入和排除标准,选择合适量的病例组和非病例组后,采用待评价的诊断试验方法对所有研究对象进行同步的盲法检测和结果判定。盲法的目的在于消除可能来自研究对象或试验者主观偏性对试验结果的影响。如试验者往往有新试验比旧试验好的预期,若不采用盲法观察,试验者就有可能自觉或不自觉地对患者或非患者的同类试验结果作出不同的判定。如对同样一个可疑阳性结果,对患者易判为阳性,对非患者则易判为阴性。以上偏倚会导致对新试验的诊断价值评价过高。

(五)试验结果整理

诊断试验的原始检测结果往往是计量数据,可以按照一定的界值,对其进行阴阳性判定后,将试验判定结果与金标准的确诊结果进行对比,可能出现以下四种情况:①金标准确诊的病例诊断试验也判定为有病,即真阳性(true positive,TP);②金标准确诊的病例诊断试验却判定为无病,即假阴性(false negative,FN);③金标准确诊的非病例诊断试验却判定为有病,即假阳性(false positive,FP);④金标准确诊的非病例诊断试验也判定为阴性,即真阴性(true negative,TN)。以上结果可整理成如表 8-2 所示的四格表,该四格表资料是后续进行真实性和可靠性评价的基础。

表 8-2 诊断试验评价结果整理

诊断试验	金标准		合计
	病例	非病例	
阳性	真阳性 TP	假阳性 FP	R_1
阴性	假阴性 FN	真阴性 TN	R_2
合计	N_1	N_2	N

第二节 诊断试验的评价

诊断试验的评价不仅仅考量其是否具有安全、简便、快捷、经济等特性,更重要的是对其进行真实性和可靠性评价。

一、真实性评价

真实性(validity),亦称效度,是指测量值与实际值的符合程度,又称准确性(accuracy)。用于评价真实性的指标有灵敏度与假阴性率、特异度与假阳性率、正确指数和似然比。

(一)灵敏度与假阴性率

灵敏度(sensitivity,Se),又称真阳性率(true positive rate),指诊断试验标准将实际患病的病例正确地判定为有病的百分比,反映了试验识别患者的能力。灵敏度越高,说明试验方法对疾病的诊断能力越强,患者被漏诊机会越小。灵敏度只与病例组有关。

$$\text{灵敏度}(Se)=\frac{\text{真阳性}}{\text{真阳性}+\text{假阴性}}\times 100\%=\frac{TP}{TP+FN}\times 100\% \tag{8-3}$$

假阴性率(false negative rate),又称漏诊率,指诊断试验标准将实际患病的病例错误地判定为无病的百分比,反映的是试验漏诊患者的可能性。

$$\text{假阴性率}=\frac{\text{假阴性}}{\text{真阳性}+\text{假阴性}}\times 100\%=\frac{FN}{TP+FN}\times 100\% \tag{8-4}$$

因此,灵敏度与假阴性率为互补关系,假阴性率=1-灵敏度。灵敏度越高,假阴性率越低;反之亦然。

(二)特异度与假阳性率

特异度(specificity,Sp),又称真阴性率(true negative rate),指诊断试验标准将实际无病的非病例正确地判定为无病的百分比,反映了试验确定非患者的能力。特异度越高,说明试验方法对无病的判断能力越强,非患者被误诊机会越小。特异度只与非病例组有关。

$$\text{特异度}(Sp)=\frac{\text{真阴性}}{\text{真阴性}+\text{假阳性}}\times 100\%=\frac{TN}{TN+FP}\times 100\% \tag{8-5}$$

假阳性率(false positive rate),又称误诊率,指诊断试验标准将实际无病的非病例错误地判定为有病的百分比,反映的是试验误诊患者的可能性。

$$假阳性率=\frac{假阳性}{假阳性+真阴性}\times100\%=\frac{FP}{TN+FP}\times100\% \tag{8-6}$$

因此,特异度与假阳性率为互补关系,假阳性率=1－特异度。特异度越高,假阳性率越低;反之亦然。

(三)正确指数

正确指数,又称约登指数(Youden's index,YI),是灵敏度与特异度之和减去1,表示试验方法识别真正病例与非病例的总能力。正确指数是一项综合性指标,其取值范围在0～1,指数越大,试验真实性越高。

$$正确指数(YI)=(灵敏度+特异度)-1=1-(漏诊率+误诊率) \tag{8-7}$$

(四)似然比

似然比(likelihood ratio,LR)是同时反映灵敏度和特异度的指标,即病例组中得出某一试验结果的概率与非病例组中得出相应试验结果的概率的比值。该指标全面反映了试验方法的诊断价值,并且,其计算只涉及灵敏度与特异度,不受实际应用人群患病率的影响,因此非常稳定。

当试验结果判定为阳性与阴性二分类时,似然比相应地区分为阳性似然比(positive likelihood ratio,+LR)和阴性似然比(negative likelihood ratio,－LR)。

阳性似然比是试验结果的真阳性率与假阳性率之比,反映了试验正确判断阳性的概率与错误判断阳性的概率的倍比关系。比值越大,试验结果阳性时为真阳性的可能性越大,诊断价值越高。

$$+LR=\frac{真阳性率}{假阳性率}=\frac{灵敏度}{1-特异度} \tag{8-8}$$

阴性似然比是试验结果的假阴性率与真阴性率之比,反映了试验错误判断阴性的概率与正确判断阴性的概率的倍比关系。比值越小,试验结果阴性时为真阴性的可能性越大,诊断价值越高。

$$-LR=\frac{假阴性率}{真阴性率}=\frac{1-灵敏度}{特异度} \tag{8-9}$$

【例8-2】 为评价某血浆标志物对结直肠癌的诊断价值,以下是对确诊的500例病例组和800例非病例组的模拟数据检测结果:500例病例中标志物阳性者370例,800例非病例中标志物阳性者150例。数据整理结果如表8-3所示,请计算前述各项真实性指标。

表8-3　应用某血浆标志物对结直肠癌诊断的结果整理(模拟数据)

血浆标志物	金标准		合计
	结直肠癌	非结直肠癌	
阳性	370	150	520
阴性	130	650	780
合计	500	800	1300

灵敏度=370/500×100%=74.00%

特异度=650/800×100%=81.25%

假阴性率=130/500×100%=26.00%

假阳性率=150/800×100%=18.75%

正确指数＝0.74＋0.8125－1＝0.5525

阳性似然比＝0.74/0.1875≈3.9467

阴性似然比＝0.26/0.8125＝0.3200

二、可靠性评价

可靠性(reliability)，也称信度、精确度(precision)或可重复性(repeatability)，是指在相同条件下重复检测同一对象时获得相同结果的稳定程度。可靠性评价通常是与真实性评价同步开展的，具体方法和指标如下：

(1)当试验结果为计量数据时，可按以下方法进行可靠性评价：①对同一样品或一组同质样品(个体差异非常小)进行多次重复测量，而后计算此组数据的标准差和变异系数，两个指标的值越小，表明方法的精确度越高，可靠性越高。其中，变异系数可直接用于不同试验方法间的可靠性比较。②对一批不同质样品(对象)进行独立的两次重复测量，计算两次测量值之间的相关系数 r，r 值越大，表明试验的可靠性越高。一般地，$r \geqslant 0.9$，可认为重复测量的一致性较好，试验的可靠性高。另外，也可以对两次测量值进行配对 t 检验，若差异无统计学意义，也表明重复测量的一致性较好，试验的可靠性高。

(2)当试验结果判定为阴、阳性(有病、无病)二分类时，则与真实性评价部分相同，可以将两次测量结果整理成配对四格表形式(表 8-4)，结果的一致性可以采用配对卡方检验。可靠性评价指标可采用符合率和 Kappa 值。

表 8-4　诊断试验重复测量结果整理*

试验②	试验①		合计
	阳性	阴性	
阳性	A	B	R_1
阴性	C	D	R_2
合计	N_1	N_2	N

* 既可以是两种试验方法的重复测量结果比较，也可以是同一方法的两次独立测量结果比较。

符合率(agreement/consistency rate)是两种试验方法或同一方法两次独立测量结果同为阳性或同为阴性的人数占总受检人数的比例。其值越大，一致性越好，可靠性越高。

$$符合率=\frac{A+D}{A+B+C+D}\times 100\%=\frac{A+D}{N}\times 100\% \tag{8-10}$$

Kappa 值也常用于两种试验方法或同一方法两次测量结果的一致性评价，该指标考虑了机遇因素的影响，是更为客观的指标，其计算公式如下：

$$观察一致率即符合率：p_0=\frac{A+D}{N} \tag{8-11}$$

$$机遇一致率：p_c=(\frac{R_1N_1}{N}+\frac{R_2N_2}{N})/N \tag{8-12}$$

$$Kappa 值：Kappa=\frac{p_0-p_c}{1-p_c}=\frac{N(A+D)-(R_1N_1+R_2N_2)}{N^2-(R_1N_1+R_2N_2)} \tag{8-13}$$

以表 8-3 为例，符合率和 Kappa 值计算示范如下：

符合率＝(370＋650)/(370＋150＋130＋650)×100%≈78.46%

$$Kappa=\frac{1300\times(370+650)-(520\times 500+780\times 800)}{1300^2-(520\times 500+700\times 800)}\approx 0.5484$$

Kappa 值的取值范围为－1～＋1。若 Kappa＝－1，表明两次结果完全不一致；若 Kappa＜0，表明两次结果的符合率小于机遇一致率；若 Kappa＝0，表示符合率等于机遇一致率，两结果一致完全是由机遇所致；若 Kappa＞0，表明符合率大于机遇一致率；若 Kappa＝1，说明两结果完全一致。一般认为，Kappa ≤0.40为一致性差；在 0.40～0.75 为中、高度一致；Kappa≥0.75 为一致性极好。

试验可靠性的影响因素主要有：

(1)试验方法、仪器设备以及试验条件：重复测量时，试验方法本身，测量仪器设备，不同厂家、同一厂家生产的不同批号的试剂的纯度、有效成分含量、试剂的稳定性等均可能引起测量误差。

(2)研究对象的生物学变异：包括不同研究对象之间的变异和同一研究对象内部变异。由于个体生物周期等生物学差异，使得即使同一研究对象在不同时间获得的测定结果都可能有所波动。

(3)观察者的测量变异：包括观察者间变异和观察者内变异。不同测量者之间、同一测量者在不同时间的技术水平不一，认真程度不同，生物学感觉差异等均可能导致重复测量的结果发生波动。

因此，对试验方法标准化（如采用统一的试验条件和观察方法，相同的判断标准），确定同质的研究对象，进行观察者的统一培训等可提高一项试验方法的可靠性。

三、连续性测量指标的阳性截断值确定

诊断试验的原始测量结果往往是连续性计量指标，因此，需要确定试验阳性/阴性结果的判定标准——截断值（cut-off）。假定测量值在患者中升高，H 为患者的最小值，X 为非患者的最大值。病例组和非病例组测量值分布可能呈现三种状态：①独立双峰分布[图 8-2(a)]；②部分重叠双峰分布[图 8-2(b)]；③单峰连续分布[图 8-2(c)]。

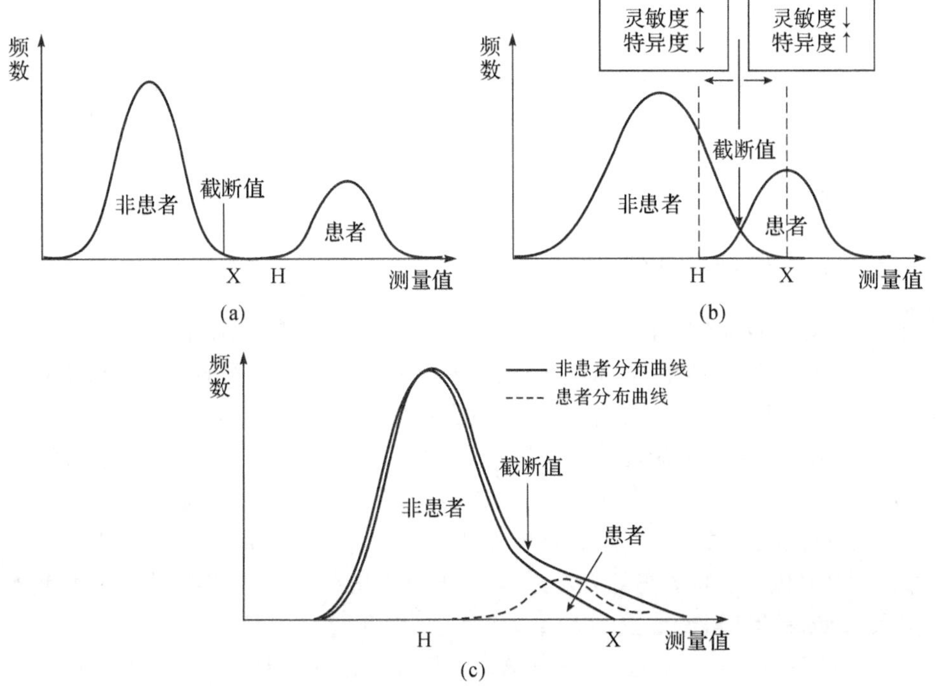

图 8-2　患者与非患者的测量值分布类型

1. 独立双峰分布[图 8-2(a)]

在总人群中,患者与非患者的测量值分布呈独立双峰型,分布曲线完全无重叠。将截断值选在非患者的最大值与患者的最小值之间,试验方法的灵敏度和特异度均可达 100 %。

2. 部分重叠双峰分布[图 8-2(b)]

在总人群中,患者与非患者的测量值分布呈双峰型,但患者和非患者的分布曲线有小部分重叠。绝大部分的临床测量指标分布是这种情况,例如,血糖值在糖尿病与非糖尿病患者之间,血压值在高血压与非高血压患者之间,都是这种情况。此时,在病例组最小值 H 和非病例组最大值 X 之间既有患者又有非患者,形成一个重叠区。如果将患者与非患者的截断值定在病例组最小值 H 处,固然不会漏掉患者,但较多的非患者会被误诊到病例组中,出现假阳性;如果将截断值定在非病例组最大值 X 处,则会漏诊相当部分的患者。在 H 和 X 两点间,灵敏度和特异度是矛盾的,当诊断点向右移时,特异度升高,灵敏度降低;反之,当诊断点向左移时,灵敏度升高,特异度降低。在临床实践中,常需结合具体情况,综合选择最佳的截断值,最终选在何处,可从以下几方面进行考虑:①如疾病的预后差,漏诊患者可能带来严重后果,且对于试验阳性者后续能跟进更为精确的诊断检查并有可靠的治疗方法,尤其是争取早期治疗可以获得更好治疗效果的疾病,则截断值应向病例组最小值 H 处移动,以提高灵敏度,尽可能多地识别患者。②如对于试验阳性者缺乏更为精确的诊断检查、理想的治疗方法,则截断值应向非病例组最大值 X 处移动,以提高特异度,尽可能将非患者正确鉴别出来。③如试验阳性、阴性同等重要,期望最大程度避免漏诊和误诊,则需综合考虑灵敏度和特异度,努力使灵敏度和特异度之和即正确指数达到最大值水平,相应的截断值就是非患者与患者的分布曲线交界点。实际工作中一般采用受试者工作特征曲线(receiver operator characteristic curve,ROC)来确定此最佳截断值点,详见后述。

3. 单峰连续分布[图 8-2(c)]

在总人群中,患者与非患者的测量值分布呈单峰型,患者和非患者的分布相互交错,区分度差,此时无论截断值如何选取都可能有较大的误判率。这类指标不适合用于临床诊断,通常用作疾病初筛,截断值可选择图形中的拐点,此时尽管误诊率较高,但可尽量避免漏诊。如果患者的测量值完全包含于非患者的范围内且分布较宽,则既不适用于临床诊断,也不适用于疾病筛检。

四、受试者工作特征曲线

如前所述,如果诊断试验的测量值为连续性指标,在患者与非患者中的分布呈小部分重叠的双峰型,如图 8-2(b)所示,在重叠区域,不同的截断值对应不同的灵敏度和特异度组合,其中,患者最小值 H 处对应灵敏度 100%,非患者最大值 X 处对应特异度 100%。以一项诊断试验不同截断值对应的灵敏度为纵坐标,假阳性率(1－特异度)为横坐标绘制所得的曲线就是受试者工作特征曲线,即 ROC 曲线。该曲线绘制简单、直观、图形化,可直观反映试验灵敏度和特异度之间的关系。对于某试验方法,ROC 曲线中最接近左上角[图 8-3(a)中 A 点]的那一点是灵敏度和特异度综合考虑最优,即正确指数最大点,将其作为诊断截断值,可以最大限度避免漏诊和误诊。

ROC 曲线下面积(area under curve,AUC)可反映诊断试验的准确性,AUC 越大,越接近于 1.0,诊断结果的准确性越高;AUC 越接近 0.5,诊断结果的准确性越低;当 AUC 等于

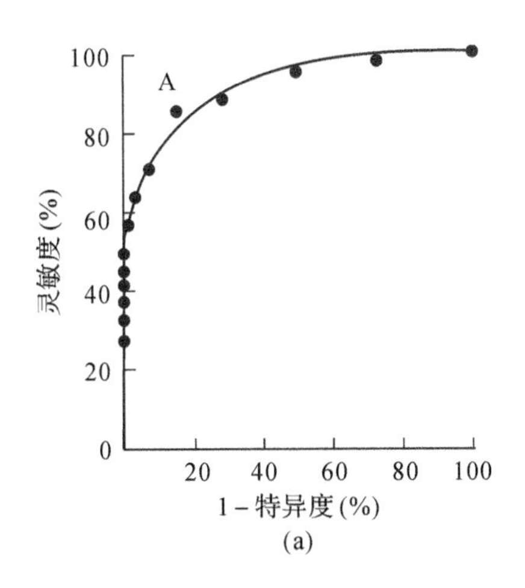

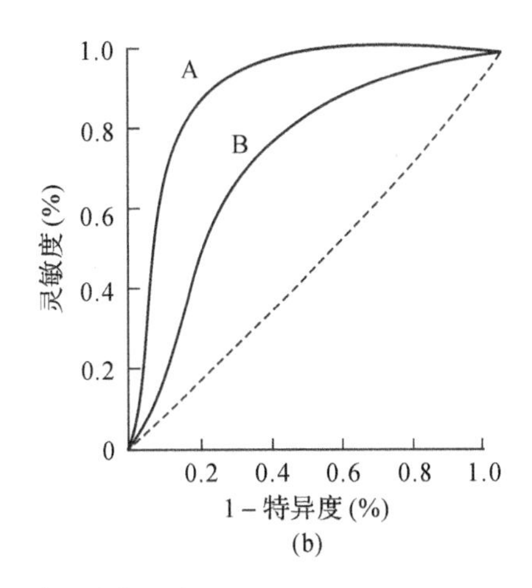

图 8-3　受试者工作特征曲线示意

0.5 时，该试验没有诊断价值。AUC 还可用来直接比较两项或两项以上试验方法的优劣。如图 8-3(b)所示，A 方法的 AUC 明显大于 B 方法，表明 A 方法的诊断结果准确性更高。然而，AUC 虽然对诊断结果的准确程度有较高的鉴别能力，但也存在一定的局限性。其临床意义不明确。例如，AUC 是 0.8 时相应的实际临床意义很难界定，两项试验的 AUC 差值的临床意义则更加模糊。近年，又有学者提出重分类改善指标(net reclassification improvement，NRI)和综合判别改善指数(integrated discrimination improvement，IDI)作为更为直观、准确的两项试验方法优劣的比较指标。其中，NRI 定量地表示一项试验在某界值下的诊断准确率比另一项试验准确率的提高程度，易于理解，也易计算。但 NRI 只能考查试验方法选定某界值时的情况，不能考查试验方法的整体改善情况。IDI 则弥补了 NRI 的该项缺陷，它分别考虑了不同界值时试验方法的改善情况，可以代表试验方法的整体改善情况。因此，NRI 和 IDI 的应用解决了定量地比较两项试验方法诊断效能的问题。

五、诊断试验评价有关指标的统计分析

诊断试验研究是基于样本的研究，所得的灵敏度、特异度、正确指数、ROC 曲线下面积均为样本的观察值，由于存在抽样误差，从样本值到总体值，需要进行统计学推断，这些指标的统计学推断计算公式可参见表 8-5。

表 8-5　诊断试验常用指标的总体参数估计

样本指标	标准误	可信区间
灵敏度(Se)	$S_{Se}=\sqrt{ac(a+c)^3}$	$S_{Se}\pm Z_{1-\alpha/2}S_{Se}$
特异度(Sp)	$S_{Sp}=\sqrt{bd(b+d)^3}$	$S_{Sp}\pm Z_{1-\alpha/2}S_{Sp}$
正确指数(YI)	$S_{YI}=\sqrt{\frac{ac}{(a+c)^3}+\frac{bd}{(b+d)^3}}$	$YI\pm Z_{1-\alpha/2}S_{YI}$

同时，两项诊断试验指标的比较也需要进行统计学假设检验。以正确指数(YI)为例，无效假设 H_0 就是两试验该指标没有差异。首先，利用式(8-14)计算两试验的合并标准误，而后利用式(8-15)计算效应 Z 值，Z 值服从标准正态分布，显著性检验界值可由 Z 分布界值表查询获得。

$$S_{YI合并}=\sqrt{S_{YI1}^2+S_{YI2}^2} \tag{8-14}$$

$$Z=\frac{|YI_1-YI_2|}{S_{YI合并}} \tag{8-15}$$

【例 8-3】 分别应用血清铁蛋白(SF)和血清原卟啉(ZPP)检测对缺铁性贫血进行临床诊断。以骨髓涂片染色检查作为铁缺乏症诊断的金标准，选择通过骨髓涂片染色检查确诊为缺铁性贫血对象 50 例，非缺铁性贫血对象 78 例，两试验测定结果如表 8-6 所示，试比较两试验的正确指数的优劣。

表 8-6 血清铁蛋白和血清原卟啉法对缺铁性贫血的诊断结果

诊断试验		金标准		合计
		缺铁	非缺铁	
SF 法	<30	47	3	50
	≥30	3	75	78
ZPP 法	≥14	28	10	38
	<14	22	68	90
合计		50	78	128

SF 法：灵敏度＝(47/50)×100%＝94.00%

特异度＝(75/78)×100%≈96.15%

正确指数＝0.94＋0.9615－1＝0.9015

ZPP 法：灵敏度＝(28/50)×100%＝56.00%

特异度＝(68/78)×100%≈87.18%

正确指数＝0.56＋0.8718－1＝0.4318

H_0：SF 法的总体正确指数与 ZPP 法相同。

$\alpha=0.05$，并根据公式计算如下：

SF 法的正确指数方差：$S_{YI1}^2=\frac{47\times75}{(47+75)^3}+\frac{3\times3}{(3+3)^3}\approx0.043608$

同理得 ZPP 法的方差：$S_{YI2}^2\approx0.008866$

$$S_{YI合并}=\sqrt{S_{YI1}^2+S_{YI2}^2}=\sqrt{0.043608+0.008866}\approx0.23$$

$$Z=\frac{|YI_1-YI_2|}{S_{YI合并}}=\frac{|0.9015-0.4318|}{0.23}\approx2.04$$

查 Z 分布界值表得 $Z_{1-0.05/2}=1.96$，所得 Z 值大于该界值，$P<0.05$，按 $\alpha=0.05$ 水准拒绝 H_0，即 SF 法与 ZPP 法总体正确指数不同，结合具体数值可知，SF 法更优。

第三节 诊断试验的临床应用

一、临床参考值的确定

参考值是指正常人在解剖、生理、生化等方面相应指标的水平或其对某种试验的反应值。在临床实践中，确定参考值的方法主要有三种。

(一)统计学方法

以一定样本量的正常人为研究对象，测定某项指标，制定频数分布表。采用统计学方法，通常以包含 95%正常人群的水平为参考值范围。①正态分布法：当测量值符合正态分布时，可按正态分布规律确定参考值范围。如果指标过高或过低都不正常，则采用 $\overline{x}\pm Z_{1-\alpha/2}S$ 估测其双侧正常值范围；如果指标过高为异常，则采用 $\overline{x}+Z_{1-\alpha}S$ 估测其最大正常值，超过它即为异常；如果指标过低为异常，则采用 $\overline{x}-Z_{1-\alpha/2}S$ 估测其最小正常值，小于它即为异常($\overline{x}$

为均数，S 为标准差，$Z_{1-\alpha/2}$ 或 $Z_{1-\alpha}$ 为第一类错误概率 α 对应的 Z 界值，以 95%参考值范围为例，$Z_{1-\alpha/2}=1.96$，$Z_{1-\alpha}=1.64$）。②百分位数(percentile)法：当测量值呈明显偏态分布或分布特征不明时，可采用百分位数法确定参考值范围。以 95%参考值范围为例，如果指标过高或过低都不正常，则采用 $P_{2.5}$ 和 $P_{97.5}$ 估测其双侧正常值范围；如果指标过高为异常，则采用 P_{95} 估测其最大正常值，超过它即为异常；如果指标过低为异常，则采用 P_5 估测其最小正常值，小于它即为异常。

（二）ROC 曲线法

对于针对某指标的某种试验检查，以 ROC 曲线中左上方的拐点为界值，可以使灵敏度和特异度总和达到最优，也就是患者和非患者被错误识别的总概率最小。该方法是临床上确定诊断试验界值的常用方法。实际应用 ROC 曲线法时，界值的确定应在尽量靠近左上方拐点的条件下，与具体的研究目的相结合后判定。

（三）临床判断法

在临床实践中，某指标达到什么水平才需要治疗，常根据该指标在不同水平下发生疾病或并发症的危险度，或临床预后状况，以及当前社会可接受的程度来确定参考值范围。例如，随着对高血压危害认识的不断深入，世界卫生组织曾在不同时期多次对高血压的诊断标准予以修订，1978 年修订的诊断标准是收缩压≥160mmHg 和/或舒张压≥95mmHg，1998 年修订为收缩压≥140mmHg 和/或舒张压≥90mmHg。后来欧洲、美国、日本等国家（地区）都曾对高血压诊断标准进行修订。这些界值标准的修订是在长期的医学实践中观察疾病进展、并发症发生及预后等情况的基础上进行的。然而，结合临床实践标准的修订必须谨慎进行，因为一项标准的改变，会涉及大量的患者/非患者的重新诊断和定义，与之伴随的是医疗资源需求的改变。

二、预测值

如试验结果阳性，其真正有病的可能性是多少？如试验结果阴性，其确定无病的概率又是多少？这是试验实际临床应用价值的问题。

当诊断试验应用于临床实践时，开展试验检查的对象并没有金标准诊断的结果。因此，需要在已知试验结果阳性或阴性的条件下，估计患有或未患有疾病的概率有多大，这就是预测值，根据试验结果的阳性与阴性，分为阳性预测值和阴性预测值。

1. 阳性预测值

阳性预测值(positive predicative value，PPV)是指诊断试验结果为阳性的对象中真正患目标疾病的可能性。阳性预测值越大，阳性结果对疾病诊断的价值越高。其直接的计算公式为：

$$\text{阳性预测值}=\frac{\text{真阳性数}}{\text{真阳性数}+\text{假阳性数}}\times 100\%=\frac{A}{A+B}\times 100\% \tag{8-16}$$

2. 阴性预测值

阴性预测值(negative predicative value，NPV)是指诊断试验结果为阴性的对象中真正未患目标疾病的可能性。阴性预测值越大，阴性结果对排除疾病诊断的价值越高。其直接的计算公式为：

$$\text{阴性预测值}=\frac{\text{真阴性数}}{\text{真阴性数}+\text{假阴性数}}\times 100\%=\frac{D}{C+D}\times 100\% \tag{8-17}$$

采用灵敏度、特异度、患病率估算阳性预测值、阴性预测值的计算公式如下：

$$阳性预测值=\frac{灵敏度\times 患病率}{灵敏度\times 患病率+(1-特异度)\times(1-患病率)}\times 100\% \quad (8\text{-}18)$$

$$阴性预测值=\frac{特异度\times(1-患病率)}{特异度\times(1-患病率)+(1-灵敏度)\times 患病率}\times 100\% \quad (8\text{-}19)$$

阳性预测值和阴性预测值都不仅与试验方法本身的灵敏度、特异度有关，也与受检人群的患病率有关。灵敏度越高，阴性预测值越高；特异度越高，阳性预测值越高；患病率越高，阳性预测值越高，阴性预测值越低。

在患病率固定不变的条件下，特异度的改变对阳性预测值的影响比灵敏度的改变对其影响更大。例如，当患病率为2%时，不同灵敏度、特异度的改变对阳性预测值的影响如表8-7所示。由表8-7可知，当特异度为95%、灵敏度由50%升高到99%时，阳性预测值由17%升高到28.8%；当灵敏度为95%、特异度由50%升高到99%时，阳性预测值由3.7%升高到66%。同理，可发现在患病率固定不变的条件下，灵敏度的改变对阴性预测值的影响比特异度的改变对其影响更大。

表8-7　患病率为2%时不同灵敏度、特异度对阳性预测值的影响

特异度(%)	灵敏度(%)						
	50	60	70	80	90	95	99
50	2.0	2.4	2.8	3.2	3.5	3.7	3.9
60	2.5	3.0	3.4	3.9	4.4	4.6	4.8
70	3.3	3.9	4.5	5.2	5.8	6.1	6.3
80	4.8	5.8	6.7	7.6	8.4	8.8	9.2
90	9.2	10.9	12.5	14.0	15.5	16.2	16.8
95	17.0	19.7	22.2	24.6	26.9	27.9	28.8
99	50.5	55.0	58.8	62.0	64.7	66.0	66.9

二维码8-2
延伸阅读

患病率对预测值的影响更大。受检对象的患病率越低，试验阳性预测值越低，阴性预测值越高；反之，患病率越高，阳性预测值越高，阴性预测值越低。如表8-8所示，假设有一试验方法，灵敏度为99%，特异度为95%，分别对患病率为1%、2%和10%的人群进行检查，人群的阳性预测值将分别为16.67%、28.99%和68.75%。因此，阳性预测值与被检人群的预期患病率呈正相关。

表8-8　灵敏度为99%、特异度为95%的试验在不同患病率人群的阳性预测值

	患病率		
	1%	2%	10%
试验人数	1000	1000	1000
确实有病人数	10	20	100
确实无病人数	990	980	900
试验真阳性人数	10(9.9)	20(19.8)	99
试验假阳性人数	50(49.5)	49	45
总阳性人数	60	69	144
阳性预测值	10/60×100% ≈16.67%	20/69×100% ≈28.99%	99/144×100% ≈68.75%

三、提高试验效率的方法

(一)选择合适的方法和指标

有多个诊断试验方法备选时，在综合考虑其安全性、简便快捷性、创伤性、费用投入等问题的基础上，尽量选择客观的高灵敏度试验方法和指标。

(二)选择患病率高的人群

在临床上，可通过以下方法选择患病率高的人群：设立专科门诊使同类病患集中就诊于相应科室；通过各级医院逐级转诊使同类病患集中就诊；选择在家族史、年龄、肥胖等因素方面具有高危人群特征的就诊人群；选择在症状、体征、病史方面具有特殊表现的就诊人群。

(三)联合试验

如果单一试验的灵敏度或特异度不能满足要求，可以同时采用两种或两种以上的试验检查，即联合试验，以提高整个检查的灵敏度或特异度。联合试验方式有两种：平行试验和系列试验。

1. 平行试验

平行试验即并联试验(parallel test)，指同时开展 2 项或 2 项以上试验检查，只要有一个试验结果阳性，联合试验的最终结果即判为阳性。该法可以提高灵敏度，却降低了特异度，即漏诊率减少、误诊率增加。在临床工作中，当某病的单一试验检查无法满足灵敏度要求且特异度能有保证时，可采用此联合策略(表 8-9)。

表 8-9　联合试验结果判断

试验 A 结果	试验 B 结果	并联试验	串联试验
+	+	+	+
+	−	+	−
−	+	+	−
−	−	−	−

2. 系列试验

系列试验即串联试验(serial test)，指依次开展 2 项或 2 项以上试验检查，只有每项试验结果均为阳性，联合试验的最终结果才判为阳性。该法可以提高特异度，却降低了灵敏度，即误诊率减少、漏诊率增加。在临床工作中，当某病的单一试验检查无法满足特异度要求且灵敏度能有保证时，可采用此联合策略(表 8-9)。

对于联合试验的评价，应该按联合策略把独立的单个诊断试验结果合并整理为上述整个联合试验评价的四格表形式，进而对联合试验的真实性、可靠性等方面作出合理的评价。

【例 8-4】　以尿糖和血糖试验诊断糖尿病为例，试验数据如表 8-10 所示，分别计算单独尿糖试验、单独血糖试验、尿糖与血糖试验并联、尿糖与血糖试验串联的灵敏度和特异度，如表 8-11 所示。

表 8-10 血糖与尿糖试验联合诊断糖尿病

试验结果		糖尿病患者	非糖尿病患者
尿糖	血糖		
+	−	14	10
−	+	33	11
+	+	117	21
−	−	35	7599
合计		199	7641

表 8-11 尿糖、血糖试验单独及不同策略联合试验的灵敏度和特异度

方法	灵敏度(%)	特异度(%)
血糖	75.38	99.58
尿糖	65.83	99.59
并联	82.41	99.45
串联	58.79	99.73

四、诊断试验评价中常见的偏倚

诊断试验中常见的偏倚有选择偏倚、错分偏倚和测量偏倚等。

1.选择偏倚

当试验中纳入的病例组和非病例组不能完全代表目标临床应用人群时，就会发生选择偏倚。例如，前文已述，病例组应包括患有目标疾病的各种临床类型的病例，如不同病情程度的、不同病程的、典型和不典型的、有并发症和无并发症的、治疗过的与未治疗过的各型病例；非病例组应是经金标准确定未患目标疾病的个体，不仅包括正常人，也包括其他疾病的病例，尤其是与该疾病易混淆而在临床上需要鉴别诊断的疾病病例。如果开展的诊断试验研究纳入的对象在上述代表性方面有任何缺失，都有可能导致选择偏倚的发生。而若诊断试验只在病例组对象中进行，而缺乏非该病人群的对照结果，研究结果就完全没有代表性。

2.错分偏倚

以下情况都有可能发生错分偏倚：①对非病例组对象进行疾病的鉴别诊断时没有采用金标准。错分偏倚常见于金标准检查的施行会使受检对象产生一定的不适感或可能发生不良反应，进而引发医德和伦理学问题的情境下。例如，肝癌的诊断试验研究，对纳入的肝硬化病例没有进行病理组织学检查，而只单纯依靠非侵入性的影像学检查，肝硬化病例中有可能混入未发现的肝癌病例。②金标准选择不当造成参考试验偏倚。由于金标准对病例组和非病例组的确定不准确造成了错分，即将有病者判为无病者，而将无病者判为有病者，将会影响诊断试验评价结果的准确性。任何一个金标准只是在特定历史条件下医学发展的产物，只是开展试验时公认的诊断相应疾病最可靠、准确的方法，其真实性是相对的，过去可能是金标准的检查，现在不一定是。以发展的眼光慎重选择金标准是提高诊断试验研究与评价质量的关键。

二维码 8-3
延伸阅读

3.测量偏倚

观察者技术水平差异、测量方法不统一、仪器设备不准确、不同批次的试剂差异都可能导致发生测量偏倚。因此，要加强质量控制，如对观察人员进行统一培训，使用同一台仪器进行标准化，尽量使用同一批次试剂，对试剂的用量和纯度作统一规定等。

小　结

任何一项诊断试验在临床实际应用前，都必须充分评价其诊断价值。开展一项诊断试验评价研究，其步骤包括确定金标准、选择研究对象、估算样本量、同步盲法评价、试验结果整理等。评价包括真实性评价与可靠性评价，前者采用灵敏度与假阴性率、特异度与假阳性率、正确指数和似然比等指标；后者采用标准差、变异系数、相关系数、一致率和Kappa值等指标。受试者工作特征曲线（即ROC曲线）可用于确定最佳诊断界值和比较两种以上诊断试验方法的优劣。在临床实践中，临床参考值的确定可采用统计学方法、ROC曲线法和临床判断法等。从诊断试验结果出发考虑受检人群患病/不患病的可能性时，可采用阳性预测值与阴性预测值，它们不仅受试验本身灵敏度和特异度的影响，也与受检人群的患病率有关。提高试验效率的方法包括选择合适的方法和指标、选择患病率高的人群、采用并联或串联试验等。

思考题

二维码 8-4
讨论文献

二维码 8-5
测验题

1. 试述诊断试验和筛检试验的定义、联系与区别。
2. 简述实施一项诊断试验评价的基本过程。
3. 试述诊断试验真实性评价的指标及含义。
4. 试述提高诊断试验效率的策略与方法。
5. 请结合自己的专业方向，设计一项诊断试验研究，并拟订研究计划。

（金明娟编，贾存显审）

二维码 9-1
教学 PPT

第九章　疾病预后研究

预后(prognosis)是疾病发生后,对将来发生的各种后果进行预测或事先估计。疾病预后研究包括对疾病各种结局发生的概率以及影响疾病预后的因素的研究。疾病预后研究常用的指标包括生存率、治愈率、复发率、死亡率和生存时间等。疾病预后研究的设计方案包括描述性研究、分析性研究和实验性研究,其中最常用的是队列研究。预后研究常用的统计分析方法是生存分析,其中 Cox 比例风险模型最为常用。本章主要介绍疾病预后的基本概念、常用的评价指标、研究的设计方案以及生存分析。

第一节　概　述

一、疾病自然史

在研究疾病的预后之前,应先了解疾病的自然史(natural history)。疾病的自然史是指没有任何医学干预的情况下,疾病自然发生、发展至最终结局所经历的过程。根据疾病自然史大致可以将疾病的进展分为易感期、临床前期、临床期和结局四个阶段。

(1)易感期即生物学发展期,是指病原体或者致病因素作用于人体引起的有关脏器的生物学反应,发生较为复杂的病理生理学改变。

(2)临床前期是指疾病开始到出现临床症状或体征的时期。在该时期,病理学改变或功能改变逐渐加重,但是患者并没有出现不良的症状或体格特征的变化,往往处于亚健康状态,如果用灵敏度高的检查方法可以早期发现患病情况。如传染病潜伏期时会发现白细胞增多、检出病原微生物及其抗体等。

(3)临床期是指患者病变的脏器损害进一步加重,出现了形态学改变和功能障碍,出现了较为典型的不良症状、异常体征和实验室检查结果异常,从而被临床医生诊断并治疗。

(4)结局是指疾病经过上述的发展变化过程最终出现了结局,如治愈、死亡、伤残和复发等。

每一种疾病的发生、发展都要经历这几个阶段,但不同类型疾病的自然史所经历的时间差别较大,有的疾病自然史较为简单,阶段清楚,如急性传染病或感染性疾病可以在几天内痊愈或死亡;而有的疾病自然史较复杂,如高血压等慢性病的自然史较长,有的可以长达数十年之久,变化多,结局较为复杂。研究疾病的自然史是认识疾病的基础,有助于了解临床干预措施的效果。

二、疾病预后的概念

疾病预后是指疾病发生之后,对其未来出现的各种结局(治愈、好转、复发、恶化、并发症发生、伤残和死亡等）和概率进行预测。在临床上，疾病预后是指个体在发生疾病后，根据其临床和其他特征预测在特定时间范围内发生某种结局的概率或风险。疾病预后研究通常需要较大的样本量，一般以概率形式表示，如生存率、治愈率和复发率等。

疾病预后研究的意义主要有以下几个方面：

（1）了解各种疾病的发生、发展的规律性以及判断各种不同结局发生的概率。有的疾病是自愈性疾病，可以帮助临床医生做出正确的治疗决策。

（2）研究影响疾病预后的各种因素，有助于干预并改善疾病的预后，提高临床治疗水平。

（3）评价治疗措施的效果。在临床治疗过程中，同一种疾病的治疗方法可能有多种，哪一种的治疗效果更好，需要通过预后研究来回答这一问题。

三、影响疾病预后的因素

（一）预后因素的定义

预后因素（prognostic factor）是指影响疾病结局的一切因素，强调患者具有某些因素，其在病程中可能会伴有某种结局的发生。同一种疾病的预后可以不同，有的患者可以痊愈或生存期较长，预后较好，有的患者可能发生致残或死亡，预后较差，这主要是因为在疾病的发生发展过程中不同患者受各种因素的影响不同。预后因素是多种多样的，可以影响疾病的全过程。因此，一个临床医生必须对患者的全过程作细微的观察和详细的记录，以便发现影响结局的各种因素。

（二）预后因素常见种类

影响预后的因素复杂多样，主要包括以下几个方面：

1. 早期诊断和早期治疗疾病

能否早期诊断及早期合理治疗，对疾病的预后影响非常大。对于各种恶性肿瘤，越能早期发现、早期治疗，预后就越好。若未能早期发现并已经出现多处转移，则已失去了手术治疗的机会，预后就差。

2. 疾病本身特征

疾病本身特征主要包括疾病的病情、病程、病期、临床类型、是否有合并症等多方面。无论是传染病还是非传染病，疾病本身的特征对预后的影响都是很大的。例如，艾滋病病毒感染患者，病毒载量大、CD4 水平低、伴有并发症的患者预后很差。同样，恶性肿瘤的生长部位、组织类型、有无淋巴结转移以及转移的程度，心肌梗死患者的梗死部位、梗死范围、有无休克及心律不齐等对疾病预后影响较大。在临床上，许多医生很关注疾病本身特征对预后的影响，但除了疾病本身特征外，还存在其他重要的因素。

3. 患者的机体状况

患者的机体状况主要包括体重、营养状况、精神心理状况、内分泌及免疫系统状况等。机体状况对预后的影响很明显，如癌症患者，不管接受放疗还是化疗，身体素质差、营养状况不良者很难耐受达到治疗效果的剂量，从而无法控制病情的发展，导致预后不良，而身体素质好的患者可以比较从容地接受正规的放疗和化疗，病情得以控制，甚至达到治愈的效果。精神心理状态对疾病的预后影响也十分突出，如对于肺癌患者，性格开朗者和心胸狭窄者的预后会完全不同。

4. 医疗条件

不同级别医院的差别主要是医疗条件的差别，而医疗条件直接影响疾病的预后。同样的一种疾病，在不同医疗条件的医院，预后可能是不同的。例如，一位重症感染患者，在医疗条件差的医院可能只有凭借临床经验选择抗生素，治疗的效果可能不佳，而在医疗条件好的医院，则可以结合细菌培养、药物敏感性试验合理地选择抗生素，往往会获得较好的疗效。需要注意的是，不同级别医院的患者疾病的严重程度可能不同，医疗条件好的医院某种疾病的预后不一定优于医疗条件差的医院。再者，医生的治疗水平对疾病预后的影响较大，在临床上，医生如果能选择合理的治疗方案，往往能获得较好的预后。

5. 患者、医护人员的依从性

患者及医护人员的依从性也是影响疾病预后的重要因素。依从性是指医护人员、患者对医嘱的执行程度。

6. 其他预后因素

除了以上预后因素之外，其他影响预后的因素包括医疗保健体制、社会家庭支持等。

（三）预后因素与危险因素

预后因素与危险因素在应用和意义方面有一定的区别。

危险因素（risk factor）是指能够增加疾病发生概率的任何因素，主要指在一般人群中由于暴露于某种或某些因素而使疾病发生的可能性增加，即以疾病的发生作为结局事件。

预后因素是强调在已患病的情况下，有哪些因素会影响疾病的结局，如果患者具有某种或某些影响因素，其病情发展过程中出现某种结局的概率就会改变。

对于同一种疾病而言，有时同一个因素可以是该病的危险因素，又可能是该病的预后因素。例如，年龄与急性心肌梗死的发生及预后均有关系，随着年龄的增加发生心肌梗死的危险增加，预后也不佳。在大多数情况下，同一种疾病的危险因素和预后因素差别较大，甚至有时同一因素在某病发生及预后的作用上是相矛盾的。例如，血压的高低意义正好相反，即低血压可以降低心肌梗死的发生危险，但如果患者正处于急性心肌梗死期间，血压低是一个不良的征兆，预后较差；而性别（男性）、吸烟史、血清胆固醇水平偏高是急性心肌梗死发作的危险因素，而与预后并无关系。

四、预后评价常用的指标

（一）疾病预后研究的常用指标

在临床研究中，评价疾病预后的指标较多，往往采用某种结局事件的发生率评价疾病的预后。传染病一般出现两种结局，即恢复或死亡，而多数慢性病可出现治愈、好转、复发、迁延、恶化和死亡等多种结局。因此，评价结局事件的指标包括正性指标（如治愈率、好转率、生存率等）、负性指标（如死亡率、病死率、复发率、致残率等）。此外，也可以采用生存质量、病情变化指标来评价，如血压或血糖的变化、病灶的变化等。应根据疾病的严重程度、变化速度和可能获得的样本量等来选择合适的评价指标。

1. 病死率

病死率（fatality rate）是指在所有患有该病的患者中，特定观察时间内，死于该病的患者所占的比例。

$$病死率=\frac{某时期死于该病的患者人数}{同时期患该病的患者总人数}\times 100\% \tag{9-1}$$

该指标适用于短时间内可以发生死亡的疾病，如各种急性传染病、中毒、脑卒中、心肌梗死、迅速致死的癌症等疾病。

2. 复发率

复发率(recurrence rate)是指疾病经过一段时间的缓解或痊愈的患者中，又重新发病的患者所占的比例。

$$复发率=\frac{某病复发患者的人数}{接受治疗后缓解或痊愈患者总人数}\times 100\% \tag{9-2}$$

该指标一般用于病程较长、具有缓解或痊愈可能的疾病，如结核病复发、癌症复发、心脑血管疾病复发等。复发率不适用于没有可能缓解或痊愈的疾病，如糖尿病、高血压等疾病。

3. 致残率

致残率(disability rate)是指肢体或器官功能丧失者所占观察患者总数的比例。

$$致残率=\frac{致残患者人数}{接受观察患者总数}\times 100\% \tag{9-3}$$

该指标主要用于具有致残作用疾病的预后评价，致残率多用于病程长、病死率低、病情严重且极难治愈的疾病。

4. 治愈率

治愈率(cure rate)是指经过治疗后痊愈患者占该病接受治疗患者总数的比例。

$$治愈率=\frac{治愈的患者人数}{该病接受治疗患者总数}\times 100\% \tag{9-4}$$

5. 缓解率

缓解率(remission rate)是指某种疾病患者经过某种治疗后，病情得到缓解的患者人数占治疗总人数的比例。

$$缓解率=\frac{治疗后病情缓解的患者人数}{该病接受治疗患者人数}\times 100\% \tag{9-5}$$

6. 生存率

生存率(survival rate)是指接受某种治疗的患者或患某病的患者，经历各时间段后仍然存活的概率，一般生存率随着时间的延长而降低。生存率的计算分为两种情况：没有删失数据时，可直接用以下公式计算：

$$生存率\ S(t)=\frac{t\ 时刻仍然存活的患者人数}{接受观察的患者人数}\times 100\% \tag{9-6}$$

存在删失数据时，应分时间段计算生存概率。假定观察对象在各个时间段的生存事件独立，应用概率乘法原理将各时间段的生存概率相乘得到生存率，计算公式如下：

$$S(t)=p_1\times p_2\cdots p_i\cdots p_k=S(t_{k-1})\times p_k \tag{9-7}$$

式(9-7)中，$p_i(i=1,2,3,\cdots,k)$为各时段的生存概率。

7. 相对生存率

相对生存率(relative survival rate)是指患者的观察生存率 $S(t)$ 与一般人群的期望生存率 $S'(t)$ 之比，要求患者群体与计算期望生存率的一般人群在随访期初影响生存的因素(如性别、年龄、年代等)均相同。

$$相对生存率\ RS(t)=\frac{S(t)}{S'(t)}\times 100\% \tag{9-8}$$

(二)应用预后指标的注意事项

首先应根据疾病的特点选择指标，如病情的严重程度、病程的长短、主要的预后结局种类等。其次，要注意多选择客观、特异、明确、具有公认标准的指标，以保证研究的真实、可靠，并可以与其他同类研究进行比较。需要强调的是，在疾病预后研究中，要特别注意率所反映的信息，尽管用上述率的指标表示预后简明、易懂，但是这类指标也有不足之处，就是它所反映的信息不够充分。这类指标只能反映疾病在某个时间点的预后信息，不能反映该病整个预后的过程。

第二节　预后研究方法

与疾病的疗效评价和病因研究一样，临床上常用的研究设计方法均可以被用于疾病预后研究。根据不同的研究目的和可行性原则，采用不同的设计方法，如描述性研究（现况调查）、分析性研究（病例-对照研究和队列研究）、实验性研究（随机对照试验）等。需要强调的是，队列研究是疾病预后研究中最常用的设计方法。

一、描述性研究

描述性研究（descriptive study）是临床研究最基本的类型，是分析性研究和实验性研究的基础。描述性研究种类很多，很难规范化，缺乏严密的设计及规范的对照分析，因此，描述性研究不能直接检验假设，但通过对疾病、健康与各种因素的分布特征和频率进行描述，为进一步研究提供不可缺少的线索、思路和假设。

描述性研究是指利用常规监测记录或专门调查获得的数据资料（包括实验室检查结果），按照不同地区、不同时间及不同人群特征进行分组，描述人群中有关疾病或健康状态以及有关特征和暴露因素的分布情况，并通过比较获得病因线索，提出病因假设。描述性研究主要包括现况研究、生态学研究、纵向研究、病例报告、病例系列分析和个案研究等。利用描述性研究中的纵向研究，可以对确定的某组患者进行定期的随访，观察和比较不同时期的各种率的发生情况，如生存率、病死率、复发率等。不同的研究内容，纵向研究的随访间隔和方式不同，可以在预定的时间段内进行纵向调查，如半年或一年。在研究对象的文化素质允许的条件下，还可以要求研究对象以日记的形式，记录疾病的预后情况，以提供更全面而准确的资料。

二、分析性研究

(一)队列研究

队列研究（cohort study）是在“自然状态”下，根据某个暴露因素的分布情况进行分组，分为暴露组和非暴露组，然后随访观察一段时间，比较不同组间预后结局（治愈、复发、生存、死亡等）的差异，以评价暴露因素与研究疾病预后之间有无关联的分析性研究方法。例如，研究者为评价肺癌患者术后放、化疗的疗效，可采用队列研究设计，选择诊断明确、基线可比的肺癌术后患者为研究对象，可将术后接受放、化疗者作为暴露组，接受中药或者不接受其他任何治疗者作为非暴露组，随访观察一段时间，追踪比较两组的死亡情况，比较两组的生存率，以评价肺癌术后接受放、化疗患者的预后是否优于非暴露组。

队列研究属于观察性研究，而非实验性研究，因为队列研究是根据研究对象自然状态下的暴露因素分布情况分组的，没有随机分组，所得的结果论证强度弱于实验性研究。有关队列研究的具体内容可以参照本教材相关章节。

(二)病例-对照研究

病例-对照研究(case-control study)根据研究对象的患病状态进行分组，分为病例组和对照组，如可以将有死亡、恶化、并发症、复发等特征的患者作为病例组，而将无此类特征的患者作为对照组，然后比较两组患者过去所接受的治疗措施及人口学特征等方面的差异，从而找出影响不同预后措施的因素。同样，也可以用生存时间较短的患者作为病例组，以生存时间长的患者作为对照组，比较两组过去治疗措施的差异，以评价不同治疗措施的效果。传统的病例-对照研究可分为两种类型，即病例与对照不匹配、病例与对照匹配。

与队列研究一样，病例-对照研究也属于观察性研究，可根据患者的状态进行分组，分为病例组和对照组，再回顾调查治疗措施或其他因素的差异，因此它是一种从果到因的方法。有关病例-对照研究的具体内容可以参照本教材相关章节。

三、实验性研究

实验性研究(experimental study)是临床研究的重要方法之一，根据随机分配原则，将纳入的研究对象分配到试验组和对照组，分别接受不同的干预措施，通过一段时间的随访观察，然后评价试验组和对照组干预措施的效果。根据研究目的和研究对象的不同，实验性研究可分为临床试验、现场试验和社区试验。临床试验(clinical trial)是以患者为研究对象进行随机分组的方法，常用于评价药物或治疗方法的效果。现场试验(filed trial)是以自然人群作为研究对象，以个体为单位进行随机分组，常用于评价疾病预防措施的效果，例如，评价疫苗预防传染病的效果。社区试验(community trial)是以群体作为研究对象进行抽样、分组和干预，常用于评价某种预防措施的效果，例如，评价食盐加碘预防地方性甲状腺肿的效果，以居民区或村为单位进行分组，而非个人。

实验性研究中的随机对照试验(RCT)，通过随机分配、设立对照组和采用盲法的方法有效控制偏倚的影响，确保研究对象具有一定的代表性以及比较组间的均衡可比性，以科学地评价某种干预措施的效果。随机对照试验与队列研究有相同的特点，都属于前瞻性研究，都需要设立对照组。两者也有不同的地方，随机对照试验采用随机化分组方法分配干预措施到试验组和对照组，而队列研究中干预因素的选择和分组，是在自然状态下形成的。例如，欲采用随机对照试验评价放疗和化疗对胃癌生存率的影响，首先应该选择符合纳入标准的胃癌患者作为研究对象，然后采用随机化分组的方法，决定哪些人采用放疗，哪些人采用化疗，最后，随访观察两组患者的生存情况，比较和评价两组患者生存率的差别，得出哪种治疗方法最优的结论。由于随机对照试验遵循随机分配原则，比较组间潜在的混杂因素均衡可比，所得结论更可靠。

理论上预后研究最佳的设计方法是随机对照试验，但是其可行性比较差，所以预后研究最常用的研究方法是队列研究，包括回顾性队列研究和前瞻性队列研究，以后者为佳。研究设计方法不同,研究结果可以相差很大。例如,不同研究设计的溃疡性结肠炎癌变率可以从3%到10%不等,相差较大。预后研究若采用队列研究设计,需要注意以下事项:①预后研究的随访工作十分重要,要尽量随访到所有研究对象,失访率越低越好。一般失访率超过10%应引起注意,若超过20%,则对研究结果的影响较大,因为患者失访会造成疾病预后信息的丢失,影响预后结果的可靠性。可以通过加强对患者及其家属宣传、强调随访的重要性、建立健全的随访管理制度等措施减少失访。②随访期限视疾病病程而定,原则上要有足够长的随访期,以便能够观察到疾病的所有结局,包括一些罕见的不良反应等。③随访间隔时间的确定也要合理,以便能观察到各种变化情况。随访间期不同,结论可能不同。一般病程短的疾病,随访间隔时间可短一些,而对于病程长的疾病,随访间隔时间可以适当延长。④随访过程中各种结局的确定,要有明确的定义和诊断标准,在整个随访过程中不再变动。

第三节 生存分析

生存分析(survival analysis)是疾病预后研究的主要评价方法,它是将事件的结果和出现这一结果所经历的时间(随访时间)结合起来进行分析的一种方法。生存分析不仅考虑结局事件是否出现,也考虑结局事件出现的时间长短,因此该类方法能够更加准确地评价和比较预后结果。

一、生存分析的基本概念和特点

(一)基本概念

1. 起始事件和终点事件

事件可以分为起始事件和终点事件。起始事件是反映生存时间起始特征的事件,如疾病确诊、手术出院等。终点事件是反映治疗效果的特征事件,也称为死亡事件或者失效事件,终点事件并非一定是死亡,也可以是其他事件,如复发等。在生存分析中,一般将所研究疾病的终点事件作为分析的结局事件,而发生的其他事件则不能作为终点事件。

2. 生存时间

生存时间(survival time)常用字母 t 表示($t \geqslant 0$),是指任何两个有联系事件之间的时间间隔。狭义的生存时间,是指患者从发病到死亡所经历的时间跨度。广义的生存时间,指从某个起始事件到终点事件所经历的时间跨度,比如,急性白血病患者从治疗开始到复发所经历时间,冠心病患者两次发作之间的时间间隔,从戒烟开始到重新吸烟之间的时间间隔,都可以定义为生存时间。在临床研究中,生存时间单位可以根据具体情况而定,可以是年、月、周、日等。生存时间的分布通常呈偏态分布,如指数分布、Weibull 分布、对数 Logistic 分布等。

3. 删失数据或截尾数据

一般生存结局分为“死亡”与删失(censoring)两类,“死亡”是感兴趣的终点事件,其他出现的结局事件都归为删失或截尾。产生删失数据的原因有以下几方面:①患者失访,由于某些原因而失去联系,找不到患者,不知道感兴趣的事件何时发生或是否发生;②死于其他事件，如死于其他疾病或交通意外事故；③研究结束时，感兴趣的终点事件还未出现；④由于各种原因，患者中途退出。删失可以分为左删失、区间删失和右删失。左删失指只知道感兴趣的终点事件在目前知晓时间之前发生。右删失指只知道感兴趣的终点事件在目前知晓时间之后发生。区间删失是只知道感兴趣的终点事件在某一区间内发生。实际工作中右删失最为常见。在生存分析中，删失数据所占的比例不宜太大，且删失应该是随机发生的。

（二）特点

生存分析是利用统计学相关理论和方法探索研究因素与"事件时间"关联的问题。在研究某一因素与生存时间的关联时，该因素的取值可以是恒定不变的，也可以是变化的。一般在实际工作中，研究因素对结局变量的效应是不变化，此时生存分析方法较为简单。另外，若该因素对结局变量的效应是随时间变化而变化的，该因素被称为时依性协变量，此时需采用时依性协变量的生存分析模型。

二维码 9-2
延伸阅读

二、生存率计算方法

常用的生存率计算方法有三种：直接法、Kaplan-Meier 法和寿命表法。

（一）直接法

若资料中没有删失数据，一般可采用直接法计算生存率，计算方法详见本章第一节疾病预后研究常用的指标。

（二）Kaplan-Meier 法

Kaplan-Meier 法是由 Kaplan 和 Meier 于 1958 年提出来的，属于非参数法，也称为乘积极限法（product-limited method）。该方法适用于小样本和大样本，可充分利用删失数据，不需要对被估计的资料分布做任何的假定。下面采用实例说明估计生存率及其标准误，以及绘制生存曲线图的方法。

【例 9-1】 采用 A、B 两种治疗方法治疗白血病后的随访资料如表 9-1 所示，以月为单位，试计算生存率与标准误，结果如表 9-1 所示。

表 9-1　随访资料

A 治疗方法	1，2，5，8(2)，10^+，12，23^+，26(2)，30，37，41^+，43^+，57
B 治疗方法	1^+，3，14^+，18^+，25，28^+，31^+，35^+，40(2)，44，59，64，75，109

表 9-1 中有"＋"的数据表示删失数据，表示患者仍然存活，括号内为死亡数。

表 9-2 中第 1 栏为序号，第 2 栏为生存时间。首先将 A 治疗组生存时间从小到大进行排序，遇相同生存时间只排一个。生存时间 8 和 26 均有 2 个患者，但表中只列出 1 个。第 3～5 栏分别为死亡数、删失数和期初例数。第 6 和 7 栏分别为死亡概率和生存概率，其中死亡概率＝死亡数/期初例数，生存概率＝1－死亡概率。第 8 栏为生存率，根据公式(9-7)，生存率为当时时点以及以前各时点生存概率的乘积。第 9 栏为生存率的标准误，计算公式如下：

$$SE=S(t_i)\sqrt{\sum_{j=1}^{i}\frac{d_j}{n_j(n_j-d_i)}} \tag{9-9}$$

表 9-2 白血病患者用 A 法治疗后的生存率与标准误

序号 (i)(1)	生存时间 (t_i)(2)	死亡数 (d_i)(3)	删失数 (c_i)(4)	期初例数 (n_i)(5)	死亡概率 (q_i)(6)	生存概率 (p_i)(7)	生存率 ($S(t_i)$)(8)	标准误 (SE)(9)
1	1	1	0	15	0.0667	0.9333	0.9333	0.0644
2	2	1	0	14	0.0714	0.9286	0.8667	0.0878
3	5	1	0	13	0.0769	0.9230	0.7999	0.1033
4	8	2	0	12	0.1667	0.8333	0.6666	0.1217
5	10	0	1	10	0.0000	1.000	0.6666	0.1217
6	12	1	0	9	0.1111	0.8889	0.5925	0.1288
7	23	0	1	8	0.0000	1.0000	0.5925	0.1288
8	26	2	0	7	0.2857	0.7143	0.4232	0.1367
9	30	1	0	5	0.2000	0.8000	0.3386	0.1330
10	37	1	0	4	0.2500	0.7500	0.2540	0.1238
11	41	0	1	3	0.0000	1.0000	0.2540	0.1238
12	43	0	1	2	0.0000	1.0000	0.2540	0.1238
13	57	1	0	1	1.0000	0.0000	0.0000	0.0000

采用相同的计算方法计算用 B 法治疗后的生存率及其标准误，见表 9-3。

表 9-3 白血病患者用 B 法治疗后的生存率与标准误

序号 (1)	生存时间 (t_i)(2)	死亡数 (d_i)(3)	删失数 (c_i)(4)	期初例数 (n_i)(5)	死亡概率 (q_i)(6)	生存概率 (p_i)(7)	生存率 ($S(t_i)$)(8)	标准误 (SE)(9)
1	1	0	1	15	0.0000	1.0000	1.0000	0.0000
2	3	1	0	14	0.0714	0.9286	0.9286	0.0688
3	14	0	1	13	0.0000	1.0000	0.9286	0.0688
4	18	0	1	12	0.0000	1.0000	0.9286	0.0688
5	25	1	0	11	0.0909	0.9091	0.8442	0.1020
6	28	0	1	10	0.0000	1.0000	0.8442	0.1020
7	31	0	1	9	0.0000	1.0000	0.8442	0.1020
8	35	0	1	8	0.0000	1.0000	0.8442	0.1020
9	40	2	0	7	0.2857	0.7143	0.6030	0.1615
10	44	1	0	5	0.2000	0.8000	0.4824	0.1683
11	59	1	0	4	0.2500	0.7500	0.3618	0.1638
12	64	1	0	3	0.3333	0.6667	0.2412	0.1471
13	75	1	0	2	0.5000	0.5000	0.1206	0.1126
14	109	1	0	1	1.0000	0.0000	0.0000	0.0000

生存曲线（survival curve）是以生存时间为横坐标，生存率为纵坐标绘制的曲线，即

Kaplan-Meier 生存曲线，简称 K-M 曲线（图 9-1）。中位生存时间（median survival time）又称为生存时间的中位数，表示一半个体的存活期大于该时间，是生存分析中常用的统计量。计算中位生存时间有两种方法：图解法和线性内插法。图解法是利用生存曲线图，从纵坐标生存率为 0.5 处画一条相对横坐标的平行线，然后从该平行线与生存曲线的交点画垂直线，此垂直线与横坐标的交点即为中位生存时间。图解法比较简单，可粗略估计中位生存时间，有时误差较大。线性内插法是先找出两个生存率 $S(t_{i-1})$ 和 $S(t_i)$，使 $S(t_{i-1})>0.5$，$S(t_i)<0.5$，然后计算中位生存时间，计算公式如下：

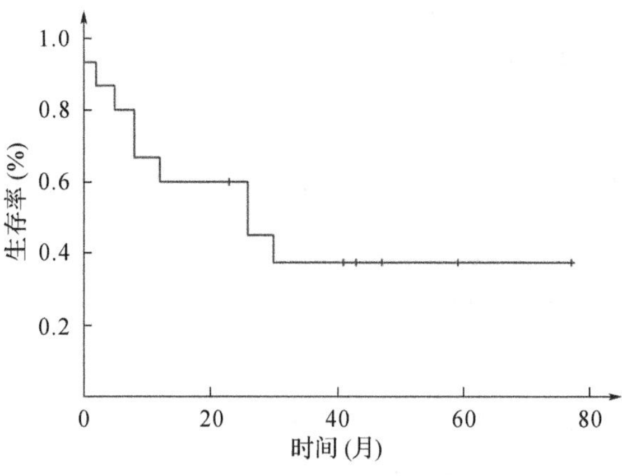

图 9-1　白血病患者治疗后的生存曲线

$$t=\frac{t_{i-1}(S(t_{i-1})-S(t_i))-(t_{i-1}-t_i)(S(t_{i-1})-0.5)}{S(t_{i-1})-S(t_i)} \tag{9-10}$$

（三）寿命表法

寿命表法是利用概率论的乘法原理估计各个观察组在任一特定时期患者的生存率。基本原理是首先计算患者各单位时间的生存概率，然后将各单位时间的生存概率相乘，获得该观察时期的累积生存概率，即生存率。在实际工作中，频数表资料、样本量较大时一般采用寿命表法估计生存率。

【例 9-2】 某研究人员随访收集了某地区 200 例心肌梗死患者资料，整理后的资料如表 9-4 所示，试计算生存率与标准误。

表 9-4　200 例心肌梗死患者的生存率与标准误

生存时间区间(年)(t_{i-1},t_i)(1)	期内死亡数 d_i(2)	期内删失数 c_i(3)	期初人数 n_i'(4)	有效期初数 n_i(5)	死亡概率(q_i)(6)	生存概率(p_i)(7)	生存率 $S(t)$(8)	生存率标准误 SE(9)
0—	25	0	200	200.0	0.1250	0.8750	0.8750	0.0234
1—	23	1	175	174.5	0.1318	0.8682	0.7597	0.0302
2—	19	2	151	150.0	0.1267	0.8733	0.6634	0.0334
3—	16	1	130	129.5	0.1236	0.8764	0.5815	0.0349
4—	18	2	113	112.0	0.1607	0.8393	0.4880	0.0355
5—	15	5	93	90.5	0.1657	0.8343	0.4071	0.0349
6—	12	4	73	71.0	0.1690	0.8310	0.3383	0.0339
7—	10	3	57	55.5	0.1802	0.8198	0.2774	0.0326
8—	5	3	44	42.5	0.1176	0.8824	0.2447	0.0316
9—	4	4	36	34.0	0.1176	0.8824	0.2159	0.0307
10—	4	5	28	25.5	0.1569	0.8431	0.1821	0.0294
11—	3	3	19	17.5	0.1714	0.8286	0.1509	0.0286
12—	2	2	13	12.0	0.0000	1.0000	0.1509	0.0286

表 9-4 中第 1 栏为生存时间区间(t_{i-1},t_i),第 2 栏为期内死亡数 d_i,第 3 栏为期内删失数,第 4 栏为期初人数。因为生存时间是一个区间值,所以需要对期初人数(n'_i)进行校正,获得有效期初数(n_i),即 $n_i = n'_i - \frac{c_i}{2}$。其他栏的计算与 Kaplan-Meier 法相同,第 6 栏的死亡概率(q_i)=死亡数(d_i)/有效期初数(n_i),第 7 栏的生存概率(p_i)$=1-q_i$,第 8 栏的生存率按照公式(9-7)计算,第 9 栏的生存率标准误按照公式(9-9)计算。

三、生存率的比较

在临床实践中,有时需要比较不同治疗措施对疾病预后的影响,即比较不同治疗措施的生存率。对于两组或多组生存率的比较,最常用的假设检验方法有 Log-Rank 检验和 Wilcoxon 检验。此外,还可以采用多因素的生存分析,包括参数模型和半参数模型,参数模型主要指以 Weibull 分布、指数分布为基础建立的模型,半参数模型为 Cox 比例风险模型。

下面介绍两组或多组生存率比较的 Log-Rank 检验。

【例 9-3】 根据例 9-1 的实例,试比较 A、B 两种方法治疗白血病后的生存率有无差别,相关结果如下:

H_0:$S_1(t)=S_2(t)$,即两种方法治疗后患者的生存率相同。

H_1:$S_1(t)\neq S_2(t)$,即两种方法治疗后患者的生存率不相同。

$\alpha=0.05$

Log-Rank 检验比较两组生存率的差异,主要计算的统计量是 χ^2 值,该计算过程相对比较复杂,请参见统计学教材相关内容。在实际工作中,一般采用统计软件比较两组或多组生存率的差别,本实例利用 SAS 9.4 软件比较 A、B 两种方法治疗白血病后的生存率,结果见表 9-5。

表 9-5 层间等效检验

检验方法	χ^2 值	自由度	P 值
Log-Rank	6.3638	1	0.0116
Wilcoxon	5.8301	1	0.0158
−2log(LR)	2.9984	1	0.0833

由表 9-5 可以看出,Log-Rank 检验的 χ^2 值 $=6.3638$,$P=0.0116$,采用 $\alpha=0.05$,拒绝 H_0,接受 H_1,可以认为两种治疗方法的生存率有差别。按照其他的检验方法,如 Wilcoxon 检验,$P=0.0158$,结果是一样的。同时,我们可以查看两组生存曲线是否有差别(图 9-2),从生存曲线图上可以看出,两种治疗方法的生存率差别较大,且 B 治疗方法的生存率显著高于 A 治疗方法。

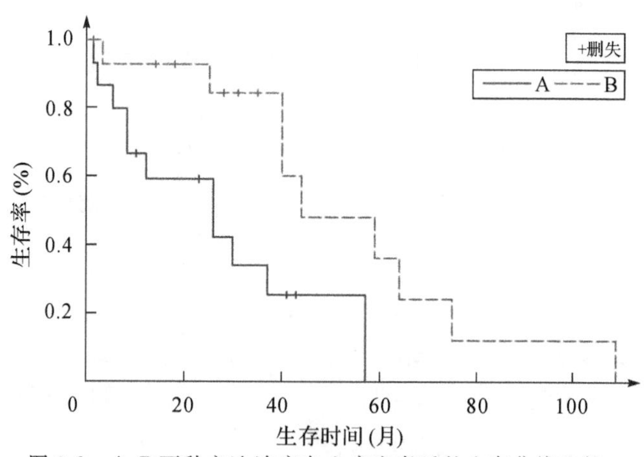

图 9-2 A、B 两种方法治疗白血病患者后的生存曲线比较

四、Cox比例风险模型

前面介绍的 Kaplan-Meier 法和寿命表法可以进行单因素的生存分析，为了同时研究多个变量对生存时间和生存结局的影响，需要采用多因素生存分析的方法。在临床研究中，评价疾病的预后有时需要时间长短来衡量，而生存时间的长短与治疗措施、病情轻重、免疫状态等因素有关，生存时间一般不满足正态分布和方差齐性的要求，不适用多元线性回归分析生存时间与预后因素之间的关系，而用生存分析的参数模型拟合，比较复杂。然而，半参数模型假定的条件较少，特别是 Cox 比例风险模型（Cox proportional hazard regression model)，对生存时间的分布形式没有严格的要求，且允许存在删失数据以及随访时间长短不一，因此，它在疾病预后研究中被广泛应用。

（一）Cox 回归模型的基本形式

Cox 比例风险模型简称 Cox 回归模型，于 1972 年由英国统计学家 Cox 提出，模型的基本形式如下：

$$h(t,X)=h_0(t)\times\exp(\beta_1X_1+\beta_2X_2+\beta_3X_3+\cdots+\beta_nX_n) \tag{9-11}$$

公式中 $h(t,X)$ 表示风险函数，是指具有协变量 X 的个体在 t 时刻的风险函数，即 t 时刻存活患者的瞬间死亡率，t 为生存时间。$X_1,X_2,\cdots,X_n$ 为可能影响生存时间的因素，这些协变量可以是定量的，也可以是定性的，要求在整个研究期间不随时间的变化而变化。$h_0(t)$ 是基线风险函数，无明确的定义，其分布与形状无明确假定，是所有协变量取值为 0 时的风险函数。$\beta_1,\beta_2\cdots\beta_n$ 为 Cox 回归模型的回归系数，是一组待估计的参数。公式中，$h_0(t)$ 不需要服从特定的分布，具有非参数的特点，而指数部分具有参数模型的形式，因此 Cox 回归模型也称为半参数模型。

（二）参数估计及其意义

采用最大似然估计法可以获得 Cox 回归模型中的参数 β 值，偏似然函数的计算公式较为复杂，不再叙述，请参看卫生统计学相关教材。回归系数的假设检验的方法与 Logistic 回归类似，主要包括似然比检验、Wald 检验和计分检验，不再重复。

由 Cox 回归模型的基本形式可以得到以下公式：

$$\frac{h(t,X)}{h_0(t)}=\exp(\beta_1X_1+\beta_2X_2+\beta_3X_3+\cdots+\beta_nX_n) \tag{9-12}$$

当公式中的回归系数 $\beta>0$ 时，X 取值越大，$h(t,X)$ 越大，患者死亡的风险越大；当 $\beta<0$ 时，X 取值越大，$h(t,X)$ 越小，患者死亡的风险越小；当 $\beta=0$ 时，X 取值大小与 $h(t,X)$ 无关。

回归系数 β 与衡量预后因素作用大小的相对危险度（relative risk，RR）或风险比（hazard ratio，HR）之间有一个对应的关系。对比某一个预后因素的不同暴露水平 $X_i=C_1$ 与 $X_i=C_0$ 的风险函数，即得到 $HR=\exp[\beta(c_1-c_0)]$。若 $\beta>0$，$HR>1$，说明该预后因素增加患者死亡的风险；若 $\beta<0$，$HR<1$，说明该预后因素降低患者死亡的风险；若 $\beta=0$，$HR=1$，说明该因素与疾病预后无关。

（三）因素筛选与最佳模型的建立

Cox 回归模型中影响生存时间的因素为协变量，当协变量较多时，可对这些协变量进行筛选。在筛选时，首先进行 Cox 回归模型单因素分析。通过单因素分析筛选出有统计学意义的协变量，这些协变量在多因素 Cox 回归模型分析时予以考虑。如果某些变量在单因素分析时没有统计学意义，但这些变量具有明确的专业意义，也应该纳入多因素 Cox 回归模型中。如果研究的协变量不多，且没有发现变量间有明显的共线性，可以采用逐步回归法筛选这些协变量。

为了建立最佳模型，常常需要对预后因素进行筛选，筛选的方法主要包括三种：前进法、后退法和逐步回归法，具体选择哪一种方法，可依据实际工作情况而定。利用逐步回归法建立 Cox 回归模型时需要确定检验水平，包括选入自变量的检验水平和剔除自变量的检验水平，一般剔除自变量的检验水平大于等于选入的检验水平，如选入自变量的检验水平为 0.05、剔除自变量的检验水平为 0.1，以便选入后的自变量不易被剔除。根据实际研究的要求确定检验水平，如果研究要求特别严格，可将选入的检验水平定为 0.01；如果研究要求比较宽松，选入的检验水平可定为 0.2。

二维码 9-3
延伸阅读

(四)比例风险假定的检验

需指出的是，Cox 回归模型分析也需要假定条件，主要假定的条件是风险比值 $h(t, X)/h_0(t)$ 为固定值，即协变量对生存率的影响不随时间变化而变化。理论上只有满足了该条件，Cox 比例风险模型分析的结果才有效。

(五)应用实例

【例 9-4】 为探讨某基因表达对慢性白血病患者治疗后的预后，某研究者收集了 53 例患者的生存时间、生存结局以及影响预后的因素(表 9-6)。预后因素主要包括年龄、性别、细胞学危险分层、某基因表达情况。53 名患者采用一样的治疗方法，生存时间以月为计量单位，变量赋值情况见表 9-7，试用 Cox 回归模型进行分析。

表 9-6 53 名慢性白血病患者治疗后生存时间及其预后因素

No	X_1	X_2	X_3	X_4	t	Y	No	X_1	X_2	X_3	X_4	t	Y
1	50	1	2	1	52	1	28	59	1	2	1	20.2	1
2	61	0	1	0	25.7	1	29	59	0	2	0	11.8	1
3	30	1	2	0	6.2	1	30	77	1	2	0	15.8	1
4	77	1	2	1	38.2	1	31	33	1	3	0	7.7	1
5	46	1	1	0	30.6	1	32	48	1	2	0	33.2	0
6	68	0	2	1	44.9	1	33	35	1	2	1	67	1
7	23	1	2	0	8.5	0	34	66	0	2	0	0.7	1
8	64	0	2	1	122.2	1	35	67	1	3	0	62.4	1
9	81	1	2	0	8.2	1	36	51	0	2	1	46.3	1
10	25	0	2	1	11.5	1	37	74	1	1	0	0.7	1
11	78	1	3	0	1.3	1	38	51	0	1	0	46.5	1
12	39	0	3	1	26.3	1	39	64	1	2	0	0.3	1

续表

No	X_1	X_2	X_3	X_4	t	Y	No	X_1	X_2	X_3	X_4	t	Y
13	49	1	1	0	26.3	1	40	64	0	2	1	27.1	0
14	57	0	2	1	47.5	1	41	76	1	1	0	4.5	1
15	63	1	3	0	9.3	1	42	51	1	2	1	22.6	0
16	62	0	2	1	101.2	1	43	42	1	1	0	55.9	0
17	52	0	1	0	35.6	0	44	51	0	2	0	42.3	0
18	76	1	3	1	80.3	1	45	59	1	3	0	42.3	0
19	64	1	2	1	27.4	1	46	43	1	1	0	23.0	0
20	65	1	2	1	32.3	1	47	45	0	3	0	69.0	0
21	61	0	1	0	0.2	1	48	60	0	2	0	12.2	0
22	44	1	2	0	0.3	1	49	47	0	3	1	12.2	1
23	31	0	2	0	7.5	1	50	68	0	2	1	37.4	0
24	64	0	2	0	24.1	1	51	24	1	2	1	90.5	1
25	33	1	2	1	88.8	1	52	48	0	1	0	29.7	0
26	55	1	1	0	2.2	0	53	73	0	3	1	110	1
27	64	0	2	1	38.1	1							

表 9-7 某慢性白血病患者治疗后预后因素及其赋值

因素	变量名	赋值说明
年龄	X_1	连续变量(岁)
性别	X_2	男=1,女=0
细胞学危险分层	X_3	Good=1,Intermediate=2,Poor=3
某基因表达情况	X_4	低表达=0,高表达=1
生存时间	t	以月为单位
生存结局	Y	死亡=1,删失=0

以生存时间、生存结局为应变量,以 X_1-X_4 为自变量,进行多元 Cox 回归模型分析。首先,应检查是否满足比例风险的假定,可根据 Kaplan-Meier 生存曲线不交叉来判断;然后,进行多元 Cox 回归模型分析。绘制 Kaplan-Meier 生存曲线或对数对数生存曲线,发现比例风险假定条件成立。Cox 回归分析结果发现:该基因高表达可以延长慢性白血病患者治疗后的生存时间,该基因高表达者的死亡风险是低表达者的 0.45 倍(95%可信区间:0.21~0.94)。进一步按照性别分层分析发现:男性患者中该基因表达情况与死亡风险的 HR 值仍有统计学意义,而女性患者中无统计学意义。按年龄分层(<60 岁和≥60 岁)发现,在 60 岁及以上人群中,HR 值有统计学意义(HR=0.15,95%可信区间:0.04~0.53),结果详见表 9-8。

表 9-8　某基因表达与慢性白血病患者治疗后死亡风险的 *HR* 值和 95%可信区间

		某基因低表达		某基因高表达	
		n	*HR*(95% *CI*)	*n*	*HR*(95% *CI*)
年龄	＜60 岁	18	1.00	11	0.98(0.34～2.85)
	≥60 岁	13	1.00	11	0.15(0.04～0.53)
性别	男	19	1.00	10	0.34(0.11～0.99)
	女	12	1.00	12	0.86(0.26～2.81)
合计		31	1.00	22	0.45(0.21～0.94)

小　结

疾病预后是临床研究中的重要内容之一。在临床上，疾病预后是指个体在发生疾病后，根据其临床和其他特征预测在特定时间范围内发生某种结局的概率或风险。在临床研究中，评价疾病预后的指标较多，往往采用某种结局事件的发生率评价疾病的预后，如生存率、治愈率和复发率等。根据不同的研究目的和可行性原则，可以采用不同的设计方法研究疾病预后，如描述性研究、分析性研究和实验性研究，其中队列研究是疾病预后研究中最常用的设计方法。疾病预后研究常采用 Cox 比例风险模型进行统计分析。

二维码 9-4
讨论文献

二维码 9-5
测验题

思考题

1. 简述疾病预后研究的概念和评价指标。
2. 简述疾病预后研究常用的方法。
3. 预后研究分析用的 Cox 回归模型比例风险假定的检验方法有哪些？

（王建炳编，吴思英审）

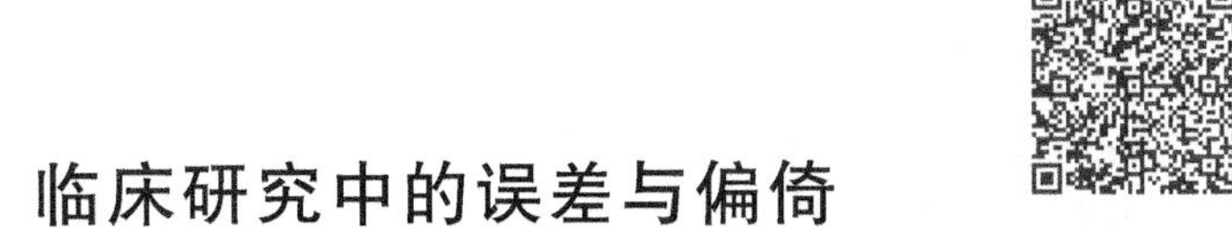

第十章　临床研究中的误差与偏倚

二维码 10-1
教学 PPT

在临床研究中，无论采用何种方法，均需考虑研究结果的真实性问题，即研究结果是否能客观反映真实情况。研究结果可能受各种非研究因素，如年龄、性别、职业、遗传、环境、疾病类型、疾病分期、社会经济学因素等的影响。如果在研究设计、项目实施、资料分析及结果推论过程中不能很好地控制这些影响因素，就有可能使研究结果与真实情况存在差异，有时会因此得出错误的结论。对于每一项研究，如能事先了解测量所能达到的准确程度，并在试验后科学地分析和处理数据的误差和偏倚，则对提高研究质量可起重要作用。研究设计的目的就是在研究的各个环节中控制这些因素，提高研究结果的真实性和精确性。

第一节　概　述

一、误差的概念与分类

误差(error)是指研究所获得的测定值与真实值之间差别的绝对值。对于同一样本(品)，不同的人、不同的采样、不同的测量方法以及不同的仪器设备可能给测量结果带来不同的误差。误差是客观存在的，任何测量都不可能完全消除误差。在一定条件下，实际测定结果只能接近真实值而不是达到真实值。按照误差的来源、性质以及能否控制，误差可分为两类，即系统误差(systemic error)和随机误差(random error)。

(一)系统误差

在实际观测过程中，由受试对象、研究者、仪器设备、研究方法、非实验因素影响等造成的有一定倾向性或规律性的误差称系统误差。

系统误差可使观测结果偏大或偏小。系统误差通常有固定的大小、方向以及周期性，在重复测量(调查)时，可以重复出现。可以采用一些方法，如统一标准、提高业务技术水平、加强工作责任感等，减少或消除系统误差。

(二)随机误差

随机误差又称偶然误差(accidental error)，是由于偶然的原因所引起的，如室温、相对湿度和气压等环境条件的不稳定，分析人员操作的微小差异以及仪器的不稳定等。随机误差通常包括随机测量误差和随机抽样误差。前者是指对同一样本(品)采用同一方法重复测量时所出现的随机误差，后者是指样本(品)研究结果与总体结果之间的差异，一般是由于个体的变异产生的。

在通常情况下，随机误差的大小和方向都不是固定的，也无法精确测量或校正。随着测量次数/抽样样本量的增加，正负误差可以相互抵偿，误差的平均值将逐渐趋向于零。

二、随机误差的控制

随机误差虽然无法消除，但随机误差的分布是有规律的，通常呈正态分布。通常来说，通过增加实验次数或样本量可以减少随机误差。

针对随机测量误差，通过改进测定方法和提高操作者的技术熟练程度可以减少这种误差。对于随机抽样误差，由于其主要来源是个体的变异，因此它是一种难以控制的、不可避免的误差。然而，可以根据其分布特征，通过统计学方法，对误差大小进行估计。例如：

均数的抽样误差：$S_e=\dfrac{S}{\sqrt{n}}$ (10-1)

率的抽样误差：$S_p=\dfrac{\sqrt{p(1-p)}}{n}$ (10-2)

三、偏倚的来源与种类

偏倚(bias)是指在研究中产生的系统误差，具体是指在研究或推论过程中所获得的结果系统地偏离真实值。偏倚的存在会影响研究的真实性。由于医学研究影响因素较多，因此研究者有必要对研究中产生偏倚的因素进行仔细分析，通过周密的研究设计和有效的控制手段，把研究中的偏倚降到最低程度，从而使研究结果具有较高的真实性和可靠性。

(一)按照性质分类

根据偏倚的性质，可以分为三大类，即选择偏倚(selection bias)、信息偏倚(information bias)和混杂偏倚(confounding bias)。

(二)按照方向分类

(1)正偏倚和负偏倚：若测量值大于真实值，为正偏倚；若测量值小于真实值，为负偏倚。

(2)趋向无效值偏倚、远离无效值偏倚和颠倒偏倚：以相对危险度 RR 为例，RR 等于 1 为无效假设。如图 10-1 所示，针对危险因素($RR>1$ 时)，当效应观察值大于实际值时，为远离无效值偏倚，反之，当效应观察值小于实际值且大于 1 时，为趋向无效值偏倚；针对保护因素($0<RR<1$ 时)，当效应观察值小于实际值时，为远离无效值偏倚，反之，当效应观察值大于实际值且小于 1 时，为趋向无效值偏倚；当效应观察值与实际值分别位于 1 的两边时，为颠倒偏倚。

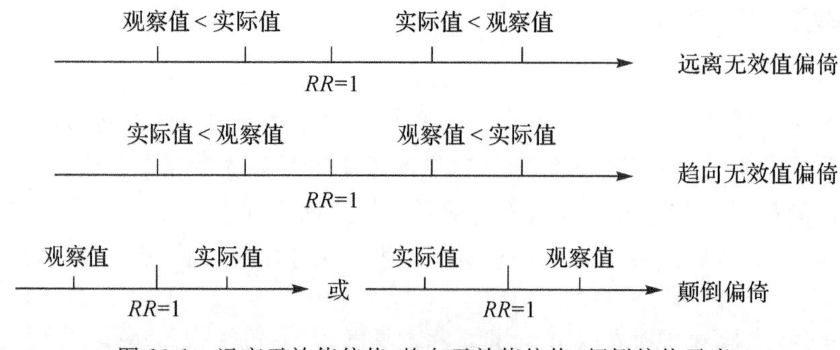

图 10-1 远离无效值偏倚、趋向无效值偏倚、颠倒偏倚示意

第二节　选择偏倚

一、选择偏倚的概念及常见类型

选择偏倚是指在对样本进行研究时，入选的研究对象与总体之间的某些特征有较大的差别，导致样本不能代表总体，因而使样本的研究结果与总体真实值之间有差别。

选择偏倚可发生在研究的各个阶段，但通常发生在研究设计阶段。描述性研究、分析性研究以及实验性研究中都会存在选择偏倚。例如在队列研究中，选择偏倚可能发生在以下情况中：最初选定的研究对象有人不能参加；进行历史性队列研究时，有些人的档案丢失或记录不全；研究对象为具有某些特征或习惯的志愿者；某些早期患者在研究开始时未能发现；暴露与疾病的定义不严格或执行不当；等等。在横断面和病例-对照研究中，选择偏倚更为常见。在医学研究中，常见的选择偏倚如下。

（一）入院率偏倚

入院率偏倚（admission rate bias）是在 1946 年由 Berkson 提出来的，Berkson 首次从理论上证实了这种偏倚存在的可能性，因此又称为 Berkson 偏倚（Berkson's bias）。该偏倚通常发生在以医院为基础的病例-对照研究中，入院率的不同导致病例组与对照组某些特征上的系统差异，有可能使某因素与某种疾病之间产生虚假的联系。入院率偏倚的发生，通常是由于暴露与疾病的关联增加了入院率，从而导致在病例中暴露率显著高于院内对照，因此这些病例并不能代表该人群/社区的所有病例。

【例 10-1】 假定某人群有 6000 人患有甲病，6000 人患有乙病，且在患有两种疾病的人当中各有 20%的人具有某因素 X。根据这个假定条件，如果把其中某种疾病当作对照组，那么另外一种疾病与 X 因素就不存在相关性，即比值比 $OR=1$。

然而，患者因甲病的入院率为 60%，因乙病的入院率为 25%，因具有 X 因素而入院者为 40%，那么患有这些疾病的人实际入院人数为：

(1)患有甲病且具有因素 X 的入院人数：这类人共有 6000×20%＝1200 人，其中 60%因患有甲病而入院，即 1200×60%＝720 人；余下的 480 人中，40%因有 X 因素而入院，480×40%＝192 人，因而总入院人数为 720＋192＝912 人。

(2)患有甲病但不具有因素 X 的入院人数：4800×60%＝2880 人。

(3)患有乙病且具有因素 X 的入院人数：1200×25%＋900×40%＝660 人。

(4)患有乙病但不具有因素 X 的入院人数：4800×25%＝1200 人。

假如用病例-对照方法，以乙病为对照，在住院人群中调查甲病与因素 X 的关系，其结果如表 10-1。该结果提示：如以医院患者（患有乙病）作为对照

表 10-1　以医院为基础的病例-对照研究调查甲病与因素 X 的关系

	因素 X		总计
	有	无	
患有甲病（病例组）	912	2880	3792
患有乙病（对照组）	660	1200	1860
总　计	1572	4080	5652

注：$OR=\frac{912\times 1200}{2880\times 660}=0.58$，$\chi^2=81.25$，$P<0.01$。

组进行分析，疾病甲与因素 X 具有一定的联系。但是在一般人群（总体）中，这种联系实际上并不存在。根据上述假设条件，患有疾病甲或乙的人当中，都有 20% 的人具有因素 X，$OR=1$。因此，人群中某种因素与某种疾病虽然可能并不存在任何联系，但由于不同疾病入院率的差异而导致某因素与所研究疾病形成了联系。反之，也可能由于入院率的差异，实际存在的关联被掩盖起来。

引起入院率偏倚的因素有很多，如疾病的严重程度、求医和住院的难易程度、对疾病的认识水平等。因此，在进行以医院为基础的病例-对照研究时，应考虑是否有这种偏倚存在的可能，在结果解释时需十分谨慎，留有余地。

在两种情况下，入院率偏倚可以忽略不计，即：①研究的暴露不是住院的主要原因；②病例与对照人群是互相排斥的。此两点可用于评价以医院患者为对照的病例-对照研究中是否存在入院率偏倚。同时，偏倚的程度会随着由于暴露而入院的概率增加而增加。

（二）现患病例-新发病例偏倚

现患病例-新发病例偏倚（prevalence-incidence bias）是在 1955 年由 Neyman 提出来的，在进行回顾性调查时，研究者收集的病例通常只包括调查时的现患病例，无法对那些因患该病而死亡的病例进行调查，由此而得出的某种因素与某种疾病的联系会与队列研究的结果有很大的差异。由于未纳入已死亡的病例，选择的研究对象在病情、病型、病程和预后以及对疾病的易感性等因素上与病例总体有较大的差别。从现患病例得到的很多信息可能只与存活有关，而未必与该病的发病有关，从而高估了某些暴露因素的病因作用。另一种情况是，某病的幸存者改变了生活习惯，从而降低了某个危险因素的水平，或当他们被调查时夸大或缩小了病前生活习惯上的某些特征，导致某一因素与疾病关联误差。因此，这类偏倚的存在，使病例-对照研究结果与队列研究结果存在差异。

【例 10-2】 有 10000 人参加了一项队列研究，研究某种疾病与某种暴露因素的相关性。假设 20% 的研究对象存在暴露因素，80% 则没有该暴露因素，同时，暴露组的研究对象得该种疾病的风险是非暴露组的 2.5 倍。具体情况见表 10-2。

表 10-2　某项队列研究的暴露与疾病情况汇总

	发病	未发病	总计
暴露	500	1500	2000
非暴露	800	7200	8000
总计	1300	8700	10000

注：相对危险度 $RR=2.5$，比值比 $OR=3$。

现从上述队列研究过程中选择一个时点在生存者中做一项横断面研究，假设该疾病的病死率为 50%，暴露组患者的病死率是非患者的死亡率的 10 倍，而非暴露组患者的病死率是非患者死亡率的 2 倍，那么情况见表 10-3。

表 10-3　该队列某一时点生存者中暴露与疾病情况汇总

	患病	未患病	总计
暴露	250（50%死亡）	1425（5%死亡）	1675
非暴露	400（50%死亡）	5400（25%死亡）	5800
总计	650	6825	7475

注：患病率比 = 2.16，比值比 $OR=2.37$。

这样，该暴露因素与疾病的关联程度就发生了变化，结果与实际情况出现差异，产生了现患病例-新病例偏倚。

该偏倚的方向可能趋向无效值，也可能远离无效值，即可能掩盖实际存在的关联，也可能夸大实际并不存在的关联。

（三）检出症候偏倚

患者常因某些与致病无关的症状而就医，从而提高了早期病例的检出率，致使过高地估计了暴露程度而产生的系统误差，即检出症候偏倚（detection signal bias）。例如，有人发现子宫内膜癌患者，其雌激素的服用率高于一般健康者，故认为服用雌激素与发生子宫内膜癌有关。经进一步研究发现，服用雌激素可以刺激子宫内膜生长，从而使子宫容易出血，因而较早就医、检查，从而有可能早期发现子宫内膜癌。相反，那些不服用雌激素的无症状子宫内膜癌患者，由于没有或者较少有子宫内膜出血的症状，因此不会去求医，也就不易被诊断出来。因此，可能得出使用雌激素与子宫内膜癌有关的虚假联系。

（四）无应答偏倚

部分研究对象由于各种原因（如不合作、拒绝参加等）没有按照研究设计的要求提供相关调查信息。当这些无应答的研究对象的一些重要特征（如年龄、性别、疾病或暴露因素等情况）与应答人群不一致时，除去无应答人群之后，与总体人群相比，参与结果分析的应答人群的代表性可能受到了影响，从而产生了选择偏倚，称为无应答偏倚（non-response bias）。这种偏倚既可发生在观察性研究中，也可以发生在实验性研究中。这种偏倚的方向可能趋向无效值，也可能远离无效值。

例如，一项病例-对照研究中，按照目标人群中的病例与 1∶1 配对得到的对照计算，比值比 $OR=1$，暴露因素与疾病无关联。然而，如果暴露组的患者无应答率是 10%，而非暴露组的患者无应答率是 25%，那么两组纳入分析的病例数发生了变化，具体见表 10-4，计算得到 $OR=1.2$，从而得到了虚假的关联。

表 10-4　某一病例-对照研究受无应答偏倚的影响情况

	目标人群		研究人群	
	病例	对照	病例	对照
暴露组	200	20000	180	200
非暴露组	400	40000	300	400
总计	600	60000	480	600

与无应答偏倚对应的是志愿者偏倚（volunteer bias）。一般情况下，志愿者是对健康十分关心或由于其他原因乐于参加研究者，志愿者参加的研究选择偏倚的发生概率也可能较大。

（五）易感性偏倚

在许多观察性研究中，事实上不可能完全采用随机化方法，许多主、客观因素影响研究对象暴露于某种危险因素的机会，而这些因素会直接或间接地影响研究对象的易感性。高易感性的人有主动避免继续暴露的倾向，而低易感性的人可能易于接受暴露。如以这种人群作为研究对象，会使某种危险因素与疾病间的关系被错误估计，这种偏倚就是易感性偏倚（susceptibility bias）。

在职业流行病学研究中，易感性偏倚又被称为健康工人效应（healthy worker effect）。当研究某种毒物对工人的健康危害时，有时会发现暴露于某种毒物的工人死亡率比一般人群还低，其原因是接触毒物的工人，其基础健康水平要比一般人高，疾病的易感性低，对毒物的耐受力较一般人群高。

【例 10-3】 表10-5分别列出了暴露于某毒物的工人、所有工人、所有非工人以及总人群的死亡人数、随访人时以及死亡率。

表 10-5 暴露于某毒物的工人、所有工人、所有非工人以及总人群工人死亡情况

	暴露毒物工人	工人	非工人	总人群
死亡人数	50	2250	2500	4750
随访人时	1000	90000	10000	100000
死亡率	0.05	0.025	0.25	0.0475

如果用总人群作对照组，暴露毒物工人组的死亡率比值为 0.05/0.0475＝1.05，说明暴露毒物的工人与总人群死亡率几乎没有区别。然而，总人群可能包括了两部分，即工人（基础健康状况良好）和非工人（健康状况不好而无法工作）。如果用工人组作对照组，那么死亡率比值为 0.05/0.025＝2.00，说明暴露毒物工人的死亡率是普通工人的 2 倍。因此，健康工人效应使得死亡风险被低估了（1.05 VS 2.00）。在通常情况下，健康工人效应造成的偏倚方向都是趋向无效值的。

（六）失访偏倚

失访对研究结果造成的影响为失访偏倚（attrition bias）。该种偏倚通常发生在随访研究中，例如队列研究由于观察人数较多，观察时间较长，失访是不可避免的。主要原因包括研究对象迁移、外出、不愿再合作而退出或死于非终点疾病。失访所产生的偏倚的大小主要取决于失访率的大小和失访者的特征以及暴露组与非暴露组两组失访情况的差异。因此，这种偏倚的方向可能趋向无效值，也可能远离无效值。

【例 10-4】 一项队列研究中暴露组和非暴露组各有 200 人，如果每组的病例和非病例人数都发生了 10％的失访，那么相对危险度保持不变，没有发生失访偏倚。具体见表 10-6。

然而，如果各组的失访率不同（例如，暴露病例组 25％，暴露非病例组 5％，非暴露病例组 10％，非暴露非病例组 6.6％），情况如表 10-7 所示。

因此得到的相对危险度为 1.7，小于随访前的 2.0，产生了偏倚。

表 10-6 一项队列研究中各组失访率相同的情况

	招募队列		随访后队列	
	病例	非病例	病例	非病例
暴露组	40	160	36	144
非暴露组	20	180	18	162
总计	60	340	54	306

表 10-7 一项队列研究中各组失访率不同的情况

	招募队列		随访后队列	
	病例	非病例	病例	非病例
暴露组	40	160	30	152
非暴露组	20	180	18	168
总计	60	340	48	320

二、选择偏倚的控制

理论上对一项研究的选择偏倚可以进行测量和估计，但是实际工作中对选择偏倚的定量估计是非常困难的。对选择偏倚的估计通常需要了解总体的情况，这一般不太可能。同时，对于存在的选择偏倚也很难进行校正。因此，选择偏倚需要通过科学严谨的研究设计和正确严格的实施避免其发生。研究者应当对整个研究中可能会出现的各种选择偏倚有充分的了解、掌握，采取相应的措施消除或者减少此类偏倚的产生。具体方式如下：

(1)明确目标人群特征,确定研究人群。严格掌握研究对象纳入与排除的标准。在病例-对照研究中可选择社区人群为研究对象,或采用多家医院的患者组成对照组。

(2)采用合理的抽样方法来选择研究人群,如随机抽样等。

(3)在研究中采取相应措施,以获得尽可能高的应答率。如果失访率过高(如高于20%),则应评价失访对结果影响的大小。对失访人群和应答人群的人口学特征和重要研究因素分布进行比较,如两者是一致的,则说明发生失访偏倚的可能性较低。如两者在重要因素如年龄、疾病状态上的分布不同,则说明发生失访偏倚的可能性较高,在解释结果的时候要谨慎小心。

(4)在研究中,可以明确规定纳入标准为新发病例,这样可以减少现患病例-新病例偏倚的影响。如果在收集的病例中同时包括早、中、晚期患者,则检出病例中暴露的比例会趋于正常,检出偏倚可得到纠正。

第三节　信息偏倚

一、信息偏倚的概念及常见类型

信息偏倚又称观察偏倚(observation bias)或错分偏倚(misclassification bias),是由于在资料收集、记录、编码、分析过程中,测量暴露或结局的方法不同或有缺陷,使各比较组间存在差异,从而使得研究结果与实际情况产生系统误差。信息偏倚的来源主要有三个方面。

(1)被调查者:被调查者无法理解、清晰回忆、准确表达,或由于保护隐私、社会压力等不想提供真实信息等。

(2)数据管理者或者数据分析者:由于数据管理者或数据分析者的错误读取或编码带来的不准确转译,在变量编码或编程逻辑中存在错误等。

(3)数据收集者:不清楚或容易产生歧义的问题;缺乏中立态度或有倾向性;不够细心;缺乏调查技巧和经验;不准确转译;不同组间搜集资料的方法不一致;原始资料记录不完整;等等。

信息偏倚的主要表现为错分偏倚,包括暴露错分、疾病错分以及暴露与疾病的联合错分。若这种错分偏倚以同样的程度发生于观察的各组,则结果可能不会对各组之间的相对关系产生太大影响。通常偏倚的方向是趋于无效值(例如,相对危险度的估计趋向1),即会低估相关性,这种情况叫作无差异性错分。若错分偏倚发生于一组而不发生于另一组,则偏倚的方向无法确定(既可能远离无效值,也可能趋向无效值),导致相关性的估计值完全被歪曲,这种情况叫作差异性错分。

(一)回忆偏倚

回忆偏倚(recall bias)指回顾性研究在收集暴露资料时,由于所调查的资料发生在过去,在回忆时资料可能与实际有偏差。回忆偏倚与回忆时间的长短有关。一般来说,病例对过去的暴露情况的记忆深度和详细程度高于对照组,因此病例和对照存在回忆偏倚的分布可能不同。Klemetti等人在研究环境因素与死产或新生儿畸形关系时发现,当询问产妇过去是否暴露于某种药物时,分娩死婴或畸形儿的母亲有30%与定群研究或者与过去的病历记录不一致，而正常婴儿的母亲只有 22%。

【例 10-5】 在一项病例-对照研究中，病例是先天畸形的儿童，对照组是正常儿童，需要调查的暴露因素是怀孕期间的呼吸系统感染，假设实际中两者没有相关性，即比值比 $OR=1$。然而，如果病例组有 60%想起了发生的感染，而对照组只有 40%，那么结果如表 10-8 所示，算得 $OR=1.5$，发生了偏倚。

表 10-8 回忆偏倚对呼吸系统感染与先天畸形的相关性的影响

	病例组	对照组
样本量/人	100	100
实际呼吸系统感染数/人	15	15
感染回忆率/%	60	40
回忆的感染数量/人	9	6
“非”感染的数量/人	91	94

通过回忆获得研究资料，如果研究因素发生频率很低，或者仅有轻微的生物学作用，这时比较容易产生回忆偏倚。此外在病例-对照研究中，如果选用的对照不是来自医院，而是来自社区的一般人群，也容易产生回忆偏倚。因与来自医院的病例相比，来自社区的人群对过去的暴露经历更易于忘却或不太重视；反之，病例组却对过去的暴露经历深入回忆并反复思考。即使采用同样的方法，病例组和对照组的回忆偏倚也可能不一致，往往表现为病例组记忆较对照组准确。

在其他研究中，如队列研究，也可能存在回忆偏倚。例如，在调查研究对象暴露因素的时候，可能由于回忆偏倚造成暴露因素分组的错分；同时，也可能由于回忆偏倚，导致其他相关因素收集结果不准确。

(二)暴露怀疑偏倚

暴露怀疑偏倚(exposure suspicion bias)指在病例-对照研究中，如果调查员事先知道研究对象的患病情况，在搜集资料时，会自觉或不自觉地采取不同的方法或不同的深度和广度来询问病例和对照，导致两组间产生系统误差。例如，对病例组采用面对面的询问方式，而对对照组采用信访，或者对病例的调查比对照更重视，追问更彻底。有些病因比较明确的疾病，采用不同的方式收集资料，所得到的结果会有较大的差异。

(三)诊断怀疑偏倚

诊断怀疑偏倚(diagnostic suspicion bias)指研究者事先已经知道被观察者过去的暴露因素，而且一般认为该暴露因素与疾病有关，因而在对疾病进行诊断时，对暴露者比非暴露者更加重视、仔细，可能因检查者的主观因素影响疾病的诊断。例如，对于一个可疑阳性的结果，在对暴露者进行诊断时易判为阳性，而对非暴露者易判为阴性。诊断怀疑偏倚多发生在对研究对象进行确诊时，如亚临床症状、不典型患者的确诊、药物副作用的观察以及疾病间的鉴别诊断等。

(四)说谎偏倚

与回忆偏倚不同，说谎偏倚(lie bias)是被调查者有意作假造成的。经常见于敏感问题的调查。所谓敏感问题，是指涉及私生活以及大多数人认为不便于在公开场合表态和陈述的问题，如私有财产、不轨行为、性问题、避孕方法、经济收入和中小学生吸烟情况等，如不注意调查方法、方式和措辞等，拒访率就会相当高。而且有一部分人会有意掩盖阳性行为，从而得不到真实情况，导致调查失败。另外，如在征兵或招工体检时，愿意参加者有可能隐瞒病史，而不愿意参加者则会故意夸大或捏造病史。

（五）诱导偏倚

调查者由于技术不当，或为了取得阳性结果，诱导被调查者做出某一倾向性的回答，从而产生诱导偏倚（inducement bias）。往往表现在对病例组做诱导而对对照组不做诱导或负诱导，由此产生虚假的结论。

二、信息偏倚的控制

信息偏倚的控制方法通常要在研究开始前就明确，同时在数据收集过程中要严格执行相关控制方法。在不同研究阶段信息偏倚的具体控制方法如下：

（一）研究设计阶段

（1）明确各个研究因素的定义，明确疾病的诊断标准。

（2）制定或选择明确、统一的调查问卷/工具。

（3）尽量采用客观量化指标进行调查。

（4）尽量采用封闭性问题。

（5）明确资料收集方法，且保证各组间收集方法相同。

（6）对调查员进行培训。

（7）制订有效的质量控制计划。

（二）数据收集阶段

（1）采用盲法收集资料。在搜集暴露或疾病资料时，研究者、研究对象都不知道研究对象的分组情况，从而减少了研究者或研究对象的主观影响，避免了暴露怀疑偏倚和诊断怀疑偏倚等。

（2）掩盖研究假说，避免研究假说影响数据收集工作。在资料收集过程中尽量保证客观公正，对每个研究对象都给予同等程度的重视。

（3）尽量把敏感性问题放在调查的后部，并采用适当的方法来进行调查，例如可采用随机应答技术（randomized response technique，RRT）等方法提高应答率和真实性。

（4）对关键性数据采用重复性/多重测量，从而提高准确性。

二维码 10-2
延伸阅读

（三）数据分析阶段

（1）采用电子调查设备或技术，从而减少数据录入、缺失、错分等错误。

（2）多人重复分析，确保分析结果的可信性。

（3）核查数据，或抽取一定比例数据重新调查。

第四节　混杂偏倚

一、混杂偏倚的概念

在病因研究中要分析某个病因与某种疾病之间的关联性时，其他因素的存在可能会对该病因与疾病的关联性产生影响，这样影响称为混杂效应(confounding effect)。这个效应通常导致该病因与疾病的关联性的真实性被歪曲，关联强度被放大或者缩小，这种与真实性之间的差异称为混杂偏倚(confounding bias)。起到混杂效应或产生混杂偏倚的因素称为混杂因素(confounding factor)。

(一)混杂因素需要满足的条件

混杂因素需要满足以下条件：

(1)该因素与研究疾病有相关性。

(2)该因素与暴露/危险因素有相关性。

(3)该因素不是暴露/危险因素与疾病因果关系中的一环。

(二)混杂因素的识别

评估一个因素是不是混杂因素，通常有如下几种方法：

(1)通过既往研究或专业知识和经验来判断。例如，年龄是吸烟与肺癌风险研究中危险因素(吸烟)与疾病(肺癌)之间的混杂因素。

(2)通过上述混杂因素的三个条件来判断。如果该因素三个条件都满足，那么该因素就是混杂因素。

(3)通过分层分析和10%法则来判断。先计算危险因素与疾病的相关性(例如用比值比)，然后在模型中调整该因素并重新计算相关性，如果后者的相关性指标相比前者的相关性指标变化超过了10%，则说明该因素可能是混杂因素。

例如，研究身体活动与心肌梗死的相关性，考虑年龄可能是混杂因素。经验证，年龄与身体活动有关(年龄越小，身体活动水平越高)，年龄与心肌梗死也存在相关性(正向关系)，而且年龄不是身体活动与心肌梗死因果关系的一环，因此年龄是该关联的混杂因素。另外，如果在身体活动与心肌梗死的Logistic回归模型中调整了年龄，两者相关性*OR*值较未调整年龄时的*OR*值变化超过了10%，那么也可以说明该因素是混杂因素。

在实际工作中，需要区别混杂因素与效应修饰因子(effect modifier)，后者也叫交互作用(interaction)。在这种情况下，危险因素与疾病的关联取决于该效应修饰因子，即两者的关联在效应修饰因子的不同亚组间是不同的。与混杂因素相区别的是，该效应修饰因子并不是一种偏倚。在通常情况下，按照因子亚组进行分层分析，如果各层相关性不同，那么说明该因子为效应修饰因子，或该因子与该关联存在交互作用。而对于混杂因素，即便进行分层分析，各层的相关性应该是差不多的。

二、混杂偏倚的控制

混杂偏倚可以在研究设计阶段和结果分析阶段进行控制，如果方法得当，混杂偏倚是完全可以得到控制或消除的。下面介绍常用的控制混杂偏倚的方法。

(一)研究设计阶段的控制方法

1.限制

若研究者认为某个因素可能是潜在的混杂因素，则可以对该因素的取值范围进行某种限制(restriction)。例如，在研究口服避孕药与心肌梗死的关系时，考虑年龄是可能的混杂因素，则选择34～44岁年龄组的妇女作为研究对象。又如在研究吸烟与冠心病的关系时，年龄与性别可能是潜在的混杂因素，则可规定研究对象限于40～50岁的男性居民。在这里性别作为二分类变量，从中选取一种；年龄作为连续变量，从中选取一个狭窄的范围，年龄范围越窄，混杂作用越小。

通过限制方法可以得到同质的研究对象，但是限制条件太多，有可能得不到足够的样本，因而得到的样本的代表性也会相应降低，结论推论时需谨慎。采用限制方法后也无法分析该因素与暴露的交互作用。

2. 随机化

随机化（randomization）指将研究对象随机分配到各个研究组中。随机化一般用于实验性研究中。随机分配的目的是使混杂因素均匀地分布在各个研究组之中。随机化分组分为简单随机化分组和分层随机化分组两种。简单随机化分组是指将观察对象直接按照随机化分配的原则进行分组，事先没有将研究对象按任何因素分组。简单随机化分组适用于对混杂因素不了解的情况。分层随机化分组是指在研究对象分组之前，将研究对象按某种因素先进行分层，然后再将各层的研究对象采用随机化分配原则分到各组之中。采用分层随机化分组控制混杂偏倚的效果较好。

3. 匹配

匹配（matching）是控制混杂偏倚的常用方法，指按照病例组（或暴露组）人群混杂因素的分布情况选择对照组人群，使得对照组的常见混杂因素分布与病例组（或暴露组）相同。匹配又分为个体匹配和频数匹配两种方法。一般来说，对某个因素进行匹配后，可以消除该因素的影响，提高统计效率。常用的匹配因素包括年龄、性别等。但是匹配后无法分析该因素与疾病间的关系以及与其他因素的交互作用。同时，在匹配时要防止过度匹配（overmatching）等错误。

还有一种基于匹配原理控制混杂因素的方法在某些领域应用越来越广泛，称为倾向评分匹配（propensity score matching）。该方法通过对多个混杂因素的考量计算出倾向评分，将倾向评分作为匹配因素对各组进行匹配，从而消除混杂因素的影响。该方法详细原理及操作方法见其他相关教材。

二维码 10-3
延伸阅读

（二）统计分析方法

在分析结果时，可以采用标准化法、分层分析法以及多因素分析等方法控制和消除混杂偏倚。以下通过实例介绍分层分析结合 Mantel-Haenszel 调整的方法控制混杂因素。以上提到年龄可能是身体活动与心肌梗死的混杂因素，我们对年龄进行分层分析（把研究对象分为＜40岁组和≥40岁组），得到表10-9的结果。

表 10-9　按照年龄分层的身体活动与心肌梗死的情况

身体活动	年龄＜40岁			年龄≥40岁		
	病例	对照	总计	病例	对照	总计
活动强度高	20	190	210	50	200	250
活动强度低	20	80	100	120	210	330
总　计	40	270	310	170	410	580

根据总人数，计算得到的 $OR=\frac{70\times290}{140\times390}=0.37$。而对于各年龄亚组，分别计算得到的 $OR_{<40岁}=\frac{20\times80}{20\times190}=0.42$，$OR_{\geqslant40岁}=\frac{50\times210}{120\times200}=0.44$。由于各层 OR 值近似，因此年龄是效应修饰因子的可能性很小。

根据 Mantel-Haenszel 调整 OR 值的公式，有

$$OR_{\mathrm{mh}}=\frac{\sum\frac{a_i d_i}{T_i}}{\sum\frac{b_i c_i}{T_i}}=\frac{\frac{a_1 d_1}{T_1}+\frac{a_2 d_2}{T_2}}{\frac{b_1 c_1}{T_1}+\frac{b_2 c_2}{T_2}} \tag{10-3}$$

$\frac{a_1 d_1}{T_1}=\frac{20\times80}{310}=5.16$，$\frac{a_2 d_2}{T_2}=\frac{50\times210}{580}=18.10$，$\frac{b_1 c_1}{T_1}=\frac{190\times20}{310}=12.26$，

$\frac{b_2 c_2}{T_2}=\frac{200\times120}{580}=41.38$，$OR_{\mathrm{mh}}=\frac{5.16+18.10}{12.26+41.38}=0.43$

原来的 $OR=0.37$，调整后的 $OR=0.43$，OR 值变化了16%，大于10%，因此可以认为年龄在身体活动与心肌梗死的关联中是混杂因素。在报道两者关联的结果时，由于存在混杂偏倚，因此只有使用调整后的 OR 值（即0.43）才是正确的。

以上通过计算调整 OR 值进而比较其变化程度的方法仅仅是众多统计方法中的一种，其他还包括通过构建多因素回归模型（研究一个因变量与两个或两个以上自变量的回归模型，具体参见相关统计学教材）判断相关性变化等方法来评估混杂因素。如果确定该因素是混杂因素，通常不能使用调整前的相关性指标作为结果，而应当使用调整后的指标作为最终结果。

总之，混杂偏倚的控制有多种方法，有时需要几种方法同时使用。对于混杂因素的判定，有时候不一定要完全依赖统计分析，还可根据既往经验和查阅有关文献进行综合考虑，同时，也要结合实际的临床意义。

小　结

在临床研究设计时，为了提高研究的真实性和研究质量，要严格控制误差和偏倚。误差包括系统误差和随机误差。偏倚是指在医学研究中产生的系统误差。偏倚按照性质可分为选择偏倚、信息偏倚和混杂偏倚三种。每种偏倚在临床研究中包含很多不同的类型，同时针对每种偏倚存在多种控制方法。只有充分掌握这些控制偏倚的方法，在临床研究设计、实施、分析及推论过程中合理运用，才能有效控制偏倚，从而提高临床研究的真实性和研究质量。

二维码 10-4
讨论文献

二维码 10-5
测验题

思考题

1. 请简述选择偏倚的常见种类及控制方法。
2. 请简述信息偏倚的常见种类及控制方法。
3. 请论述混杂偏倚需要满足的条件、常用的识别方法以及控制方法。

（马晓光编，朱益民审）

二维码 11-1
教学 PPT

第十一章　循证医学与 Meta 分析

在医学实践中，对同一临床问题不同医生提出的解决方法可能迥然不同，有时甚至截然相反。那么，临床医生为什么对问题的判断会存在差异呢？临床医生做出临床决策的依据是什么？在这些依据的基础上又是如何决策的？如何从散乱的现象中找出真正有效的诊断、治疗方法，如何判断不同疗法和处理之间的优劣，使患者获得最佳的治疗与照顾，这是当今医生必须解决的问题，也是患者最为关心的问题。循证医学正是在这种背景下悄然兴起的一门新兴学科。如何从浩瀚的信息海洋中筛选出所关心临床问题的最佳证据，正是循证医学所要解决的核心问题。

第一节　循证医学概述

一、循证医学产生的背景

早在 19 世纪中叶，法国 Pierre Louis 医生根据对患者的系统观察，对权威人士的针对伤寒患者的静脉放血疗法提出了异议；中国乾隆年间考证古文献的做法，可谓是循证医学的渊源。而"循证医学"这一概念的真正产生是在 20 世纪 90 年代，是为了能够便于临床医生总结各种医学实践、科研成果与传统医学理论经验，尤其是便于在存在意见不一致的情况下选择最优的决策方案。在当今医疗活动中，"循证"的概念已经越来越受到人们的重视，循证医学这一新兴的医学理念也正在快速地被人们所接受并得到了推广。人类疾病谱的改变、医学模式的转变、临床流行病学的异军突起以及信息网络技术和检索工具的不断完善，促进了循证医学实践活动的开展。

为了促进循证医学的发展，美国内科医师学会（American College of Physicians，ACP）组织的美国内科医师学会杂志俱乐部（ACP Journal Club）从 1990 年起，组织临床流行病学、临床有关学科及方法学专家，对国际上著名的 30 多种医学杂志发表的论著，有选择性地、系统地进行了分析与评价，精选最佳的研究论文，以摘要加专家评述的形式，作为 *Annals of Internal Medicine* 的副刊发表，向临床医生推荐，供循证医学实践之用。1995 年，Sackett 医生受聘于英国牛津大学，在英国建立了循证医学中心（Evidence-Based Medicine Center），相继出版了循证医学专著及由英国医学杂志和美国内科医师学会联合主办的循证医学杂志。为了全面地推荐国际上经过严格评价的最佳研究证据，自 1999 年起，该中心还整理并出版了 *Clinical Evidence* 专集，每年两期并公开发行，将经过专家筛选、严格评价及评论后的最佳研究成果推荐给临床医生并应用于临床实践。此外，1993 年国际上成立了 Cochrane 协作网（Cochrane Collaboration），广泛地收集临床随机对照试验的研究结果，在严格的质量评价的基础上，进行系统综述（systematic review）以及 Meta 分析（Meta-analysis），将有价值的研究成果推荐给临床医生以及相关专业的实践者，以帮助实践循证医学。

疾病谱的改变要求有新的医学实践。随着社会经济的发展，人类疾病谱发生了明显的变化，肿瘤、慢性病、心脑血管疾病等渐渐成为主体，一些传统的传染病（如鼠疫、天花等）得到了有效控制，但是又有一些新的传染病（如O139霍乱、禽流感、埃博拉等）出现甚至造成局部的流行。面对不断变化的人类疾病谱，旧的医学实践已经无法满足诊疗活动的需要，很难找出真正合理有效的治疗方法。因而，更加可靠和有效的临床实践是时代发展的要求和趋势。

临床医学模式的不断转变，推动了循证医学的产生和发展。传统的医学实践在应对疾病的诊疗过程中，容易掩盖权威、专家经验的失误，往往不能实施最佳的治疗方案。现代医学模式则是强调较少地运用经验，明显不同于以往传统的诊疗活动，进一步来说，现代医疗实践活动就是要求我们能够依据大量的可靠信息，来指导医生的临床决策。同时，医学相关学科，如卫生经济学、临床经济学的发展，要求医生的临床决策还需考虑疗效与经济等多个方面的影响因素。所有这些转变，都大大促进了追求最佳证据的循证医学的产生和发展。

临床流行病学为循证医学的产生和发展奠定了方法学基础。临床技能的提高和医学知识的更新，依赖于新的医疗科研成果和不断创新的科研方法。临床流行病学作为流行病学的一门分支学科，它在不断发展中产生新的临床科研方法，是临床决策者有效查找评价依据的科学理论，为循证医学的兴起创造了条件。如临床流行病学中的随机对照试验（RCT），应用科研设计的随机化分组原则，能够有效地消除一些混杂因素的影响，使获得的研究结果更为可靠。通过临床流行病学的方法分析和总结随机对照试验的研究结果，则可以为各种临床问题提供科学决策的依据。临床流行病学中的综合评价方法和系统评价方法的发展，使得大量临床科研成果信息能够进行量化综合评价，如Meta分析作为对随机对照临床试验结果进行综合分析的手段，越来越被人们所接受，现在Meta分析已经广泛地引入临床研究，促进了循证医学的应用。

计算机网络和信息检索工具的不断完善和更新，为循证医学的实施提供了技术支持。临床医生可以通过文献检索、网络搜索等方式获得大量的临床实践证据，如国际大型网络数据库Clinical Evidence、Cochrane Library、Medline、PubMed、Embase等的建立，为文献查阅和最佳证据的获得提供了便利条件。

我国于1996年正式成立了中国循证医学中心及Cochrane中心，组织了对全国临床医生和相关专业的人员培训，开展了广泛的国内外合作。各医学院校开设了循证医学课程，编写了循证医学专著以及国家级循证医学高级教材，推动了临床与预防医学实践，提高了医疗水平，产生了良好的效果。本学科正在全国迅速和健康地发展，这无疑会推动医学的进步与繁荣。

二、循证医学的定义

（一）定义

循证医学（evidence-based medicine，EBM）即遵循证据的临床医学，是指有意识地、明确地、审慎地利用当前的最佳证据制定有关的诊疗决策方案。最佳的医学科研证据、临床经验和患者的意见是实施循证医学的三大基本要素。简单地说，循证医学就是将医学文献库的最佳研究证据应用于患者，使每一个患者都能获得当前最佳的治疗与照顾。这就需要临床医生能够利用最佳研究成果(证据),并结合自身专业知识技能和患者的意见,作出最佳诊疗决策。

依靠当前最可靠的临床科研证据来进行医疗决策是循证医学的核心思想。循证医学的实践同时也是一种有组织、有计划的集体行为,通过系统研究医学证据来合理制定医疗卫生决策规范和提高医疗服务的效率。因此,从广义上讲,循证医学实施医学决策,包括对个体患者的循证诊疗实践和对群体的循证宏观决策两大领域。循证宏观决策中,目前发展较快的是循证保健,就是利用最佳的科研证据,结合卫生资源和人们的价值意识来制定针对患者群体或人群保健的策略和措施。

(二)循证医学与传统医学的区别

循证医学是在传统医学的基础上产生的,可以说循证医学来源于传统医学。但是,循证医学决策依据与理论基础又不同于传统医学。循证医学的主旨是在医学实践中要遵循科学的原则和最新的可靠证据,不能凭临床经验或过时的、不够完善的理论处理问题。而传统医学,大部分是依赖于医生的个人经验、实验室检查结果或专家们的主观判断等来制定诊疗决策。可见,循证医学源于传统医学的同时又不同于传统医学,它们之间的区别主要体现在以下几个方面:

(1)关注的对象和围绕的中心不同。传统医学主要是治疗“人患的病”,关注对象是疾病,围绕的中心也是病;而循证医学则是治疗“患病的人”,关注对象则是患者,其中心是人,因此,其临床决策充分考虑患者的意愿。

(2)决策证据要求不同。传统医学的决策证据来自临床医生的个人经验、一些体外实验和动物模拟实验、教科书上的理论知识、部分专家意见等,且没有全面地观察和系统搜集相关资料和信息;循证医学的证据,则要求有不断更新的相关研究报道的系统评价证据,并结合尽量多的传统医学所需的客观病史、检查数据等资料,采集证据时要求系统、全面地搜集相关内容的证据资料。

(3)证据评价在决策中的作用不同。传统医学临床决策很大程度上取决于个人认识,对证据的评价未能给予足够重视;相反,循证医学则是评价证据为利用证据的前提,并且有专门用于评价文献证据的方法,如 Meta 分析等文献综合评价方法。

(4)疗效判断的指标不同。传统医学的疗效判断依据主要从检查结果和部分主观判断依据的变化出发,如患者的病理改变、实验室检查指标的改变或影像学检查结果等这些中间指标来判断疗效;循证医学更加重视患者的生命质量,它要求以患者最终结局和生存质量为疗效判定的指标。

(5)医疗决策模式的差异。传统医学进行医疗决策时,较少考虑成本效益和卫生经济学等非医学专业领域的问题;而循证医学通过对最佳证据的分析判断和系统评价,并综合考虑效益和经济技术指标等因素来进行诊疗决策。

三、循证医学实践的目的与意义

循证医学实践有很强的临床性,是为了解决临床实践中的难题,充分地应用医学研究的最佳成果指导临床医疗实践,最有效地服务于患者,保障人民健康,同时也培养高素质的临床医务人员,促进临床医学发展。

随着循证医学的兴起及日益发展,循证医学似乎包含了医疗卫生各个学科领域。循证医学实践使用现代化的科技手段发掘与评价当今医学研究成果，遵循客观规律，做到将先进的理论有机地联系实际，解决具体的临床问题，从而使人们的认识提高到一个新的水平。实际上，这是人类认识世界的一个客观的过程，在当今信息科学、生命科学、医学等领域知识爆炸和经济全球化的条件下，人们认识和改造世界的水平达到一个新的高度。不尊重知识、凭经验和感觉、不按事物发展客观规律办事的行为，导致了较多的临床医疗失误。循证医学实践的目的归纳如下：

（1）加强临床医生的临床训练，紧跟先进水平，提高专业能力。循征医学要求临床医生既要有过硬的临床能力，具有敬业精神和创新进取精神，又要有高尚的职业道德，并以患者为中心，尊重患者自身价值取向。通过具体的循证医学实践，提高医学教育水平。

（2）弄清疾病的病因和发病危险因素。弄清有关疾病的病因和危险因素的证据，有利于指导健康者预防发病（一级预防），对于已经发病而无并发症的患者，也有利于预防并发症（二级预防）；对于有并发症的患者，有利于指导三级预防，达到降低病死率或致残率的目的。

（3）提高疾病早期的正确诊断率。对严重危害人类健康或预后较差的疾病，要掌握与综合运用诊断试验的证据，力争做出正确的诊断，为有效的治疗决策提供可靠的诊断依据。

（4）帮助临床医生为患者选择最真实可靠且具有临床价值的适用的治疗措施；此外，还能指导临床合理用药，避免药物不良反应。

（5）改善患者预后。分析和应用改善患者预后的有利因素，有效控制和消除不利于预后的因素，以改善患者预后和提高生存质量。

（6）促进卫生管理决策。将最佳的研究证据应用于卫生管理，可促进管理决策的科学化。

循证医学实践对临床医学以及预防医学的影响可大致概括为以下 5 个方面：

（1）促进医疗决策科学化，避免乱防乱治、浪费资源，因而可提高临床医学和预防医学水平，促进临床医学与预防医学的发展。

（2）促进临床医学与预防医学教学培训水平的提高，培养高素质人才，紧跟科学发展前沿。

（3）发现并攻克临床医学与预防医学难题，促进临床医学、预防医学与临床流行病学的科学研究。

（4）提供可靠的科学信息，有利于卫生管理决策科学化。

（5）有利于患者自身的信息检索，保障患者权益。

第二节　循证过程

一、循证医学的基础

循证医学是一个综合最佳临床科研证据、临床医生的经验和患者意向等多个方面的概念。循证医学实践的基本要素可以概括为以下几个方面。

（一）最佳的临床科研证据

获得当前最佳的临床科研证据是开展循证医学实践的最基本要素。最佳临床科研证据是指应用临床流行病学有关原则和方法，参照医学研究的质量评价标准，认为真实可靠、当前最新且有重要临床应用价值的成果或证据。最佳证据除了来自合理、严谨的基础医学研究，更主要的是来自以患者为中心的随机双盲对照试验。循证医学实践就是要把最佳的临床科研证据应用于临床医疗实践，指导医务工作者采用更加敏感、准确的疾病诊断方法，实施最佳、有效和安全的治疗手段。目前，最新、最科学的临床科研证据可以通过搜索比较权威的网站（如一些专门的循证医学网站）、查阅期刊以及检索相关数据库来得到，也可以通过全面搜集和严格筛选相关研究文献来获得，如运用 Meta 分析和系统综述评价方法等。

（二）高素质的临床医生

临床医生是循证医学实践的主要执行者，由其最终决定采用何种疾病诊疗方案。高素质的临床医生是医学实践的有力保障。作为循证医学实践的主体，医生所掌握的医学理论及临床经验、方法在诊疗实践中具有重要作用。为了能够更加有效地诊治患者，卓有成效地应对各种疾病和解决不同患者的疑难问题，临床医生必须能有效地利用最佳临床科研证据，并能不断更新和丰富自己的理论和方法。素质良好的临床医生不仅要能系统地搜集并评价最佳的临床科研证据，还要对就诊患者的健康状况进行全面检查，并能够做出合理的诊断，提出拟采用的最佳治疗方案。此外，临床医生是否具备崇高的医德和全心全意为患者服务的精神，也与其能否做出最佳临床决策密切相关。评价判断和利用证据的能力，扎实的医学知识和临床经验，以及建立良好的医患关系的能力等，都是临床医生有效实践循证医学的必备条件。

（三）临床流行病学的方法学基础

临床流行病学是评价和获得循证决策所需证据的研究方法论，又是决策者正确理解和利用证据所需要的基本工具，临床流行病学的基本科研理论和研究证据的评价方法是循证医学实践的方法学依据。临床流行病学不断产生和发展新的临床科研方法，不仅为循证决策提供了针对所需证据的研究方法，而且能够帮助使用者正确理解和利用证据。依据临床流行病学的基本理论形成了一定的学术判断标准，其对临床研究设计的科学性、观察指标的合理性、研究报道的真实性进行评价、分析，并依据研究过程和文献中是否存在有关偏倚和混杂因素的影响及其可被接受的程度来评价医学文献的临床意义。此外，循证医学中定量综合和系统评价的原理都源自临床流行病学的基本思想。因此，临床流行病学的原理和方法在循证医学的研究设计、资料搜集、证据评价和决策实施等方面都有重要的作用。

（四）患者的参与

患者也是医疗实践的主要参与者之一，是循证医学实践活动的中心，只有取得患者对临床决策的积极配合，才能取得最佳的临床疗效，因而平等友好的医患关系也是正确实践循证医学的又一关键。循证医学要求在医疗实践过程中充分考虑每个患者的期望，让患者参与对其治疗的选择过程。患者对自己所患的疾病的恢复都极为关注，有着强烈的欲望，也希望能够参与临床决策；而对于医生来讲，诊疗决策必须充分了解各种情况的利弊，当然也包括从患者方面考虑，如患者的心理需求、经济承受能力等，只有这样才能得到患者和家属的合作与支持，达到更好的治疗效果。简单地讲，循证医学的实施应该建立在尊重患者的正当权益与患者友好合作的基础上，这样才能取得患者的高度依从性，保证诊疗活动有效开展，并能产生最佳效果。

(五)其他外部条件

上述因素作为循证医学实践的主要基础,它们相互之间有机构成了循证医学的整体框架。但是,循证医学的有效开展,还受到一些其他因素的影响,如文献数据库的检索工具条件限制、现代医疗检验设施可获得性等。同时,搜集和运用最佳的临床科研成果时,必然会涉及相应的工具、条件、设施和一系列其他物质条件,如网络信息资源的获取就需要有计算机网络条件等的支持。

二、循证医学实践的一般过程

(一)提出问题

实践循证医学的第一步就是提出问题。针对各异的患者,临床医生通过采集病史、体格检查,收集相关检测结果,分析论证,找出所需解决的临床疑难问题,如诊断、治疗方案选择、预防、预后等。作为医生,在日常工作中会经常遇到许多无法确定的情况,需要通过多方查证而不断更新知识。因此在拟定具体的问题后,只要问题适宜,即可把范围限制在非常相关的研究上,从而提出具体问题以提高效率。

在提出一个具体的临床问题时,可将问题根据 PICO 模式分解为四部分,其中,P 指特定的患病人群(population/patient),I 指干预措施(intervention/exposure),C 指对照组或另一种可用于比较的干预措施(comparison/control),O 为结局(outcome)。每个临床问题都应由 PICO 四部分构成。例如,欲了解乳腺癌患者手术与化疗次序不同是否影响患者的生存率和毒副作用,则 PICO 的四个部分分别为:①确诊为乳腺癌并具有化疗与手术指征的患者(P);②先行新辅助化疗后再进行手术作为观察组(I);③传统的先行手术后进行辅助化疗作为对照组(C);④生存率、肾脏和心脏毒副作用作为结局指标(O)。总之,要提出一个好的临床问题,需要具备系统扎实的基础知识与临床专业技能,深入临床实践,跟踪本专业研究进展,学会从患者的角度考虑问题,提出质量高的临床问题。

(二)检索文献和搜集证据

循证医学这一概念强调获得最佳证据。搜集研究证据是循证医学实践过程中一个不可缺少的重要步骤。检索文献寻找证据就是通过系统的文献检索得到最新、最全面的证据,为循证医学实践奠定坚实的基础。医学研究证据的来源,包括与科研证据相关的数据库、循证医学教科书、循证医学期刊和一些系统综述的出版物等。当前国内的文献数据库主要有中国生物医学文献数据库、万方数据库、维普数据库和清华学术期刊网等。国际上经过专家严格筛选和评价的最佳、最新证据的资料主要来源于 Medline 数据库(http//www. ncbi. nlm. nih. gov)、*Journal of Evidence-Based Medicine*、*Cochrane Library*(季刊)等。

(三)证据的严格评价

证据的严格评价即评价这些资料或文献的科学性、可靠性和临床适用性。现代医学的信息量大,各种研究成果不断被发表,这些研究成果质量不一、内容多样,然而并不是所有的证据都是有效、正确的。循证医学的主旨思想是要建立在当前最佳的临床科学研究成果的基础之上进行决策,因而必须对所获得的证据进行客观评价,以便获得最佳研究证据。证据的评价,对于临床问题的分析和决策都有着至关重要的意义,它能够直接影响临床医生最终诊疗方案的确立。根据临床实践所提出的问题,系统全面地检索相关文献,采用临床流行病学以及循证医学研究质量评价标准进行评价，从而得到更为确切的结论以指导临床决策。

（四）应用最佳研究证据

将最佳研究证据应用于临床活动，是以患者为中心的循证医学最后要实现的目标。应用最佳研究证据来指导临床决策，也就是在临床诊疗活动过程中应用那些有用的研究证据。将经过严格评价后所获得的真实可靠且具有临床应用价值的最佳证据，结合临床经验及患者具体情况，指导临床决策，以期得出最佳的诊疗方案。如果应用这些证据能够解决所提出的临床问题，那么可以把该证据作为相关临床实践决策活动的依据，进一步服务于临床；反之，对于经过严格评价后认为不可靠的证据，或者无效的治疗措施，则应停止应用或废止，并考虑根据该临床问题开展高质量的临床研究，探索新的诊疗方案。当然，在证据应用时也需要充分考虑其实用性，临床医生应该在仔细采集病史、体格检查和实验室检查基础上，根据具体情况谨慎地做出判断，明确此项研究结果能否用于自己所诊治的患者，取得最佳的预期效果。

（五）通过实践不断提高临床决策水平

应用最佳临床证据开展诊疗活动后，循证医学还要求对应用的结果做出评价，这就是所谓的后效评价。如果根据最佳临床证据，并结合临床经验与患者个体情况所做出的治疗决策能够取得当前最佳效果，则可以依据这些证据建立有效的理论，直接服务于临床，不断提高临床诊疗学术水平和医疗质量。如果评价的结果表明治疗效果不理想，则应通过进一步检索研究文献和更有效的临床科研实践来寻找最佳方案。循证医学实践是一个动态变化的医疗活动，临床医生应进行具体分析并客观评价工作中的成功经验或失败教训，重复进行“问题—证据—实践—问题”的循环过程，不断提高诊疗活动的质量。

循证医学实践活动的基本流程可归纳为图 11-1。

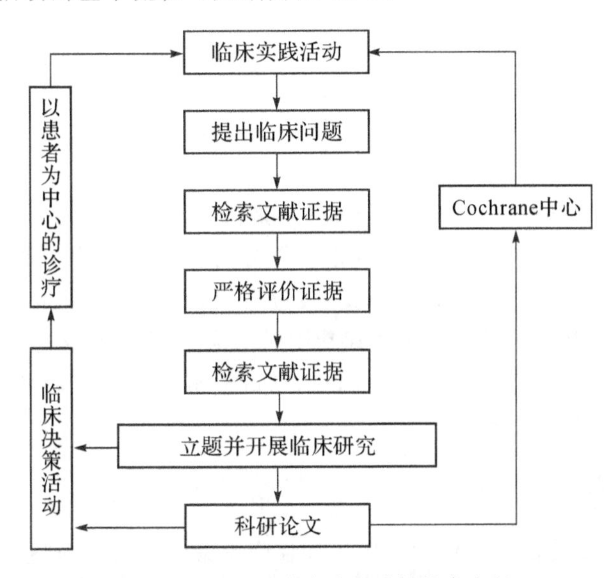

图 11-1　循证医学实践活动的基本流程

三、循证医学的决策分析

决策是指人们为了解决所面临的问题而进行的计划、方案选择并实施的过程。临床决策(clinical decision)是指为了解决临床诊疗过程中所遇到的诊断、治疗等各种临床问题，在权衡了不同临床治疗或诊断方案的风险和收益后做出对患者相对有益的选择。决策分析是一种帮助医生做出临床决策的定量统计分析方法，它强调在有效的科学证据的基础上，综合多种信息，分析评价各种备选治疗方案，最终确定对患者最有益的临床选择。决策分析通常有以下步骤：确定备选方案；预测每个方案可能出现的各种临床结局；确定发生这些临床结局的概率，以及各种结局的效用值；综合分析并做出选择。以上每个步骤都应强调以有效的研究结果和临床实际情况为基础。

模型分析(model analysis)是决策分析的主要手段之一。通过随机对照临床试验，我们能够确定某种新治疗方法的近期临床效果，但这些治疗方法的远期结果如何，在患病情况不同、经济背景不同的人群中的应用是否能得到相同的结果，对卫生资源的影响如何等问题，往往无法在短期内通过临床试验或前瞻性研究得到结论，在这些情况下应用模型分析可以提供所需的决策信息。

决策树模型分析是最经典和最常用的决策分析方法，它结合每种决策的风险(risk)和该决策所带来的收益(benefit)计算该治疗策略的期望(value)，比较哪种决策会给患者带来最好的期望效益，所以也称为期望值决策(expected-values decision making)。例如，女性患者，50岁，已确诊为乳腺癌Ⅲ期。现有研究证据对先行手术后进行辅助化疗与先行新辅助化疗后进行手术相比，在生存率和心肾不良反应方面哪个治疗方案更好尚存争议。因此，对于该患者先进行哪种治疗方法，就是一个决策问题，临床上可以有两种选择：一是先行乳腺癌根治手术，二是先行新辅助化疗。可根据相关的临床证据计算风险-收益比来决定选择哪种治疗方案。

Markov模型是近年来在慢性病治疗决策中应用较多的一种分析模型，通过模拟疾病长期的发展过程，计算各种治疗或诊断方法对患者的远期影响来评价每种临床方案。Markov模型在疾病预测中将所研究疾病的发病率划分为若干状态，把时间按观察间隔分为几个时间段，再计算各状态间的转移次数，确定概率转移矩阵，由矩阵中最大转移概率做出预测；在决策分析中将研究疾病按其对健康的影响程度划分为多个不同的健康状态，结合各状态在一定时间内相互间的转换概率模拟疾病的发展过程，根据所有状态上的健康结果和资源消耗经过反复运算，对疾病发展的结局及医疗费用做出预测；在疾病筛查措施评价中将某疾病的自然病程分为若干状态，确定循环周期，分别分析模拟筛查和不筛查人群，据此估计筛查的效果和费用，并进行增量分析。

四、循证医学的临床应用

循证医学的任务是让医务工作者应用各种临床试验研究结果为临床工作的开展提供依据，尤其在临床决策时，当临床医生面临一些不够明确的临床问题时(如是否该对可疑患者进行进一步检查，是否对患者进行治疗，如果治疗，采用何种方案为最优、对患者的损失最低且效果最好等)，可以遵循以往的研究证据来做出最合理的决策。同样，循证医学不仅仅可以用来指导临床医生的决策，其循证的理念还能够用于指导卫生保健等领域以及医疗政策制定等。

循证医学同时也推动了医学相关学科的发展，它的思想能够帮助我们寻找医学发展中存在的问题、迫切需要解决的问题，并能够根据临床问题提出一定的科研思路。例如，循证医学指出，所有临床实践应根据最好的证据，当存在某些措施和方案不够完善或无法满足实践需要时，就能够促进该领域的创新研究。

第三节　循证医学的证据评价

一、医学研究证据的分级

质量评估包括对研究的内部真实性和外部真实性的评价。前者涉及研究的方法学质量，即研究设计和实施过程中避免或减少偏倚的程度；后者涉及研究结果外推的程度。目前已经发表了上百种质量评价工具来评价各种设计类型的文献，没有哪一个是金标准，研究者应该根据研究目的仔细选择恰当的评价工具。近年来，Cochrane 协作组建议定性评价更为客观，在《Cochrane 干预措施系统评价手册》(第 5 版)中提出的评价标准包括：对随机分配方法、隐蔽分组、盲法、不完整资料、选择性报告偏倚和其他偏倚来源等 6 个方面进行评价，对 6 个条目采用"yes"、"no"、"unclear"三个等级进行判定。"yes"指方法描述清楚且正确，或资料完整，或无选择性报告偏倚等，表明发生偏倚的可能性低；"no"指方法使用不当，或未使用隐蔽分组，或资料不完整，或存在选择性报告偏倚及其他偏倚等；"unclear"指文中未描述，情况不详，表明发生偏倚可能性的程度不明确。证据分级与研究设计的关系如图 11-2 所示。

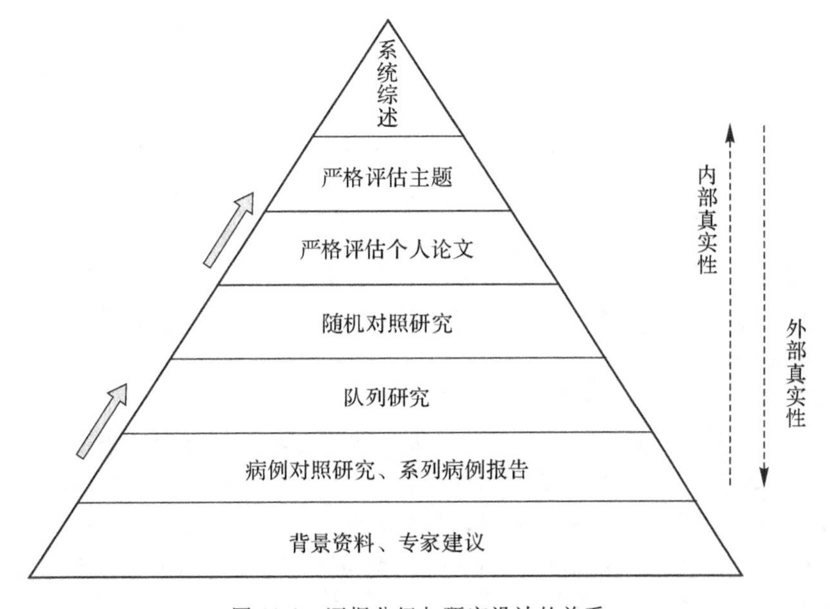

图 11-2　证据分级与研究设计的关系

二、医学研究证据的评价内容

(一)科学性的严格评价

影响一项研究证据的科学性的因素主要来自以下 5 个方面：

1. 研究方案的设计

医学研究方案的设计涉及临床研究问题的选取、方案的选择、结果指标的选择以及最后的统计分析等多个方面。不论采用何种研究方法，所得到的各种研究证据都会存在一定的偏倚和局限性。目前认为，严格的随机对照研究设计受到的干扰较少，并能够很好地控制偏倚、增加可比性，使研究结果更加可靠，真实性、科学性也高。如果在一定研究样本的基础上，对患者、研究者和结果分析人员采取盲法观察的话，研究结果的科学性和可靠性更高。

2. 研究对象的选择

医学研究证据的评价结果最终要应用于指导具体某个患者或某种疾病的临床决策。因此对于这种具体疾病的判断和患者的选取要有统一的标准，即有规范化的研究对象纳入标准和排除标准，并按照随机原则进行分组，这样所得的研究结果才能有充分的科学性和可靠性。根据临床流行病学的统计分析方法要求，特定的研究设计的医学研究和临床试验，如果要提高结果的可靠性，并同时降低假阳性率(Ⅰ类错误)和假阴性率(Ⅱ类错误)，需要通过增加研究对象数量的方法。但是，在临床医学研究中，增加样本量会给科研的实施带来难度，并且还会加大研究成本的投入。因此，一项可靠合理的医学研究，要求有统一的患者或对象选取标准，并能够根据研究设计、统计分析和实际情况选取适量的样本量来进行。

3. 影响结果的因素

临床研究的结果判断，也就是观察指标的选择，通常是根据特定研究目的确定的。研究结果的正确观察和记录与研究证据的质量关系密切，能否对终点指标做正确的观测，直接影响到结果分析和处理，最终也就会影响到研究证据的可靠性和科学性。虽然，一些如死亡、康复等终点指标比较容易观测，但在临床研究中有许多效应指标的判断或测量有难度，特别是一些非定性或模糊指标的观测，如影像学检查结果、细胞计数、心理感受指标等。此外，即使是同一个人在不同时间或不同情况下对于同一效应的判断上也可能存在不一致。对不同的观测结果，可以进行一致性检验，如 Kappa 检验等，来判断测量偏倚是否存在或存在的大小，用于评价文献的可靠性。因此，在观察结果或效应指标的选取上尽量使用那些客观、定量、灵敏度和特异度均高的指标，并结合考虑临床上的实际应用，减少和避免测量偏倚。

4. 资料的采集与整理

医学研究结果最后都是要通过数据或其他信息的方式来反映的，因而准确、客观地搜集和整理数据对于研究证据质量的影响也非常大。数据的收集和整理过程中，工作者不能带有任何主观的意愿，最好能够遵循研究方法的原则，减少研究的信息偏倚，提高证据的真实性和科学性；如实地搜集研究信息，避免因为研究设计最初的目的需要而夸大或隐瞒结果，也不能按个人意愿对数据任意取舍，否则将会大大降低研究证据的可靠性和真实性，不能如实反映出研究结果的有关信息。

5. 统计分析方法

临床流行病学和各种现代统计软件为医学研究提供了多种资料分析和处理的方法，按大的方面来分主要有参数检验和非参数检验。前者主要是指针对正态或近似正态分布总体

的 t 检验、u 检验等;后者指用于非正态或分布类型未知的总体的秩和检验等。不同的类型需要不同的统计分析方法,各种不同的统计分析方法得到的结果信息量存在很大差异,一般来讲参数检验能够比较准确和全面地反映出研究结果中的信息,所得的结果也更为真实可靠,但是它有比较严格的适用条件,对资料的性质、数据的分布类型都有严格的要求;相反,非参数统计分析方法则应用范围广,但容易丢失资料中的信息,准确性较低。盲目地应用统计方法,往往容易导致错误的结果。

(二)真实性的评价

一定程度上说,研究证据的科学性可以由其真实性来体现,根据对证据评价角度的不同,可以将研究证据的真实性分为内部真实性和外部真实性两个方面。研究证据的内部真实性是指研究所获得结论的真实性,它主要体现对该研究的设计方案、纳入对象的选择标准、指标的选择和观测,以及对研究结果进行整理和统计分析等多个方面的评价。真实度越高,这项研究就越有价值。研究证据真实性的评价过程如表 11-1 所示,由表 11-1 可见,选择可靠性高的研究证据,必然是具有科学严谨的设计方案,严格明确的诊断和纳入、排除标准,对各种偏倚有着良好的控制,同时统计分析方法选择合理,Ⅰ型/Ⅱ型错误都较小。

表 11-1 循证医学证据的分级

可靠性分级	证据来源	评 价
Ⅰ级	按照特定病种的特定治疗法收集所有质量可靠的 RCT 以及对其所做的系统性评价或 Meta 分析	可靠性最高(金标准)
Ⅱ级	单个的样本量足够的 RCT 研究	可靠性较高,推荐采用
Ⅲ级	设有对照组但未采用随机分组的研究;病例对照研究和队列研究	可靠性一般,可以采用
Ⅳ级	无对照的系列病例观察	可靠性较差,可供参考
Ⅴ级	专家意见、描述性研究、病例报告	可靠性最差,仅供参考

研究证据的外部真实性主要是指研究证据的代表性,在某种程度上可以指一项研究的重现性。外部真实性的评价是指在类似的研究条件下可以获得相同、相似、不同甚至相反结果的评价。它与内部真实性相对应,一项研究的外部真实性越高,意指该研究越具有普遍性意义,在相同研究条件下出现相同或类似结果的可能性越高。目前一般运用文献综述的评价方法,可以对多个不同的临床研究加以综合、分析,这样得出的结论更加稳定可靠,比单个研究的外部真实性要高。

(三)重要性的评价

循证医学实践不仅有助于临床医生的诊疗决策,还能用于指导实施疾病的预防保健措施、制定相关卫生政策。运用循证医学的方法有助于探索发病的原因与危险因素,并通过系统评价来协助疾病的早期诊断,提高诊断的准确性。在确诊患者的诊疗活动中,循证医学的方法又可以指导临床医生做出合理正确的临床决策,采用最佳治疗方案和尽可能地改善患者预后。对于具体某一研究证据用于指导临床活动后,是否真正有成效,其临床意义到底如何,则需要我们对研究证据应用后的临床效果进行严格评价。通过关联强度的大小可以评价研究证据的重要性,评价指标主要有以下几个方面:

(1)干预试验效果指标:发病率、患病率、预期事件发生率/实际发生率的比值等。

(2)疾病诊断试验效果指标：诊断标准的灵敏度、特异度、诊断指数、约登指数、可信度和ROC曲线等。

(3)临床治疗研究效果指标：痊愈率、治愈率、病死率、有效率等。

(4)临床流行病学病因学研究的考核指标：相对危险度、比值比、归因危险度和人群归因危险度等。

(5)其他考核指标：卫生经济学的成本效益分析、成本效果分析、需要治疗的总例数等。

(四)临床适用性评价

一项研究证据应用于临床，经过上述的证据真实性以及临床意义上的严格评价之后，还需要对其临床实用性进行严格评价。一些研究证据的临床应用价值，除了考虑研究设计、结果等的内部真实性以外还要关注患者的具体情况，如病情严重程度、社会支持情况、家庭经济状况等，并且要考虑现有的医疗资源和环境、医生的专业技能水平。因此，对于研究证据的采用与否，不能只是盲目地参照所得证据真实性的严格评价结果，同时还要综合考虑证据的临床意义与实际适用性。

第四节　系统综述与Meta分析

一、系统综述概述

随着循证医学的发展，如何系统地总结既往的研究成果，为循证决策提供高质量的证据日益受到人们的重视，系统综述和Meta分析已被公认为客观评价和合成针对某一特定问题的研究证据的最佳手段，通常被视为最高级别的证据。系统综述是指针对某个主题进行的二次研究，在复习、整理和分析针对该主题的全部原始文献的基础上进行概括。综述过程要依照一定的标准方法。一个系统综述研究可能只包括一种类型的研究，也可以是不同研究方法的综合。系统综述应具备如下特征：清楚地表明题目和目的；采用综合的检索策略；明确研究入选和排除标准；列出所有入选的研究；清楚地表达每个入选研究的特点并对它们的方法学质量进行评价；阐明所有排除研究的原因；采用统一的格式报告研究结果；如果可能，对合成的结果进行敏感性分析和亚组分析，或使用Meta分析合并符合质量标准的研究的结果。

(一)Meta分析的产生、定义

二维码 11-2
延伸阅读

Meta分析是系统综述中使用的一种统计方法。“Meta”为希腊词，意为“after，more，comprehensive，secondary”，我国曾翻译为后分析、荟萃分析、元分析、综合分析等，目前“荟萃分析”一词相对使用较多。Meta分析是一类统计方法，用来比较和综合针对同一科学问题所取得的研究结果。比较和综合的结论是否有意义，取决于这些研究是否满足特定的条件。Meta分析是循证医学中用于文献研究的评价方法，可定义为数量化的严格综述，它是汇总具有相同目的的多个独立研究结果，并分析和评价其合并效应量的一系列过程。Meta分析与传统的文献综述既有联系又有区别，两者都是同类研究结果的综合评价，但它们的评价方法不同，Meta 分析为定量的系统评价，而传统的文献综述依赖综述者的主观分析来进行定性评价。

（二）Meta 分析的作用和局限性

近年来，随着科研投入的增加，同类或相似研究报道不断出现，为了有效节省研究资源，减少不必要的重复试验，并能更加全面共享科研成果，采用定量化评估的 Meta 分析就越来越受到人们的重视。Meta 分析在医学领域应用范围广泛，在诊断、治疗、药学、危险度评价、干预措施、预防对策及临床试验、流行病学等领域发挥独特的作用。Meta 分析在医学研究领域中的应用主要有以下几个方面的作用：

1. 增加统计功效

由于单个临床试验往往样本量太小，难以明确肯定某种效应，而这些效应在临床上来说有可能是重要的，关系到一种新的治疗方法能否用于临床等。而 Meta 分析则可以有效综合各个类似研究结果，增加了样本量，从而提高统计效能，特别适用于由于研究病例难以获得、研究样本太少很难得出正确结论的情况。通过 Meta 分析综合同一目的的研究可以有效增强结果的统计效能，提高结论的论证强度。

2. 解决各研究结果不一致的问题

对同一个研究问题的研究，可能会因研究水平、研究对象、实验条件、样本含量等不同，各临床试验结果不尽一致，有时甚至存在歧义，这个时候可以利用 Meta 分析方法汇总各个研究结果并定量估计研究效应的平均水平，得到对该问题全面的、科学的结论。同时，Meta 分析的结果还能够随着新的科研项目的开展、根据综合的结果进行补充和改进。

3. 研究寻求新的假设和研究思路

Meta 分析方法通过对各项研究结果的定量综合评价，还能够提出原来各个研究中未提出的问题，回答单个临床试验不能回答的问题。Meta 分析用于对随机对照试验设计所得的结果进行综合评价，还能够发现以往研究的不足之处，提出一些尚未研究的新问题和研究方向。

Meta 分析的应用现在已经越来越广泛，但许多学者对其评价结果提出了质疑，Meta 分析作为一种定量化的系统综述，其分析过程中存在很多不足和局限性。首先，Meta 分析存在许多难以控制的偏倚，Meta 分析是对现有研究的再次分析，其资料来源受到多方面的限制，其中有未发表文献，同时存在发表偏倚问题，而且即使是良好的随机对照试验其本身也有不足，如观察时间难以达到理想要求、安慰剂效应、研究人群选择差异以及统计分析误差等。其次，Meta 分析结论是相对的。Meta 分析可能会导致“苹果和橘子问题”（apples and oranges problem），Meta 分析的基础是各研究在某些方面相同，在此基础上分析各研究具备的共性（水果的性质）和区别，在这种意义上说将苹果和橘子放在一起分析是必要而有意义的。对于那些研究方法存在较大差异的单项研究来说，一个较好的 Meta 分析法应该将这种差异考虑在内，设置必要的调节变量。因此，Meta 分析的结论不是一成不变的，它只是对现有资料综合分析的结果，随着新的研究资料的不断收集，其结论应及时更新。Meta 分析所得结论的权威性和科学性也是相对的，主要是由于不同研究的异质性和研究资料及其数量需要不断积累。最后，临床中大量的诊疗研究还未纳入 Meta 分析，许多疾病的治疗尚无法定论甚至结论互相矛盾。Meta 分析的结果在推广应用时，也应该注意干预对象的生物学或文化差异、干预措施差异等。

二、Meta分析的一般过程和步骤

不论是定性资料研究还是定量资料研究结果的Meta分析，在实施过程中均有相同的分析步骤，具体可以分为：提出问题，确定研究目的；检索和收集原始文献；质量评定和筛选文献；文献汇总和统计分析；对结果的可信程度分析。

（一）提出问题，确定研究目的

根据拟解决的那些存在分歧或争议的重要问题，确定一个清楚的、重点突出的问题，以进行科研设计并制定研究方案。提出研究问题、明确研究目的是Meta分析最重要和最基本的一步，而且提出问题的过程也是系统复习文献的过程。

（二）检索和收集原始文献

Meta分析是对众多相关文献的定量综合，文献的获得是进行分析的前提和保证。查找文献，可借助计算机检索，也可以仔细查找期刊目录、综述性文献以及临床试验登记资料，必要时可咨询研究领域的专家。文献的查找力求全面，不得遗漏对结果有重要影响的论文，需要包括公开发表和未发表的文献。同时，还需要逐一仔细复习有关原始文献，记录研究工作的特征，包括文献类型、发表年月、设计方法、样本大小等。文献检索全面与否将直接影响纳入研究是否全面、客观和真实，并将最终影响Meta分析的有效性。临床医学研究中，常用的文献检索网站如下：

1. Cochrane协作网

Cochrane协作网（www.cochrane.org）是一个国际性组织，旨在通过制作、维护决策所需的系统评价证据，并提高可及性，帮助人们制定遵循证据的（知证）卫生政策。为可靠合成针对某特定问题的当前所有证据，系统评价考虑到某一干预措施效果的所有证据，始终坚持科学可积累且可促进决策的原则。该协作网自1993年成立以来，得到迅速发展，已在临床医学所有专业及其分支领域建立了52个Cochrane系统评价小组（Cochrane Review Groups，CRGs）。Cochrane系统评价数据库每年出版4次，每次都有新的评价和更新后的评价。2008年第1期的Cochrane系统评价数据库载有3000余篇Cochrane评价和1700余篇评价计划书。中国Cochrane中心于1999年在四川大学华西医院正式注册成为国际Cochrane协作网的第14个中心，也是亚洲第1个中心，旨在协调本地区收集原始的临床研究资料，制作系统评价，开展高质量的临床科研，为临床医学实践传播最新、可靠的证据。

2. PubMed

PubMed全称为生物医学期刊文献数据库，它是由美国国家生物技术信息中心（National Center for Biotechnology Information）于2000年4月开发的基于互联网的免费检索服务系统。由于是摘要数据库，PubMed仅提供文献的著录项目和摘要，如果需要进一步了解全文内容，用户可以通过其提供的链接进入全文数据库获取文献。PubMed收录的文献因主题内容、收录时间和标引状态不同而存在于Medline、PreMedline、OLDMedline和Publisher-Supplied Citations数据库中，并被赋予不同的标注以示区别，其中的Medline数据库是PubMed最重要的组成部分。Medline是美国国立医学图书馆中最主要的文献数据库，也是目前世界公认的最具权威的生物医学文摘数据库，它收录了70余个国家4900多种生物医学期刊的题录与文摘，内容涉及医学、护理学、牙科学、兽医学、卫生保健和基础医学。

因其具有信息量大、使用方便、更新速度快、提供多种检索方式、具有多种输出方式和相关文献链接功能等优点而成为医学科研人员获取医学文献信息的首选。

3. Embase

Embase 是 Elsevier 公司推出的针对生物医学和药理学领域信息所提供的基于网络的数据检索服务，综合了 Embase《荷兰医学文摘》与 Medline 数据库的内容，是目前世界上最大的综合性生物医学数据库，收录有累计来自 70 多个国家的 7000 多种生物医学及相关期刊。Embase 时滞短、更新快，每日添加 2000 多条新记录。独有的 Emtree 主题词表，覆盖所有 MeSH 术语，在 Embase 和 Medline 之间检索，可自动进行主题词对照检索。Embase 收录文献内容广泛，不仅包括基础和临床医学，还包括与医学相关的许多领域，如药物研究、药理学、配药学、药剂学、药物副作用、毒物学、生物工艺学、保健策略与管理、药物经济学、医疗公共政策管理、公共职业与环境卫生、药物依赖性及滥用、精神科学、替代与补充医学、法医学和生物医学工程等。可以说，Embase 是获取权威的高质量以及最新的生物医学和药理学信息的专业检索引擎。

(三)质量评定和筛选文献

文献质量评定主要是选择符合要求的纳入文献，即按照一定的文献纳入评价标准，对资料进行评估，并结合相关研究的质量评定来决定取舍。评价标准，可根据具体研究目的、研究设计类型、处理因素或暴露、研究结局、研究开展时间、文献发表年限和语种、样本大小以及多重发表的处理和提供信息完整性等来制定。

评价文献质量的方法较多，由于这些评价方法易受文献报告质量和文献评估者的主观因素影响，尚缺乏共识。如本章第二节所述，《Cochrane 干预措施系统评价手册》(第 5 版)要求，文献质量评价采用由 Cochrane 协作网的方法学家、编辑和系统评价员共同设计的偏倚风险评价工具(表 11-2)。该 RCT 研究的评估方法对每一条的判断均有明确标准，减少了评估者主观因素的影响，保证了评估结果的可靠性。

表 11-2　Cochrane 协作网偏倚风险评价工具

评价条目	评价内容描述	具体评价问题
随机分配方法	详细描述产生随机分配序列的方法，有助于评估组间可比性	随机化分配序列的产生是否正确?
分配方案隐藏	详细描述隐藏随机分配序列的方法，从而帮助判断干预措施分配情况是否可预知	分配方案是否有效地隐藏?
盲法	描述对受试者或试验人员实施盲法的方法，以防止他们知道受试者的干预措施，提供判断盲法是否成功的相关信息	盲法是否完善?
结果数据的完整性	报告每个主要结局指标的数据完整性，包括失访和退出的数据。明确是否报告以上信息及其原因，是否采用意向性分析	结果数据是否完整?
选择性报告研究结果	描述选择性报告结果的可能性及情况	研究报告是否提示无选择性报告结果?
其他偏倚来源	除以上 5 个方面，是否存在其他引起偏倚的因素?若事先在计划中提到某个问题或因素，应在全文中作答	研究是否存在引起高度偏倚风险的其他因素?

(四)文献汇总和统计分析

Meta分析方法的基本思想是按研究计划搜集同一研究的各个单个试验中的数据计算效应指标,如比值比(OR)、相对危险度(RR)、率差(RD)、均数差(mean difference, MD)等进行综合加权,估计合并后的平均效应值,从而得出可靠的结论。这些统计分析可以利用Meta分析软件,如Cochrane协作组提供的免费软件Revman或商业软件,如Comprehensive Meta-analysis进行,也可以采用Stata、SAS等软件中的相应模块进行。

1. 异质性检验

异质性检验(heterogeneity test)即统计量的齐性检验,是Meta分析的重要一环,目的是检查各个独立研究的结果是否具有可合并性。各独立研究的设计不同,进行试验的条件不同,试验所定义的暴露、结局及其测量方法不同,加之协变量的存在,这些均可能导致异质性的产生。异质性的出现应被看作有利的,不应当回避,这是因为通过寻找异质性的来源有助于发现问题,提出问题,有利于开展新的研究。因此,在进行Meta分析时要特别注意资料的可合并性,如果原来各个独立研究的结果缺乏一致性,那么调查者对资料的汇总要慎重,这是因为Meta分析对于干预措施的效果是做平均估计,如同所有的平均值,如果合并生成的均值来源差异太大,得出的均值将毫无意义。这时重点要探讨造成差异的可能原因,如:①临床异质性(概念上的异质性),如对象的特征、诊断、干预、对照、研究地点、评价结局不同;②方法学异质性:研究设计与质量不同;③统计学上的异质性,不同试验中观察得到的效应,其变异性超过了机遇(随机误差)本身所致的变异性。

异质性检验有多种方法,通常可以采用卡方检验,检验的零假设为各项研究的总体效应值相同。Meta分析常用软件均具有自动进行异质性检验的功能,作者只需根据χ^2、P值和I^2来评价有无异质性及其大小就可以。其中I^2是定量衡量异质性大小的指标,表示由于异质性而不是抽样误差导致的研究间变异的百分比。$I^2 = (H^2 - 1)/H^2 \times 100\% = [Q-(k-1)]/Q \times 100\%$,此处的$Q$是卡方检验的统计值,$k$表示纳入Meta分析的研究数量,$H = \sqrt{Q/(k-1)}$。当$I^2$值大于25%时,可认为有明显的异质性。若各研究间无统计学异质性($I^2 \leqslant 25\%$),则采用固定效应模型(fixed effect model);若存在异质性($25\% < I^2 \leqslant 75\%$),但合并资料仍然具有临床上的意义,则采用随机效应模型(random-effect model)进行合并分析,并谨慎解释研究结果。如果存在严重异质性($I^2 > 75\%$),建议不要进行Meta分析,而是根据试验特征,如性别、年龄、病情严重程度、疾病分期、基线危险度、干预的强度和时间等进行亚组分析,或进行敏感性分析,或考虑协变量的影响进行Meta回归分析,以解释异质性的来源。

2. 计数资料的效应量

在循证医学研究中计数资料常用的效应指标主要有危险差(risk difference,RD)、比值比(OR)、相对危险度(RR)、相对危险降低率(RRR)、绝对危险度降低率(ARR)等。以下主要介绍Meta分析常用的Mantel-Haenszel法(M-H法,也称为Peto法)计算合并OR_{MH}值,该方法是利用分层分析原理,将纳入Meta分析的每一个研究视为一层,计算合并优势比。在Cochrane协作网提供的Meta分析软件Metaview中就采用M-H法。对于计数资料数据,可以整理成如表11-3所示的格式。

表 11-3　四格表资料的基本格式

	暴露(事件发生)	未暴露(事件未发生)	合计
病例组	a_i	b_i	n_{1i}
对照组	c_i	d_i	n_{2i}
合　计	m_{1i}	m_{2i}	T_i

(1)固定效应模型：Meta 分析的统计学本质就是加权平均，根据上述异质性检验的方法，酌情选择固定效应模型或随机效应模型。固定效应模型以研究内部抽样变异的倒数赋予各项研究相应的权重，它假设各个研究的治疗效应相同，研究样本大小和事件的数量是决定其重要性的主要因素。其计算步骤如下：

①计算单个研究的 OR 及其标准误 $Se[\ln(OR_i)]$：

$$OR_i = \frac{a_i d_i}{b_i c_i} \tag{11-1}$$

$$Se[\ln(OR_i)] = \sqrt{\frac{1}{a_i} + \frac{1}{b_i} + \frac{1}{c_i} + \frac{1}{d_i}} \tag{11-2}$$

② 合并效应量 OR_{MH}、相应权重 $\omega_{MH,i}$ 及其标准误 $Se[\ln(OR_{MH})]$ 的计算：

$$OR_{MH} = \frac{\sum \omega_{MH} OR_i}{\sum \omega_{MH,i}} \tag{11-3}$$

$$\omega_{MH,i} = \frac{b_i c_i}{N_i} \tag{11-4}$$

$$Se[\ln(OR_{MH})] = \sqrt{\frac{1}{2}\left(\frac{E}{R^2} + \frac{F+G}{R \times S} + \frac{H}{S^2}\right)} \tag{11-5}$$

式中，E 为四格表 a_i 的理论频数，$R = \frac{a_i d_i}{N_i}$，$S = \frac{b_i c_i}{N_i}$，$F = \frac{a_i + d_i}{N_i}$，$G = \frac{b_i + c_i}{N_i}$，$H = \frac{a_i + d_i}{N_i} + \frac{b_i + c_i}{N_i}$。

③ 基于固定效应模型的合并效应量 OR_{MH} 的 95% 置信区间的计算公式如下：

$$e^{\hat{\theta}_{MH} \pm 1.96 Se(\hat{\theta}_{MH})} \tag{11-6}$$

(2)随机效应模型：在各个研究的效应存在一定异质性的情况下($25\% < I^2 < 75\%$)，可以选择随机效应模型对各个研究的效应进行合并。固定效应模型与随机效应模型的不同就是计算各个研究的权重方法的差异，固定效应模型只考虑各个研究内部的变异，采用各个研究内部的变异的倒数计算各自的权重，而随机效应模型则以研究内部和研究间变异之和的倒数赋予各项研究的权重，使合并结果倾向于更为保守。目前随机效应模型一般是用 DerSimonian-Laird(D-L)法，该模型的关键是对每个研究的权重进行校正，主要步骤是：

①随机效应模型的校正权重 ω_i^* 的计算：

$$\omega_i^* = \frac{1}{S_d^2 + D} \tag{11-7}$$

式中，S_d^2 为固定效应模型时效应值的方差，D 为随机效应部分的方差。

$$D = \max\left[\frac{Q-(k-1)}{\sum \omega_i - \frac{\sum \omega_i^2}{\sum \omega_i}}, 0\right] \tag{11-8}$$

式中，ω_i 为固定效应模型时各研究的权重，Q 为齐性检验时的统计量。

② 基于随机效应模型的效应合并量$\hat{\theta}_{DL}$ 及其标准误 $Se(\hat{\theta}_{DL})$ 的计算：

$$\hat{\theta}_{DL}=\frac{\sum\omega_i^*\hat{\theta}_i}{\sum\omega_i^*} \tag{11-9}$$

$$Se(\hat{\theta}_{DL})=\sqrt{\frac{1}{\sum\omega_i^*}} \tag{11-10}$$

式中，$\hat{\theta}_i$ 表示 $\ln(OR)$ 等效应指标。

③ 基于随机效应模型的效应合并量$\hat{\theta}_{DL}$ 的 95% 置信区间：

$$e^{\hat{\theta}_{DL}\pm 1.96Se(\hat{\theta}_{DL})} \tag{11-11}$$

3. 计量资料的效应量 Meta 分析中，计量资料的单个研究主要使用加权均数差(weighted mean difference，WMD)和标准化均数差(standardized mean difference，SMD)来描述其效应量。

(1) WMD 适用于 Meta 分析中单位相同的所有具有相同连续性结局变量；该指标反映某一研究原有的测量单位，真实地反映了研究效应，消除了绝对值大小对结果的影响。计算 WMD 时，需要知道每个原始研究的均数、标准差和样本量。

①固定效应模型

a)单项研究的均数差 d_i 及其标准误 $Se(d_i)$ 的计算：

$$d_i=\overline{X}_1-\overline{X}_2 \tag{11-12}$$

$$Se(d_i)=Se(WMD_i)=\sqrt{\frac{S_{1i}^2}{n_{1i}}+\frac{S_{2i}^2}{n_{2i}}} \tag{11-13}$$

式中，n_1、n_2 分别为单项研究中暴露组与对照组的样本量。

b) 权重系数的计算：

$$\omega_i=\frac{1}{Se(d_i)^2} \tag{11-14}$$

c) 合并效应值$\hat{d}_{合并}$ 及其标准误 $Se(\hat{d}_{合并})$ 的计算：

$$\hat{d}_{合并}=\frac{\sum\omega_i d_i}{\sum\omega_i} \tag{11-15}$$

$$Se(\hat{d}_{合并})=\frac{1}{\sqrt{\sum\omega_i}} \tag{11-16}$$

合并效应值$\hat{d}_{合并}$ 的 95% 置信区间的计算公式如下：

$$\hat{d}_{合并}\pm 1.96\times Se(\hat{d}_{合并}) \tag{11-17}$$

② 随机效应模型

基于随机效应模型合并效应量$\hat{d}_{合并}$ 及其标准误 $Se(\hat{d}_{合并})$ 的计算方法如下：

$$\hat{d}_{合并}=\frac{\sum\omega_i^*\hat{\theta}_i}{\sum\omega_i^*} \tag{11-18}$$

$$Se(\hat{d}_{合并}) = \frac{1}{\sqrt{\sum \omega_i^*}} \tag{11-19}$$

式中，$\omega_i^* = \frac{1}{[Se(\hat{\theta}_i)]^2 + \hat{\tau}^2} = \frac{1}{[Se(\hat{d}_i)]^2 + \hat{\tau}^2}$，$\hat{\tau}^2 = \max\left\{\frac{Q-k+1}{\sum w_i - (\sum w_i^2 / \sum w_i)}, 0\right\}$，

$w_i = \frac{1}{[Se(\hat{\theta}_i)]^2} = \frac{1}{[Se(\hat{d}_i)]^2}$。

一般认为，若 $Q \leqslant k-1$，则$\hat{\tau}^2 = 0$；反之，$\hat{\tau}^2 = \frac{Q-k+1}{\sum \omega_i - (\sum \omega_i^2 / \sum \omega_i)}$。

(2)SMD 由两组估计均值差值除以平均标准差而得，由于消除了量纲的影响，因而结果可以被合并。该指标尤其适用于单位不同或均数相差较大的计量资料的分析。但需要注意的是，SMD 不适用于尺度方向不同的情况，比如有的尺度随着疾病的严重程度的增加而增加，但其他的却随之减少，这时需要把一部分实验的均值乘以－1，或者用尺度的最大可能值减去均值，以确保所有的尺度方向一致。由于 SMD 是一个没有单位的值，因此分析结果的解释应慎重。

①固定效应模型

a) SMD_i 及标准误 $Se(\hat{g}_i)$ 的计算：

$$SMD_i = \frac{m_{1i} - m_{2i}}{S_{pi}} \tag{11-20}$$

$$Se(\hat{g}_i) = \sqrt{\frac{N_i}{n_{1i}n_{2i}} + \frac{\hat{g}_i^2}{2(N_i - 3.94)}} \tag{11-21}$$

式中，效应测量值$\hat{g}_i = SMD_i \times J$，校正系数 $J = 1 - \frac{3}{4N_i - 1}$，$N_i = n_{1i} + n_{2i}$。

b) 权重系数 ω_i 的计算：

$$\omega_i = \frac{1}{[Se(\hat{\theta}_i)]^2} = \frac{1}{[Se(\hat{g}_i)]^2} \tag{11-22}$$

c) 合并效应值 $g_{合并}$ 及其标准误的计算：

$$g_{合并} = \frac{\sum \omega_i g_i}{\sum \omega_i} \tag{11-23}$$

$$Se(g_{合并}) = \frac{1}{\sqrt{\sum \omega_i}} \tag{11-24}$$

② 随机效应模型

基于随机模型合并效应值$\hat{g}_{合并}$ 及其标准误 $Se(\hat{g}_{合并})$ 的计算：

$$\hat{g}_{合并} = \frac{\sum \omega_i^* \hat{\theta}_i}{\sum \omega_i^*} \tag{11-25}$$

$$Se(\hat{g}_{合并}) = \sqrt{\frac{1}{\sum \omega_i^*}} \tag{11-26}$$

式中，$\omega_i^* = \frac{1}{[Se(\hat{\theta}_i)]^2 + \hat{\tau}^2} = \frac{1}{[Se(\hat{g}_i)]^2 + \hat{\tau}^2}$，

研究间的方差$\hat{\tau}^2 = \max\left\{\frac{Q-k+1}{\sum w_i - (\sum w_i^2 / \sum w_i)}, 0\right\}$，$w_i = \frac{1}{[Se(\hat{\theta}_i)]^2} = \frac{1}{[Se(\hat{g}_i)]^2}$。

一般认为，若 $Q \leqslant k-1$，则$\hat{\tau}^2 = 0$；反之，$\hat{\tau}^2 = \frac{Q-k+1}{\sum w_i - (\sum w_i^2 / \sum w_i)}$。

(五)对结果的可信程度分析

对于一项 Meta 分析研究质量的评价可以从研究设计是否合理、综合指标是否用了恰当的统计学方法、偏倚控制情况、是否做了同质性检验和对结果的应用如何等方面进行评价，这里主要介绍敏感性分析、失安全系数和漏斗图。

1. 敏感性分析

敏感性分析(sensitivity analysis)是在排除异常结果的研究或消除几个研究后重新进行 Meta 分析，并将结果与未排除异常结果研究的 Meta 分析结果进行比较，为评价 Meta 分析真实性的指标之一。若敏感性分析未从实质上改变结果，敏感性较高，则说明结论稳定性强，外部真实性好，即应用范围广，有较高的参考价值；反之，若敏感性分析得到不同结论，在解释结果和下结论时需要谨慎，注意有潜在的重要因素影响干预措施的效果。

2. 失安全系数

失安全系数(fail-safe number, N_{FS})是指 Meta 分析有意义时，为排除发表偏倚等的可能，能够推翻该结论所需其他结果(如阴性结果)的最少数目。失安全系数越大，结论就越可靠。计算方法如下：

$$S = \sum_{i=1}^{k} Z_i \tag{11-27}$$

$$N_{FS} = (S/1.645)^2 - k \tag{11-28}$$

式中，Z_i 为纳入分析的统计值(也可以通过相应的 P 值和自由度推算)，k 为已经纳入分析的研究数目。该公式是根据 $P = 0.05$ 的水平推算的，如果要计算 $P = 0.01$ 水平的失安全系数，则只需把式中的 1.645 改为 2.33 就可以了。

但是失安全系数的计算方法是在假定的条件基础上得到的，如假定所有未发表和发表的研究的样本含量没有差异，计算时也可能会得出误导的结论，如所有未发表的研究平均效应与已经发表的刚好相反，这样的失安全系数就没有多大意义。

3. 漏斗图

漏斗图(funnel plots)是根据图形不对称程度定性测量 Meta 分析中是否存在发表偏倚的一种方法。它是将单个研究的效应量作为横坐标，研究样本量作纵坐标画出的散点图。由于漏斗图所基于的假设是效应量的精度随着样本量的增加而增加，因此样本量小的研究结果通常分散在图形底部很宽的范围内，而随样本量的增大，精确度提高，形成一个对称的倒置“漏斗”；反之，如果图形呈现明显的不对称，表明可能存在发表偏倚(图 11-3)。要注意的是，漏斗图是一种定性的评价方法，图的对称与否通常没有严格的限定，仅通过目测，故在不同的观察者之间对漏斗图的视觉判断可能存在差异；如果观察员发现漏斗图不对称，应该分析可能的原因。

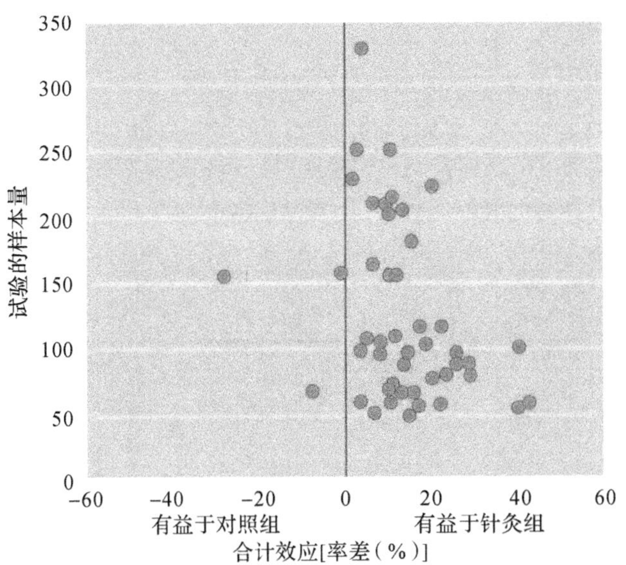

图 11-3　Meta 分析漏斗图示例(针灸治疗脑卒中的 49 个试验的漏斗图分析)

三、Meta 分析实例介绍

为了更加明确和熟悉 Meta 分析的具体过程,下面根据参考文献,介绍用 Stata 软件进行 Meta 分析的研究实例(Chen Z, Yu Y. Aortic calcification was associated with risk of fractures: a Meta-analysis. J Back Musculoskelet Rehabil, 2016,29(4):635-642)。

(一)该研究基本情况

血管钙化和骨质疏松性骨折在老年人中很常见,其患病率随着年龄的增长而增加。以往研究提示动脉钙化与骨密度降低有关,而血管钙化和骨折具有类似的危险因素,包括体力活动不足、吸烟、雌激素缺乏、慢性炎症、高脂血症、氧化应激和维生素 D 缺乏等,表明血管钙化与骨生物学之间可能存在关联。在亚洲和西方国家的人群流行病学研究中报道了动脉钙化和骨折之间的关联。然而,也有研究报道,动脉钙化与骨折之间不存在显著的关联性。关于主动脉钙化与骨折之间关系的观察性研究的证据不一致。因此,本研究进行了系统评价和 Meta 分析,以评估主动脉钙化和骨折之间的关系。本研究搜集文献的思路如图 11-4 所示。

利用PubMed、Embase和Cochrane数据库,系统检索2014 年8月30日之前发表的文献,其关键词为“Aortic” AND “calcification” AND “fracture OR fractures”。

按照相应的入选与排除标准,根据题目和摘要剔除57篇文献。

剔除内容无关的12篇文献,剔除数据不全的6篇文献,剔除1篇法语文献。

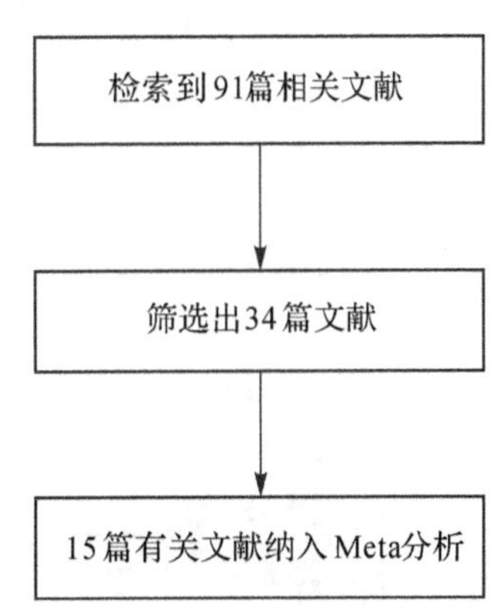

图 11-4　Meta 分析流程

(二)统计分析过程

1.数据导入

打开 Stata 软件,点击 Data→DataEditor→Data Editor(Edit),即可以跳转出数据编辑框,或者于命令窗口键入 edit,也可弹出数据编辑框,激活数据框后可输入相应的数据。数据输入完毕后,可关闭数据框返回工作界面(图 11-5)。

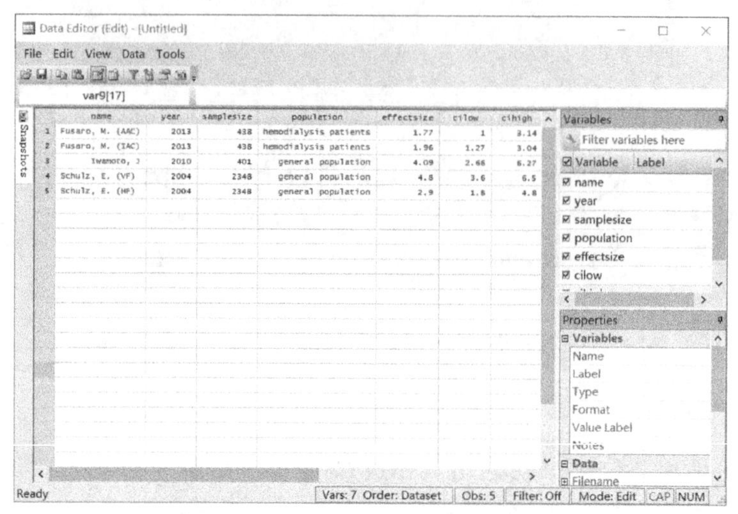

图 11-5 Stata Data Editor(Edit)数据框

2.效应量的合并

点击 User→Meta-Analysis→of Binary & Continuous(Metan),选择相应的效应值后进行效应量 *OR* 的合并(图 11-6),结果显示 $I^2=74.9\%$、$P=0.003$,提示异质性大,应选用随机效应模型进行效应量的合并。

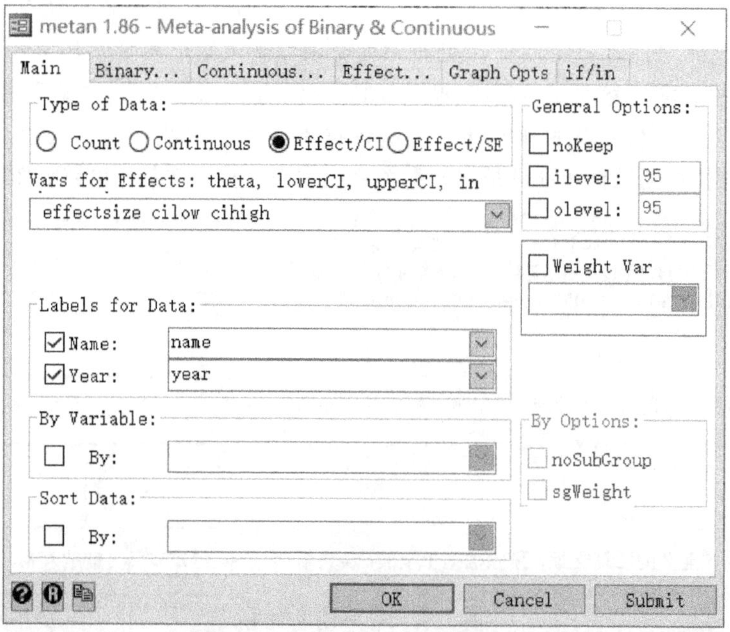

图 11-6 效应量 *OR* 的合并

3. 总结

6 项研究评估了主动脉钙化与骨折之间的关系，将主动脉钙化患者与无主动脉钙化的患者进行比较。合并 *OR* 为 2.63(95%CI:2.08～3.17)，提示主动脉钙化的患者骨折的风险增加 2.63 倍，但各研究之间存在显著的异质性(I^2=74.9%，*P*=0.003)(图 11-7)。为了探

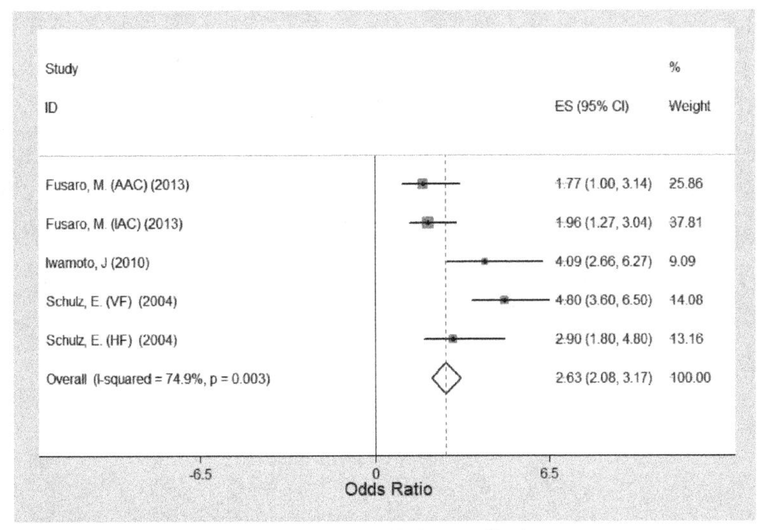

图 11-7 合并效应量的结果

索异质性的来源，按人口来源分层后，钙化患者、血液透析患者 3 项研究进行合并，其 *OR* 为 1.88(95%CI:1.20～2.56)，没有明显的异质性(I^2=0.0%，*P*=0.789)；3 项一般人群的研究进行合并后 *OR* 为 3.39(95%CI:3.03～4.84)，异质性 I^2=38.0%(*P*=0.199)；通过分层分析发现研究人群的不同是异质性的主要来源(图 11-8)。

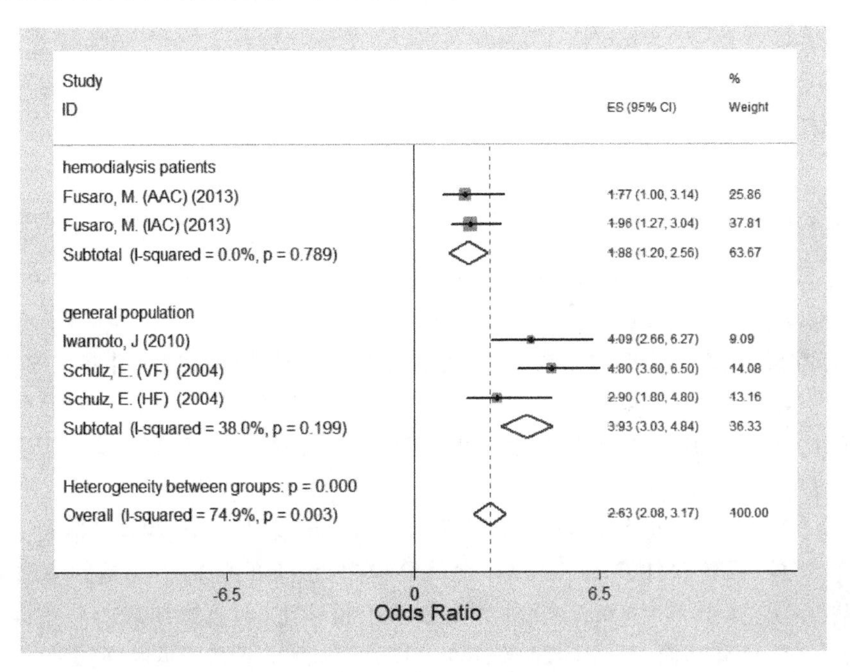

图 11-8 按样本类型分层合并效应量的结果

四、网状 Meta 分析基本原理

在临床工作中，针对某一特定疾病常常有同一类的多种药物，如用于治疗骨关节炎的非甾体类抗炎药(NSAIDs)囊括了双氯芬酸、布洛芬、吲哚美辛、依他度酸、美洛昔康、氯诺昔康等十余种，但出于研究成本和可行性等方面的因素，无论药厂还是研究者往往不会在同一项研究中囊括以上所有药物的疗效及安全性的评价研究，因而医师在选择药物时，对于究竟哪一种药物镇痛疗效最好，胃肠道不良反应最低，也缺乏可靠的依据。

网状 Meta 分析(network meta analysis，NMA)的出现，很大程度上解决了这一难题，其通过将多个安慰剂对照或活性药物对照研究的各种干预措施疗效及安全性数据以严谨的统计学方法合并，得出药物两两之间比对的结果(以 OR、RR、RD、MD 等统计学指标展现)，甚至可以概率排序(rank probability)的形式给出更直观的结论，厘清了各药物的疗效及安全性优劣，为临床实践提供参考。NMA 的简明统计学原理见图 11-9。

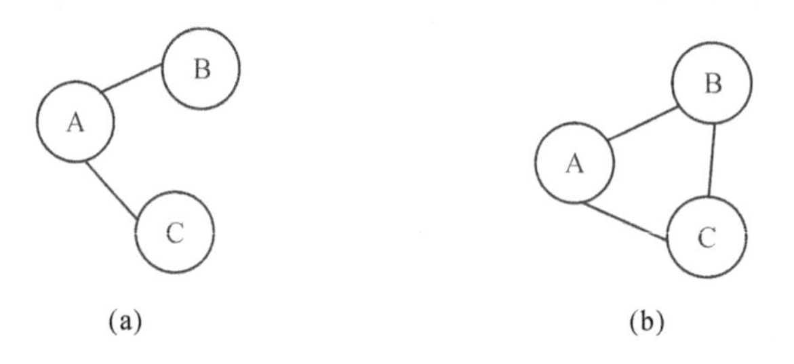

图 11-9 NMA 的简明统计学原理

在图 11-9(a)中仅有治疗措施 A 与 B、A 与 C 的直接比较，而无 B 与 C 的直接比较，因此要得到 B 与 C 的比较必须以 A 为参照，称为调整间接比较，B 与 C 相比的 $OR_{B/C}=OR_{A/C}\div OR_{A/B}$，或者以对数表示：$\ln(OR_{B/C})=\ln(OR_{A/C})-\ln(OR_{A/B})$，若为连续变量，则同理将 *MD* 相减即可。在图 11-9(b)中 B 与 C 的比较既可以通过 A 进行间接比较，也可以直接比较，因而称为混合治疗比较，此时 $OR_{B/C}$ 的计算公式如下：

$$\ln(OR_{B/C})=\frac{\dfrac{\ln(OR_{B/C间接})}{(Se_{\ln(OR_{B/C间接})})^2}+\dfrac{\ln(OR_{B/C直接})}{(Se_{\ln(OR_{B/C直接})})^2}}{\dfrac{1}{(Se_{\ln(OR_{B/C间接})})^2}+\dfrac{1}{(Se_{\ln(OR_{B/C直接})})^2}} \tag{11-29}$$

$$Se_{\ln(OR_{B/C间接})}=\sqrt{(Se_{\ln(OR_{A/C直接})})^2+(Se_{\ln(OR_{A/B直接})})^2} \tag{11-30}$$

Se 指标准误，此方法为倒方差法，即对间接和直接比对结果加权后合并。图 11-9(a)和图 11-9(b)均属 NMA 的范畴。值得一提的是，NMA 不仅可以用于治疗性对照研究的多种治疗措施的比对，也可用于单个病例数据、生存数据、观察性研究、动物实验等多个领域。本章仅论述治疗性研究的 NMA。

二维码 11-3
延伸阅读

NMA 的软件繁多，包括 R 软件、Stata 软件、WinBUGS 软件、ADDIS 软件、ITC 软件、NetMetaXL 软件等，在算法上的区别主要是频率法和贝叶斯法，如 R 软件、Stata 软件等主要基于频率法(但也可加载子程序运用贝叶斯法计算)，而 WinBUGS 软件和 ADDIS 软件主要基于贝叶斯法。

小　结

总之，遵循研究证据给患者治病的哲理由来已久，临床医学与日益完善并走向实用化的信息学、计算机技术和网络技术的交叉融合为传播证据和更好地开展循证医学研究提供了可能性。实践证明，临床医师在实践工作中只能将少量的宝贵时间用于阅读文献和探究证据上，循证医学将帮助医师通过科学的方式不断地更新知识；循证医学的开展为临床医师针对自己的患者，有选择性地、高效地检索、评价、利用临床证据进行临床诊断和治疗提供了可能。

思考题

二维码 11-4
讨论文献

二维码 11-5
测验题

1. 请描述循证医学对临床医学与预防医学的启示和意义。

2. 如何提出临床实践的循证问题？

3. 阐述系统综述与 Meta 分析的区别与联系。

4. 进行 Meta 分析各项研究效应量合并的前提是什么？

5. 讨论系统综述与 Meta 分析可能出现的偏倚及偏倚的控制方法。

（余运贤编，王建炳审）

参考文献

图 书

[1] Rothman K J. Modern Epidemiology[M]. 3rd ed. Boston: Lippincott Williams & Wilkind,2008.
[2]陈坤,陈忠.医学科研方法[M].北京:科学出版社,2011.
[3]陈坤.临床流行病学[M].2版.杭州:浙江大学出版社,2018.
[4]陈坤.医学科研方法[M].杭州:浙江大学出版社,2004.
[5]方积乾.卫生统计学[M].7版.北京:人民卫生出版社,2012.
[6]郝培良.临床流行病学[M].上海:上海医科大学出版社,2000.
[7]胡娟.医学科研方法[M].成都:四川科学技术出版社,2007.
[8]胡雁,王志稳.护理研究[M].5版.北京:人民卫生出版社,2017.
[9]黄悦勤.临床流行病学[M].4版.北京:人民卫生出版社,2014.
[10]李立明,王建华,詹思延,等.流行病学:第1卷[M].3版.北京:人民卫生出版社,2015.
[11]李立明,叶冬青.流行病学进展:第13卷[M].北京:人民卫生出版社,2017.
[12]李立明,詹思延,叶冬青,等.流行病学[M].8版.北京:人民卫生出版社,2017.
[13]李立明.临床流行病学[M].北京:人民卫生出版社,2011.
[14]刘续宝,王素萍.临床流行病学与循证医学[M].北京:人民卫生出版社,2013.
[15]孙振球.医学统计学[M].3版.北京:人民卫生出版社,2013.
[16]田金徽,李伦.网状Meta分析方法与实践[M].北京:中国医药科技出版社,2017.
[17]王吉耀.循证医学与临床实践[M].北京:科学出版社,2006.
[18]王家良.循证医学[M].2版.北京:人民卫生出版社,2011.
[19]王家良.临床流行病学——临床科研设计、测量与评价[M].4版.上海:上海科学技术出版社,2014.
[20]王建华,詹思延,谭红专,等.流行病学:第1卷[M].3版.北京:人民卫生出版社,2014.
[21]魏尔清,陈红专.生物医学科研——基本知识和技能[M].北京:科学出版社,2000.
[22]魏万林,郭毅,罗杰,等.系统评价/Meta分析理论与实践[M].北京:军事医学科学出版社,2013.
[23]叶冬青.临床流行病学[M].合肥:安徽大学出版社,2010.
[24]詹思延,叶冬青,谭红专.流行病学[M].8版.北京:人民卫生出版社,2017.
[25]詹思延.临床流行病学[M].2版.北京:人民卫生出版社,2015.
[26]赵仲堂.流行病学研究方法与应用[M].2版.北京:科学出版社,2005.

论 文

[1]Broadbent A. Causation and model of disease in epidemiology[J]. Stud Hist Philos Biol Biomed Sci, 2009, 40(4): 302-311.

[2]Chen Z, Yu Y. Aortic calcification was associated with risk of fractures: A Meta-analysis[J]. J Back Musculoskelet Rehabil, 2016,29(4):635-642.

[3]Garattini S, Jakobsen J C, Wetterslev J, et al. Evidence-based clinical practice: Overview of threats to the validity of evidence and how to minimise them [J]. European Journal of Internal Medicine,2016,32:13-21.

[4]Greenland S. An introduction to instrumental variables for epidemiologists[J]. Int J Epidemiol, 2000, 29(4):722-729.

[5]Harris J D,Quatman C E, Manring M M, et al. How to write a systematic review[J]. The American Journal of Sports Medicine,2013,42(11):2761-2768.

[6]Manchikanti L. Evidence-based medicine, systematic reviews, and guidelines in interventional pain management: Part Ⅰ introduction and general considerations[J]. Pain Physician,2008,11(2):161-186.

[7] Zheng Y, Sharp S J, Burgess S, et al. Association between circulating 25-hydroxyvitamin D and incident type 2 diabetes: a mendelian randomization study[J]. The Lancet Diabetes & Endocrinology,2015,3(1),35-42.

[8]谭红专. 病因流行病学研究方法进展[J]. 中华疾病控制杂志,2017,21(8):755-757.

[9]唐立,康德英,喻佳洁,等. 实效性随机对照试验:真实世界研究的重要设计[J]. 中国循证医学杂志,2017,17(9):999-1004.

[10]王莉娜,Zhang Zuofeng. 孟德尔随机化法在因果推断中的应用[J]. 中华流行病学杂志,2017,38(4):547-552.

[11]严若华,李卫. Cox 回归模型比例风险假定的检验方法研究[J]. 中国卫生统计,2016,33(2):345-349.

[12]余红梅,何大卫. 检查 Cox 模型比例风险假定的几种图示法[J]. 中国卫生统计,2000,17(4):215-218.

[13]曾宪涛,张超,杜亮. 应用 ADDIS 软件实现网状 Meta 分析[J]. 中国循证医学杂志,2013,13(12):1508-1515.

[14]詹思延. 循证医学和循证保健 第一讲 概述[J]. 中华流行病学杂志,2002,23(3):232-233.

[15]张超,徐畅,曾宪涛. 网状 Meta 分析中网状关系图的绘制[J]. 中国循证医学杂志,2013,13(11):1382-1386.

专业术语索引

A

B

C

D

E

F

S

T

U

V

W

Y

图书在版编目(CIP)数据

临床科研设计 / 陈坤主编. —杭州：浙江大学出版社，2019.9(2025.2重印)
ISBN 978-7-308-19493-8

Ⅰ.①临… Ⅱ.①陈… Ⅲ.①临床医学—科学研究 Ⅳ.①R4

中国版本图书馆CIP数据核字(2019)第178389号

临床科研设计
主 编 陈 坤

责任编辑 阮海潮(1020497465@qq.com)
责任校对 陈静毅 陈 翩
封面设计 春天书装
出版发行 浙江大学出版社
(杭州市天目山路148号 邮政编码310007)
(网址：http://www.zjupress.com)
排 版 浙江大千时代文化传媒有限公司
印 刷 广东虎彩云印刷有限公司绍兴分公司
开 本 787mm×1092mm 1/16
印 张 13.25
字 数 331千
版 印 次 2019年9月第1版 2025年2月第5次印刷
书 号 ISBN 978-7-308-19493-8
定 价 49.00元

浙江大学出版社市场运营中心联系方式 (0571)88925591;http://zjdxcbs.tmall.com

ZHEJIANG UNIVERSITY PRESS
浙江大学出版社

互联网+教育+出版

立方书

教育信息化趋势下，课堂教学的创新催生教材的创新，互联网+教育的融合创新，教材呈现全新的表现形式——教材即课堂。

轻松备课

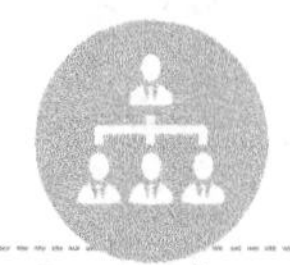
分享资源

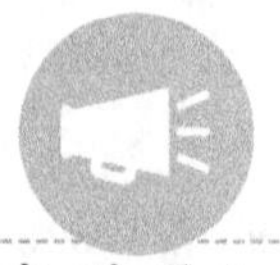
发送通知

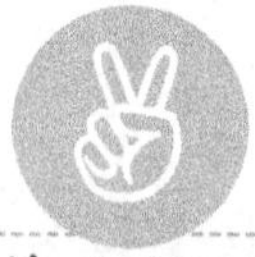
作业评测

互动讨论

“一本书”带走“一个课堂”　教学改革从“扫一扫”开始

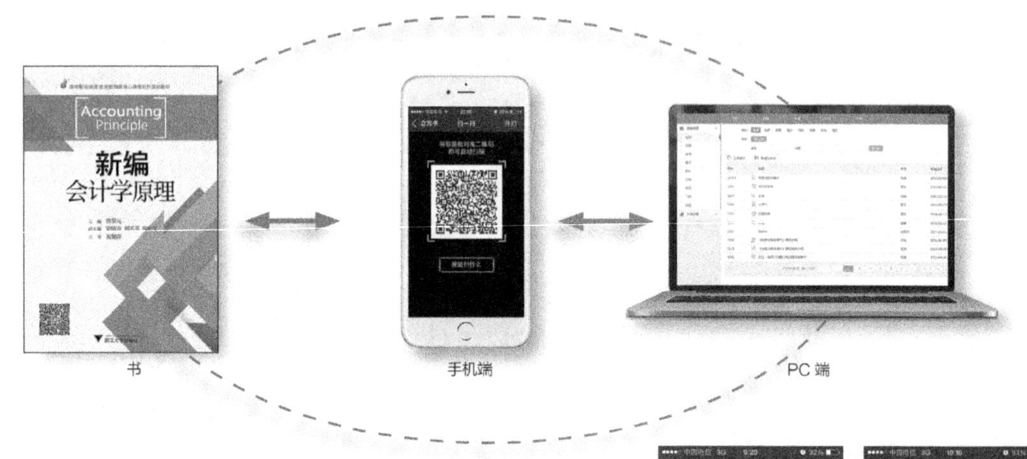

打造中国大学课堂新模式

【创新的教学体验】

开课教师可免费申请“立方书”开课，利用本书配套的资源及自己上传的资源进行教学。

【方便的班级管理】

教师可以轻松创建、管理自己的课堂，后台控制简便，可视化操作，一体化管理。

【完善的教学功能】

课程模块、资源内容随心排列，备课、开课，管理学生、发送通知、分享资源、布置和批改作业、组织讨论答疑、开展教学互动。

扫一扫 下载APP

教师开课流程

- 在APP内扫描封面二维码，申请资源
- 开通教师权限，登录网站
- 创建课堂，生成课堂二维码
- 学生扫码加入课堂，轻松上课

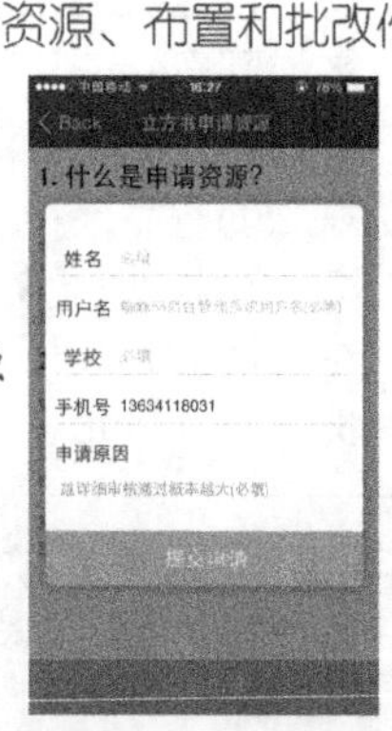

网站地址：www.lifangshu.com

技术支持：lifangshu2015@126.com；电话：0571-88273329